河北省社科基金项目"全面小康社会背景下
我省健康文化实践主体与模式研究"成果（课题编号：HB16zx002）

行知之间

健康中国视域下的健康文化建设

HEALTH

The Construction of Healthy Culture from the
Perspective of Healthy China

李振良◎著

中国经济出版社
CHINA ECONOMIC PUBLISHING HOUSE

·北京·

图书在版编目（CIP）数据

行知之间：健康中国视域下的健康文化建设/李振良著.
—北京：中国经济出版社，2020.3（2023.8 重印）
ISBN 978-7-5136-4919-3

Ⅰ.①行… Ⅱ.①李… Ⅲ.①医疗保健事业—文化事业—
建设—研究—中国 Ⅳ.①R199.2②G12

中国版本图书馆 CIP 数据核字（2020）第 031412 号

责任编辑　丁　楠
责任印制　马小宾
封面设计　任燕飞

出版发行　中国经济出版社
印 刷 者　三河市同力彩印有限公司
经 销 者　各地新华书店
开　　本　710mm×1000mm　1/16
印　　张　16.5
字　　数　264 千字
版　　次　2020 年 3 月第 1 版
印　　次　2023 年 8 月第 2 次
定　　价　58.00 元

广告经营许可证　京西工商广字第 8179 号

中国经济出版社 网址 www.economyph.com **社址** 北京市东城区安定门外大街 58 号 **邮编** 100011
本版图书如存在印装质量问题，请与本社销售中心联系调换（联系电话：010-57512564）

目 录 CONTENTS

健康文化的"行"与"知"

行知关系是一对古老的命题，它既是认识论的基本问题之一，也是知识论和实践论的重要研究对象。行知关系在我国历史文化中可谓源远流长，它是格物致知的知识论问题的延续。一般认为，"知行观所侧重的是理性目的如何通过行而与对象性世界相互契合的问题"。① 在这里，"行"指行为、行动，"知"指认识、认知。

行知关系也是中国哲学的重要论题之一。《尚书·说命中》中说"非知之艰，行之惟艰"，② 意指一件事情或一个结果知道并不困难，难的是如何把它付诸行动或者实现它。这可能是最早关于行知关系的论断。自此以来，行知关系进入中国传统认识论，形成了相互对立的各种学说体系。例如：有"知先行后"说，也有"并进互发"说；有"不行而知"说，也有"行而有知"说；有"知易行难"说，也有"知行相须"说；有"知行兼举"说，也有"知行合一"说；还有行重知轻的"知之不若行之"等各种论断。然考察其总的趋势则是由行知分离走向行知合一。关于行知关系开始我们既可以不行而知，也可以不知而行，而随着知和行范围的不断扩大，知与行之间表现为一种融合的事态，即我们既不可不知而行，更不能不行而知。

行知关系体现在各种社会事务中，如科学与技术的关系。科学是人类求真的一种认知活动、方法系统和知识体系；技术则表现为人类借以改造

---

① 宋志明，向世陵，姜日天. 中国古代哲学研究［M］. 北京：中国人民大学出版社，1998.204.

② 《尚书》商书·说命中. http：//www.diyifanwen.com/guoxue/shangshu/1709000942017090-03135379.htm（第一范文网），2017-09-30.

与控制自然以满足其生存与发展需要的装置、技艺与知识体系。科学追求"至理"，即"知"；技术强调"致用"，即"行"。在人类数千年的文明史中，直至近代以前科学与技术都是独立发展的。技术的"工匠传统"与科学的"哲人传统"并行发展、互无干涉，中国的"百工"并不需要伽利略、牛顿的力学原理作指导，甚至法拉第也把最早的发电机比作"不知道有什么用"的刚出生的婴儿。然而，进入 20 世纪以后，科学与技术分别作为知的学问与行的体系变得密不可分了，以至于我们已经将科学和技术合二为一称为科技了。重视实践在我国历史上是一种优良传统。表现"在知行关系问题上，中国哲人不怎么看重理论体系的建立，而特别看重理论的实践效果，他们的哲学往往不是仅仅写在书本上，而是体现在他们的人生实践中"。① 这也可以部分地解释我国有着发达的技术而没有产生现代科学的原因。

在生命健康领域，医学也是一门典型的行先于知的学科领域。科学是影响 19 世纪以后医学结构的重要因素之一，医学也想当然地被认为是科学。但是，"将科学知识变成有效的治疗或预防手段从来都不是简单、一蹴而就或一概而论的；相反，只有在其创造、应用和传播中，知识（套用这个当下很流行的词汇）才得到承认"。② 这种努力持续了近 2000 年才见到成效。在医学与健康领域里似乎并不存在类似于万有引力那样的"普遍规律"。

无论是西方还是古老的东方，有关健康知识的增长都是从实践和经验中得来的，与现代科学的医学知识相比显得略为粗糙，甚至包含着谬误。从一个普遍公认的视角来看，医学科学中包括西方医学和我国的传统医学两大阵列。我国传统医学有数千年的发展历史，它强调人体内在的相互联系和相互制约。西方医学则经十六七世纪的科学改造后变成面向未来发展的"新兴医学"，其迅速发展是从 16 世纪人体解剖学的兴起对人体结构的认识开始的。在西方医学发展史上，最初人们对人体的认识是综合性的，后来根据细胞、组织、器官、功能系统和诊疗手段、诊疗对象等划分为各种专科，形成专业化的医学体系。比较东西方的传统医学，西方医学是从

---

① 宋志明，向世陵，姜日天. 中国古代哲学研究 [M]. 北京：中国人民大学出版社，1998：4.

② ［英］威廉·F. 拜纳姆. 19 世纪医学科学史 [M]. 曹珍芬，译. 上海：复旦大学出版社，2000.

身体的结构逐步认识人的健康和疾病，症状必须从结构方面的变化来加以解释。而在我们的传统医学中，对人的知是通过对天的知而实现的。这里的天是自然之天，因为"天人相感"通过天而可以知人，而这种知更是通过传统医学的实践效果而表现出来的。似乎西方的传统更强调"知先行后"，而传统的东方医学则追求"知行合一"。

在疾病与健康关系问题上，同样需要一个由行知分离到行知统一的过程，而这正是通过对健康文化的建构而达成的。维护健康与治疗疾病是围绕健康问题的一体两面，健康文化建设是从治疗疾病出发还是从维护健康出发既是一个认识问题也是一个实践的问题。"在医学史上，有两种疾病的概念轮流占据主导地位。一种被称为疾病的本体论概念，即认为疾病是一种客观的实体，是外在的东西，是病人的异己。根据这种疾病本体论的概念，医生的任务就是通过各种诊断方法去发现这种实体，区分它们的特性，探索根除每种疾病的特异性治疗方法。另一种被称为疾病的生理学概念，即认为疾病是人体内部机能的紊乱。医生的任务是根据病人的独特性，帮助病人调理和恢复紊乱了的内部机能。"① 事实上，医疗文化与健康文化是两种既相互联系又具有很大区别的文化，二者的主体、行为方式、理念等都有很大的区别。但我们在行动过程中，往往会以医疗代替健康，从而走向一个维护健康就是治疗疾病、维护健康只能靠临床医生的误区。亚里士多德认为："疾病和健康在本性上存在于动物的身体之中，两者必有其一居于某一动物的身体，或者是疾病，或者是健康。"② 这同样是知与行关系的具体运用出现了偏差。

将医学从疾病的科学转向健康的科学是历史性的一大贡献。这一贡献在我国是由 2000 多年前的先辈做出的，而在西方则只是近 100 年才完成的。西方世界自 1946 年开始（WHO 健康定义）到 80 年代末期一直在试图寻找一条初级保健的路径而久久不能取得成果，③ 而与此同时，中国的初级保健已经实践了 30 余年，而且取得了举世瞩目的成就。我国哲学"重实践"的"行先于知"的传统也体现在 20 世纪中国卫生体制发展中。

① 张大庆. 科学技术与 20 世纪的医学［M］. 太原：山西教育出版社，2008：199.
② 苗力田. 亚里士多德全集：第一卷［M］. 北京：中国人民大学出版社，1990：34.
③ ［日］岛内宪夫. 世界卫生组织关于"健康促进"的渥太华宪章［J］. 中国健康教育，1990，6（5）：35-37.

根据我国农业大国的实际，我国 1949 年以后提出了"把卫生工作的重点放到农村去""面向工农兵，预防为主，团结中西医，卫生工作与群众运动相结合"的卫生工作方针，形成了合作医疗、"赤脚医生"和三级医疗预防保健网络三大农村卫生工作的"法宝"。爱国卫生运动成为建设健康中国和文明社会的一项持续发展的中国特色健康之路。由于坚持"为人民健康服务"的方针，使我国的卫生健康工作在十分落后的基础上起步，医疗、卫生、文教、体育、科研等互相配合，仅用了较短的时间，就改变了旧中国"东亚病夫"的耻辱形象，30 年的发展使"中国人的健康水平得到了很大提高，积累了大量的健康财富"。[①] 20 世纪 80 年代开始，中国的人口平均寿命已经高于很多收入水准比中国高的国家。"世界银行在报告中将中国的成功直接称呼为'中国第一次卫生保健革命'。世界卫生组织有感于这样伟大的成就，在 1978 年召开的著名的阿拉木图卫生会议上，将中国的医疗卫生体制推崇为世界范围内基层卫生推动计划的模范。"[②] 然而，出于各种原因，我们并没有及时地把这种"行"转变为"知"，以至于 80 年代后，出于"与国际接轨"的惯性思维模式，政府对卫生保健事业财政投入的减少倒逼医疗机构向服务市场寻找生存之道，虽然当时政府预防为主的卫生工作方针没有变化，但在实际中由于财政的不断退出，使得预防为主的服务理念失去了原有的保障条件，而公共卫生服务中的免疫接种服务和医疗服务相互割裂，逐渐形成了"重治轻防"的服务格局。[③]

从个人对健康的追求方式来看，同样存在着行知分离与知行合一的问题。中国传统的健康文化源远流长，从《黄帝内经》的"虚邪贼风、避之有时"到日常谚语中的"病从口入"都从不同侧面以不同方式指导着人们的健康生活，尤其是中医药中有关养生的理念与方式方法极其丰富，对健康的生活方式有着很大的指导意义。然而，随着社会现代化发展和医学科技水平的提高，传统养生文化的地位发生了动摇。在现实生活中，错误的健康理念、生活方式与行为司空见惯。各

---

① 李玲. 健康强国——李玲话医改 [M]. 北京：北京大学出版社，2010：13.
② 李玲. 健康强国——李玲话医改 [M]. 北京：北京大学出版社，2010：31.
③ 魏来. 连续—碎片—整合：我国农村三级医疗卫生网络服务提供模式的历史演变及启示 [J]. 中国卫生政策研究，2014，7（12）：24-30.

种基于"祖传秘方"结合"现代科技"的保健用品使很多患者尤其是中老年患者认为患病不吃药了，或者不愿意听从医生的建议进行手术或药物治疗了，因为他们相信保健品能"包治百病"。事实上，健康已不再只是一个医疗问题和中老年保健问题，而是全社会的意识、观念、思维方式和行为方式问题。在现实生活中，为什么许多人明明知道健康重要，却又常常不把健康当回事呢？这就是一个"知行不一"的问题。① 公众个人的健康理念不能主动及时地转化为健康行为，这归根到底还是一个"行知分离"的问题。在健康生活中，那些健康知识缺乏、对健康毫不重视的人，想要让其养成健康行为习惯是无从谈起的，这是"无知无行"。对于有的人来说，虽然他们也很重视健康，但由于事业繁忙，在某个时段里抽不出更多的时间和精力关注、打理自己的健康，只好听之任之，这是典型的"知而不行"。这说明，无"知"者肯定无"行"，但有"知"者也不一定就有"行"。

"知而不行，是为不知；行而不知，可以致知。"当健康逐渐取代疾病成为医学科学的关键词，使我们有可能在更宽的视角来理解这门科学或者科学领域。当以"健康为中心"代替"以疾病为中心"来讨论健康和卫生体系，使我们能够在更广的视野来讨论公众健康与社会健康的问题。当以健康"文化"建设来补充健康"事业"管理或改革时，使我们能够在一个更广阔的视角来研究健康的本质与未来。在这里，我们需要充分吸收传统的中国经验，发展"中国模式"，使健康成为个人的习惯，成为国家的责任，成为社会的自觉。

对"格物致知"历代学者的解释不一，但从其实践来看则主要是通过对事物"静观"而实现的，在医学实践中则是"内证"和"类比"。由于以"格物"方式所致之"知"以解释代替探索，以推理代替实践，因此就产生了与其他医学不同的医学理念。"知识的寻求像人类的历史一样古老。随着合群而居和使用工具以期更丰富地满足日常需要开始，求知的愿望就产生了，因为控制我们周围的事物，使之成为我们的仆役，知识是不可或缺的。"② 本书共分六章，分别对健康的文化属性、中国传统的健康文化实

---

① 陈文杞．弘扬健康文化，推行健康管理［A］．浙江省医学会．浙江省医学会健康管理学分会第二届学术年会论文集［C］．浙江省科学技术协会，2009，5：23-27.

② ［德］H．赖欣巴哈．科学哲学的兴起［M］．北京：商务印书馆，1966：6-7.

践、个人的健康权责、国家的健康权责、健康文化建设的主体以及数字时代的健康文化进行了粗浅的论述。力图从"行"导出"知"，进而在"知"的引导下推进"行"。通过挖掘健康文化的基本发展规律，勾勒出健康文化的脉络，为健康文化的研究提供新的思考。

第1章

"和阴阳"：文化视域中的"健康"

"不考其源流，莫能通古今之变；不别其得失，无以获从人之途。"[①]在当今中国乃至世界，人们对文化的关注和重视已形成热潮，人们不仅把文化与个人素养密切联系，而且往往会将其与国之兴衰紧密相联。可以说，我们生活在一个由文化所构建的世界之中，到处可以看到文化遗产、文化产品与文化形式。任何时代的任何人和任何事都不可能不受其文化传统与文化环境的影响，"文化如同人体内的血管系统是属于人的一部分，而血管里流淌的是主观精神的血液"。[②] 何谓文化？对于文化的定义众说纷纭，从不同的角度理解可以有数百种说法。"文化"可能是现在应用最多、涵盖最广的范畴之一。文化是我们最为熟悉的东西之一，但最熟悉的东西也往往是最熟视无睹的东西。因此，追寻确切的文化起源方式与给文化下一个确切的定义都是很难做到的，甚至是不可能的。通常情况下，我们在三种意义上使用"文化"一词。

一是用于指代人类在社会历史发展过程中所创造的物质财富和精神财富的总和，其中又特指精神财富，如文学艺术、教育科学等。也就是说，广义的文化可以从人类创造并代代相传的物质文明包括建筑样式、生活用品、生产工具等理解，也可以认为是生活观念、制度规范、精神文明等精神成果。狭义的文化则指精神文化、观念形态的文化，也包括文化艺术。

二是指考古用语，指同一历史时期的不以地点为转移的遗迹、遗物的综合体，同样的工具、用具制造技术等。如"仰韶文化""龙山文化"等。

---

① 龚长宇. 义利选择与社会运行 [M]. 北京：中国人民大学出版社，2007：33.
② 屈志勤，苏海琼. 人本主义与生命伦理学 [J]. 医学与哲学，2000（12）：39-42.

这是从技术层面上对文化的理解，类似于由物质文明所反映出的人类活动。其存在的载体是有形的各种遗迹，也包括我们身边各种有形物。例如，远古时的陶器、建筑、服装、饰品等。"在人类文明发展中，大多数的文化产品是以固体物质形式存在的，其中的原因在于，固体物质有其极为突出的特征：容易形成各种形状的物品，具有耐久性，易于保存和贮藏。"[①] 它构成了我们认识文化的重要基础。在这些创造物之初，它们大多是一种技术的创造物，也就是说是技术作品，经过历史的沉淀成为我们人类文化的重要组成部分。

三是指运用文字的能力及一般知识，如我们平日说的学习文化、文化水平等。

"谈文化实际上就是要更多地揭示蕴含在一切形而下事物中的形而上的东西。通俗地讲，文化是那种更接近人性、接近人的内心世界，因而更接近哲学家思考的东西。如果我们这样考虑文化的问题，将更有高度和常识。如果仅仅停留在物质和有形层面来理解文化，只看到其形而上的东西，而看不到其形而下的东西，无疑还是比较肤浅的。"[②] 在中国古代，文化一般指"以文教化"。《周易》"贲"卦象传曰："观乎人文以化成天下。"孔颖达疏："言圣人观察人文，则诗书礼乐之谓，当法此教而化成天下也。"然而文化必然是人类创造的产物，包括精神和物质的。因此，历史上对于文化的定义都具有其合理性，也都不可能完满。综合国内外对于文化的研究，我们可以这样认为：文化在本质上属于精神生活（特别是精神创造）的范畴。但不能仅仅从精神的角度来理解。文化不仅体现在其精神成果和物化成果之中，而且体现在创造成果的方法和技能之中，还体现在激励创造活动的体制和机制之中，更体现在创造者的理想、境界、精神和价值观之中。因此，文化可以概括为以下四个层面：一是精神成果和物化成果层面；二是方法和技能层面；三是体制和机制层面；四是精神和价值观层面。[③] 由此可见，从现在的文化存在方式上讲，可以粗略地将文化分为技术文化与观念文化两种。在此基础上，健康文化可以描述为：健康

---

① 畅云仙，阎莉．物质的熔化——凝固技术与人类文化创造［J］．山西大学学报（哲学社会科学版），2001，24（1）：4-6．

② 孟建伟．论科学文化［J］．中国科学基金，2009（2）：89-92．

③ 孟建伟．论文化及其价值［J］．新视野，2012（2）：4-8．

文化指的是人们对健康的认知、观念、知识、制度等意识形态，以及与之相适应的行为方式。①

一、健康的文化属性

观念文化是人类文化的最高层次，处于相对稳定的状态，而这种观念文化又是共性与个性的结合，反映不同时代、不同地域人群的思想意识、价值观念、行为规范、社会习俗、生活方式以及其物化形态。观念文化存在于人们的口传心授当中，各种传说故事也许还有戏剧、习惯等。它们是无形的，是靠一代一代通过模仿而传承下来的。它的特点是具有易变性、不确定性，通过技术的加工，如通过绘画、记载到文字中或固化到某种固体的技术产品上，就具有了观念文化的内容与技术文化的形式的结合体。健康作为一种客观存在，同时也是观念的产物，对健康的认知和理解随时间空间的不同而有所不同。

（一）健康的地域性

健康是公众对"小康社会"的基本要求，对于健康文化的探讨也成为一个比较热门的话题。"健康"既是评判身体状态的标准，也是相应文化观念在身体上的表达。非常典型地，东西方文化的渊源、传统与意识均具有显著的区别，这也反映在对健康的理解上，从而形成不同的"健康文化"。

一般来说，近代以来西方世界的身体健康是以身心二元论为哲学基础的。其对身体的理解可以大致历史地分为古代战斗的身体、中世纪宗教的身体、近代复兴的身体、现代解放的身体等各种形态。在西方，古希腊时期先哲柏拉图将体育锻炼与道德提升结合起来，强调体育与音乐的结合，提倡简单适量的体育锻炼并特别指出了女子体育对民族和国家的重要性。在谈到"健康疾病和好坏问题"时，柏拉图强调运动的重要性，而运动包括身体的运动和灵魂的运动。"不做无视身体的灵魂运动，也不做无视灵魂的体力运动。这样就可以使两者各得其所，和谐健康。"② 而谈到运动，

---

① 《健康文化理论研究》课题组．健康文化论［J］．河北大学学报（哲学社会科学版），2015，40（1）：63-68.

② ［希腊］柏拉图．蒂迈欧篇［M］．谢文郁，译．上海：上海人民出版社，2005：63.

他认为："最好是自我运动。这是最接近理性和宇宙的运动。次之为由他者引发的运动。最次为身体的某些部分让外物挪动。由此看来，体内的排泄和内调，最好是通过体育锻炼来完成。"① 西方世界的身体健康更多地理解为身体强壮、身形健美；保持健康的手段更倾向于外在的"对抗性"锻炼方法：跑跳投掷——身体间的对抗，肌肉、形体塑造——身体的自我对抗，运动器械——身体与物的对抗，休闲——身体对抗的消解。

先人们往往是从自然现象和个体经验出发发表自己的看法的，所以人类有不同的自然观。中国文化的基本理念是"人法地，地法天，天法道，道法自然"。这表明在我们的先贤看来，"自然"是人类的原初范本，人类的行为要有道，就要效法天地自然。古代中国人普遍把"自然"视为有序和谐的存在，有序、和谐成为中国人特有的"自然观"。依照中国文化理念，有序、和谐的自然观演进为社会秩序观，进而影响身体健康观。以古老的中国为代表的东方哲学是以"气"的一元论作为其哲学基础，身体的表现形式为礼、道、理、敬、气、易；健康标准表现为不病、长生、和顺；健康的保持则是通过静、修、养等方式。② 在古老中国，健康文化思想受儒、道学说影响最大，也彰显中国健康文化的特点。

中国人强调"养"生，其中，中国本土宗教与哲学"道"学说的影响最大，也对中国古代传统医学产生了十分重要的影响。"中医在不同阶段融摄了不同的哲理入医，而汇集成博大精深的中华医'道'。此医'道'与道家哲学、儒家哲学、佛教哲学一样，是中国哲学的基本内容之一。中医是很重视'道'的医学体系。这首先表现在道家思想对中医的影响上。""无论是《黄帝内经》还是《神农本草经》，都是以道家为基本中医哲学思想的，所以才以真人、神仙为追求的最高境界。"③ 道家讲究尊重自然、天人合一。庄子非常注重养生，强调心理对生理的反作用，强调保持心态的平和对于修身养性的重要性。"静默可以补病，眦搣可以休老，宁可以止遽。"（《庄子·杂篇·外物》）南荣趎曰："里人有病，里人问之，病者能言其病，然其病，病者犹未病也。若趎之闻大道，譬犹饮药以加病

---

① ［希腊］柏拉图. 蒂迈欧篇［M］. 谢文郁，译. 上海：上海人民出版社，2005：64.

② 王敬浩，虞定海. 中西身体文化对健康的不同诉求［J］. 上海体育学院学报，2007，31（5）：72-76.

③ 程雅君. 道医与术医［J］. 哲学研究，2008（5）：73-78.

也。趎愿闻卫生之经而已矣。"（《庄子·杂篇·庚桑楚》）"君将盈耆欲，长好恶，则性命之情病矣；君将黜耆欲，擎好恶，则耳目病矣。"（《庄子·杂篇·徐无鬼》）中国的儒家人论强调自然与人性、个人与群体的统一，以"中庸"为方法论。孔子："十有五而志于学，三十而立，四十而不惑，五十而知天命，六十而耳顺，七十从心所欲、不逾矩。"（《论语·为政》）把人的生理成长、心理成熟和社会适应性紧密地联系在一起，并且把养生与修身紧密相联。孟子说："尽其心者，知其性也，知其性，则知天矣。"（《孟子·尽心上》）强调身与心、人与自然的一致性，契合了中国传统文化内敛与自省的气质，对于健康文化具有基础性的贡献。源于并兴盛于东方的古老宗教佛教讲究静心明性、以善缘促寿缘，通过内心的修行达到人的健康长寿以及人与人、人与社会和人与自然的终极和谐，表达了心身的高度一致性。

比较东西方健康文化的特点，可以看出二者具有明显的区别。东方更强调自身的调节作用和人与自然的和谐统一，而西方更强调通过体育锻炼等方式加强身体的健康。总体上说，东方强调"内"，西方强调"外"；东方讲"柔"，西方讲"刚"。大体而言，我国传统的健身方式偏重于静、柔、意，不崇尚剧烈的竞技运动。比如气功，要求练功者排除杂念，心静如水，调意重于调气，再配合适当的姿势，以达到健身的目的。①

除东西方典型的健康文化的比较外，由于地域的限制和地理环境的影响，文化在不同的地区有着不同的表现形式。或者由于崎岖险峻的地形阻挡了外部地区人员的交流，复杂的地形把世界分隔成了众多相互隔绝、互不连通、封闭性极强的地域单元，导致不同区域内族群分化易、融合同化难，使众多民族在不同地区以不同方式安居乐业，形成不同的经济活动、生活方式以及各自独特的语言和风俗习惯等，创造出不同的文化。具体到某一地域和地区，也会很典型地体现出不同的地域文化对健康的影响以及健康的文化属性。

（二）健康文化的继承性

"没有一幢房子是用完全没有用过的物料，按照与旧样式毫无相似之

---

① 沈铭贤. 健康概念的社会文化分析 [J]. 医学与哲学，1990, 11 (9)：17-19.

处的设计来建造的，同样地，没有一种文化传统能完全地拒绝它的过去。"① 虽然"健康文化"成为学界与社会的热词仅仅是近十几年的事情，但健康作为文化现象的存在已经有数千年的历史。健康是一个历史的概念，不同历史时期有着不同的理解，但同时又展现出其继承性。

与西方强调身体强壮，并采取"硬"锻炼的手段和药物治疗的维护健康的手段不同，在我国数千年的健康传统中，"治未病"一直是中国传统健康文化的核心概念之一，是维护健康的"最高境界"，对当代健康文化建设也具有极其重要的指导意义。例如，在中国古代医学经典《黄帝内经》中早已有"虚邪贼风，避之有时""治未病""病许治"等健康文化思想与实践，汉代华佗创立了最早的体操"五禽戏"，气功、太极等健康文化形式也在中国流传了数千年。直至清末民初，健康文化在我国仍保留着传统的形式。

"治未病"思想最早来源于《黄帝内经》，《素问·四气调神大论》指出："圣人不治已病治未病，不治已乱治未乱，此之谓也。夫病已成而后药之，乱已成而后治之，譬犹渴而穿井，斗而铸锥，不亦晚乎。"这是已知"治未病"最早的起源的论证，也构成中医学疾病预防思想的发端和健康文化的精髓。中医强调和重视对于健康的维护，对于个体健康来讲，"严格来说，'治未病'涵盖未病先防、既病防变、病后防复三个层次"，②"倡导人们注重提高机体抗邪能力，在未生病之前预防疾病的发生，生病之后防止病情发展，疾病痊愈之后防止病情反复"。③

中医"治未病"思想强调人们应该注重保养身体，这种思想在后世得到了充分的发展，"治未病"理论得以不断丰富和完善。唐代医家和中国传统医学伦理的集大成者孙思邈将疾病分为"未病""欲病""已病"三个层次，即"上医医未病之病，中医医欲病之病，下医医已病之病"，医家要在疾病发生之前采取积极的预防措施，做到"消未起之患，治未病之疾，医之于无事之前"。宋代《太平圣惠方》主张，"故摄生者，先须洞晓

---

① 史蒂文·夏平. 科学革命：批判性的综合 [M]. 徐国强，袁江洋，孙小淳，译. 上海：上海科技教育出版社，2004：64

② 吉良晨. 治未病——中国传统健康文化的核心理念 [J]. 环球中医药，2008 (2)：7-8.

③ 吴鸿，高水波. 浅析中医"治未病"理论及其现实意义 [J]. 中国中医基础医学杂志，2011，17 (11)：1196-1197.

病源，知其所犯，以食治之。食疗不愈，然后命药"。重视优先用食疗，其次才用药物来防病。① 元代著名医家朱丹溪在《格致余论》中总结前贤"治未病"理论，"与其求疗于有病之后，不若摄养于无疾之先；盖疾成而后药者，徒劳而已，是故已病而不治，所以为医家之怯；未病而先治，所以明摄生之理。如是则思患而预防之者，何患之有哉"。明代万全《养生四要》归纳出防病"四要"："寡欲""慎动""法时"及"却疾"。张景岳《景岳全书》认为，"人生之常度有限，而情欲无穷；精气之生息有限，而耗损无穷"。因此，强调不可"恃其少壮何所不为"。明代袁班《证治心传》曰："欲求最上之道，莫妙于治其未病。"② 清代温病学家叶天士根据温病发展规律，提出"务在先安未受邪之地"，倡导治疗要有预见性，未雨绸缪，充实了"治未病"理论的内涵。③

现代生活方式以快节奏、大强度、高对抗为特点，一个人的状态很难以疾病或健康的简单二分来定义，突出的表现是亚健康人群日益扩大。亚健康人群在临床检查上一般难以发现明确的病因及器质性病理变化。特别是老龄化社会的到来，对于健康文化的建设，卫生健康工作从疾病导向向健康导向转变，重视预防保健，维护健康和促进健康的意识与观念更加深入人心。"治未病"也逐渐成为社会共识和社会实践活动，并促使公众掌握健康长寿的主动权。而中医"治未病"主张通过饮食、运动、精神调摄等个人养生保健方法和手段来维系人体的阴阳平衡，达到维护"精神内守，病安从来"的健康状态和"阴平阳秘、精神乃至"的健康状态，提高健康水平和生存状态。"治未病"对于亚健康状态给予及时、有效的干预，可以缓解不适或促进生活质量的提高，减少甚至消除精神、心理以及不良生活习惯等"致病因素"的影响，就是现代"治未病"思想在亚健康和慢性疾病防治中的应用。

"治未病"的思想充分体观了预防医学和个性化干预的健康观，是传统中医健康文化的核心理念，为现代医学提供了疾病诊疗与慢性病管理、

---

① 何泽民，何勇强. 中医学"治未病"理论内涵及其指导意义 [J]. 中医杂志，2015，56 (22)：1900-1903.

② 何泽民，何勇强. 中医学"治未病"理论内涵及其指导意义 [J]. 中医杂志，2015，56 (22)：1900-1903.

③ 吴鸿，高水波. 浅析中医"治未病"理论及其现实意义 [J]. 中国中医基础医学杂志，2011，17 (11)：1196-1197.

预防疾病与养生保健的理论基础及具体手段，成为构建具有中国特色的医疗保健服务体系不可缺少的组成部分，在保障国民健康方面发挥着日益重要的作用。"治未病"就其本质来说，就是维护健康，对于"治未病"最接近的现代概念可能要数"预防为主"了。早在红军时期，预防第一就成为卫生健康工作的总原则之一。1949年以后，"预防为主"更成为我国卫生工作四大原则之一。另外三大原则是："面向工农兵""团结中西医"和"卫生工作与群众运动相结合"。

20世纪90年代以后，为适应我国卫生与健康工作的新形势，卫生工作原则有所调整，但"预防为主"仍旧作为重要的原则被保留下来。1991年，第七届全国人民代表大会第四次会议通过《国民经济和社会发展十年规划和第八个五年计划纲要》，将卫生工作基本方针修改为："贯彻预防为主，依靠科技进步，动员全社会参与，中西医并重，为人民健康服务。"1997年，《中共中央、国务院关于卫生改革与发展的决定》提出，新时期中国卫生工作方针是"以农村为重点，预防为主，中西医并重，依靠科技和教育，动员全社会参与，为人民健康服务，为社会主义现代化建设服务"。

进入21世纪第二个十年，中共中央、国务院于2016年10月25日印发《"健康中国2030"规划纲要》，把"以基层为重点，以改革创新为动力，预防为主，中西医并重，将健康融入所有政策，人民共建共享"确立为新时期我国卫生与健康工作方针，俗称"38字卫生方针"。

"预防为主"体现了医学从整体与全局的高度上、从社会与人类发展的利益上来认识和规划防治疾病、保护人民健康工作。另外，预防为主的方针，正视和强调自然与社会的统一，把移风易俗、除害灭病同社会的进步和国家的富强联系起来，这对于社会主义物质文明和精神文明建设的深入发展必将起到积极的促进作用。这也反映出，无论历史如何发展，也无论形势如何变化，在我国健康文化中"治未病"及其现代表述"预防为主"一直作为我国健康文化的核心被保留下来，也构成我国健康文化的精髓。作为人类生命与健康的守护神，现代医学已经成为包括探索生命奥秘、防治疾病、增进健康、缓解病痛，以及社会保障的一个庞大综合体系，"治未病"或"预防为主"将成为亘古不变的指导原则。

（三）健康文化的民族性

我国是一个多民族国家，各民族由于其地理环境、历史传统等不同，都各自创造了灿烂的健康文化。不同族群和社会对于疾病和健康的认知、医学理论或假说、有关疾病与健康的理念与信仰、治疗疾病的方法和保健的习俗均有不同。包括汉族在内的每个民族，无论有没有文字，都有自己独特的文化传统以及相关的健康和保健体系。在我国，除传统中医外，藏医、蒙医、维医、傣医、苗医药、瑶医药等都具有悠久的历史与传统，形成了不同文化的民族医学。各少数民族文化传统中多样化的民间信仰与健康习俗、健康文化往往构成民族文化重要的组成部分。族群的习俗如色彩、疾病、身体、食药、生活空间、礼仪等反映着族群对于疾病与健康的观念和行动以及与文化和社会背景的关系。

我国少数民族由其所生长繁衍的地理环境、历史文化和生活习俗共同促成了其丰富多彩的健康文化。17 世纪，藏医德西·桑吉嘉措对藏医药学进行一系列的整理工作，对《四部医典》进行全面的注释和阐述，著成《四部医典蓝琉璃》，并成为《四部医典》的权威注释本，是后世藏医的必读课本。藏药学家蒂玛·丹增彭措以惊人的毅力，实地考察青藏高原的药物，历时 20 年于道光二十年（1840 年）编成《晶珠本草》，被誉为藏医"《本草纲目》"，具有相当高的学术价值。而近代蒙医学派是 17 世纪至 18 世纪中叶产生的新兴学派。他们主张蒙医与藏医相结合，撰写了许多医著，涌现出很多著名的医药专家，留下了《方海》《四部甘露》《蒙药正典》等几十部古典蒙医巨著。此外，维吾尔医药学也有其独到之处，"帕舒药方"就是维医莫洛哈比献出的专治头痛的有效药方。[①] 回族"大杂居、小聚居"的格局，"为穆斯林提供了一定的生活环境，保证了回族穆斯林家庭的宗教、文化及日常生活得以在其专门的空间进行"。[②] 传统的回族老人"起居有常、睡眠充足；饮食有节、讲究卫生；适量运动、恬淡自然"。其信仰、礼拜、斋戒、善行、清洁、饮食、婚姻家庭、生活起居、休闲娱乐等都形成了特定的健康文化。

---

① 朱建平. 中国医学史研究［M］. 北京：中医古籍出版社，2003：165-168.

② 李斌. 当代回族健康生活文化［M］. 银川：宁夏人民出版社，2003：172.

以云贵高原为中心的西南少数民族地区是民族种类最多的少数民族聚居区，以单位面积上拥有的民族数作为民族密度来衡量，那么本地区的民族密度之高，不仅在我国是首屈一指的，即使在世界上也是绝无仅有的。根据有关资料，这片土地上分布着30多个少数民族，包括彝、白、壮、傣、苗、回、藏、傈僳、哈尼、拉祜、佤、纳西、瑶、景颇、布朗、普米、怒、阿昌、独龙、基诺、蒙古等。西南少数民族具有丰富多彩的文化传统，其中蕴含着丰富的健康文化内容。例如，其中饱含着文化蕴意的独特祝寿习俗、独具特色著称于世的民族药理、内容丰富引人入胜的民族体育以及历史悠久风格各异的民族音乐、舞蹈、节日，无不体现了民族地区老年健康的文化背景。积淀于他们心灵深处的环境保护意识、不息的劳动精神、良好的民族心态、朴实自然的生活习惯等都是现代健康理念追求值得借鉴的优良处方。如毛南族"倒马"是其传统的健康观，它不同于传统儒家的"修身养性"，该民族纯朴、不息的劳动观是少数民族地区老年人普遍持有的。[①] 再比如傣族人民经过2000余年的探索和实践，形成了独特的傣医药文化。受佛家文化的影响，傣医药以"四塔（风、火、水、土）""五蕴（色、受、想、行、识）"为理论核心。[②] 经后人整理，形成了200多部傣医药圣书，7000多个傣医药验方，并出版了验方集、药志等书籍。傣族医药的疾病观、健康观以及就医心理等从很大程度上反映着傣族人的生活特点和历史文化以及民族心理，是傣族文化传统的产物。每个民族都会为自己包括健康文化在内的文化底蕴感到自豪，这种文化积淀可以有效促进族群内部的沟通和交流，形成共识。

随着现代人生活水平不断提升，人们对健康和幸福生活的理解也逐渐发生着变化。人们逐渐放弃"现代"的生活方式，转而更加追求传统、绿色、自然的生活方式。传统健康文化得到了全世界的重新认识，包括中国传统健康文化、阿拉伯健康文化、印度健康文化、西方健康文化在内的各种传统的东西得到了再研究和再利用。传统的生活方式被认为是健康的、绿色的、天然的，是符合人类生存规律的，健康文化的民族性在得到认同的同时，一种多文化融合的健康文化正在逐渐形成与发展。

---

① 熊月铭. 西南少数民族老年健康文化试论［J］. 教育文化论坛，2014（3）：102-106.
② 段忠玉，张超. 傣医药文化传承与保护研究［J］. 医学与社会，2016（3）：34-36.

（四）健康与文学隐喻

文学是文化的集中体现之一，健康文化也在文学中有较为集中的反映。纵观那些能"流芳百世"的文学作品，大多离不开以下两个主题：一个是男欢和女爱；另一个是疾病和健康。古代众多的文学作品以医身喻国，明确提出从养生的角度来预防疾病。医文互通使医学、健康与文学艺医术产生了深刻的交融。

古代文人往往在游心六经之外又兼通医药，医师在掌握医学知识为人"悬壶济世"的同时重德修德，具有较高的文学素养，形成"医文互通"的文化现象。在中国古代文学作品中，把心理健康与文学作品紧密结合在一起。例如，在文学作品中，由于失去健康的人的生活和生存空间被压缩，从而被社会所排斥（被特别关照也是排斥的一种方式）甚至抛弃，因此，在对病痛的感受中和对生死的感性体验中以及在对生命的回顾中，一种新的眼光和视野产生了。再比如，疾病与相思的结合被赋予了一种审美化的意义。在这里，疾病不是可怕的灾难，而是因为多情才病，病为情生，疾病是内心的郁结，是情感丰富的产物。因此，生病不是生理的问题，而是心理的问题，那么，它就由肉体的"俗"转化为了多情的"雅"，由"形而下"转为"形而上"，这样，它就成了文人特殊身份的象征，因为只有文人才是多情的，相思病的患者是情感丰富的风雅之士。

"写作和阅读是探讨神秘之所，深入潜藏危险、未知因果关系的远征。"① 明朝吕坤在《呻吟语》一书的序言中提到了这一独特的感受："呻吟，病声也。呻吟语，病时疾痛语也。病中疾痛，惟病者知，难与他人道，亦惟病时觉，既愈，旋复忘也。"病痛可以使人产生种种不同寻常的思维方式和想法，正如图姆斯说的那样："生病时，过去、现在和将来的意义可能以其他方式发生改变。"疾病可以向人们展示一个全新的世界，获得不同寻常的创造力和勇气，因为疾病总是与死亡联系在一起的。"人之将死，其言也善""鸟之将死，其鸣也哀"，这指出了疾病与善和悲的联

---

① ［美］丽塔·卡伦. 叙事医学：尊重疾病的故事［M］. 郭莉萍，译. 北京：北京大学医学出版社，2015：67.

系。同时，疾病也给言者以勇气，死且不惧，何惧之有？吕坤又说"病语狂，又以其狂者惑人闻听，可乎"。"文学研究使医学认识到，亲密的医学关系产生于话语中，……的确，医生会碰触患者，给患者做体检。但是界定这种关系的是文本特征而不是身体。"①"哀""狂"给疾病奠定了基调，而这几点，正是艺术生命力产生所依赖的几个重要的情绪因子，也使疾病与艺术在很早的时候被认为是不可分割的两个部分。

文学的疾病与健康隐喻反映了对于大多数人来讲，治愈疾病和维护健康本身并不是目的，而是实现其生产生活需要的手段。对于失去健康或深受疾病折磨的人来说，治愈身体的疾病恢复健康的体魄无疑是其第一需求，但这种需求只是患者的需求中的基本或原初需要。患者希望治愈疾病恢复健康，是他们希望获得尊重和体面的手段和过程。患者渴望治愈疾病本身更多的只是一种追求生活的手段，因为疾病使其不能像常人一样生活，成为需要别人照顾的人，成为社会、家庭的负担。他们渴求早日康复是为了回到正常的愉快的生活，是为了实现自己的人生价值与目标。祖咏有诗云："独愁常废卷，多病久离群。"孟浩然也说："不才明主弃，多病故人疏。"这些都是病患中的人的真实体会。在中国古代的文学作品中，疾病与健康被赋予了广泛的比喻意义。它不再是一个单纯的病理生理问题，而是作为一种社会文化现象被关注。

一般来讲，文学作品往往把健康与疾病作为一种社会文化的隐喻，其立足点则是体现出对哲学意义上人的关注。因为这种隐喻的本体和喻体都关涉于人本身，一是自然的人，二是社会的人。其根本的意义在于人能更好地关注社会文化，理解社会现象和现实，改造或适应社会环境、精神环境和文化环境。正常人的价值观和世界观在病患的心中发生了变化，正是这种变化导致了一种全新的陌生化的叙述视角。阅读病人的作品会使人体味到一种截然不同的新鲜感。这种对人本身的形而上的思考，蕴含着一种人文主义的思想。

（五）健康文化的融合与借鉴

文化是人类创造的物质和精神的传承与光大，理论上讲并无好坏优劣

---

① ［美］丽塔·卡伦. 叙事医学：尊重疾病的故事［M］. 郭莉萍，译. 北京：北京大学医学出版社，2015：72.

之分，都是不同地域、民族在历史发展中的积淀。但是，从社会发展或从文明推动的角度来讲，不同文化中某些内容可能还是需要有价值判断的。例如，饮食文化和酒文化都是不同的生活方式，但暴饮暴食就是不好的文化，在宴会中以够交情、够朋友的名义想方设法把别人灌醉的酒文化也是一种劣文化。

而现代中国和西方的健康文化差别依然存在，主要矛盾则表现为国家和个体在健康中所承担的责任。近现代以来，随着医学科学的发展，健康文化被纳入医学保健领域。西方国家较早实现了健康医疗和卫生保健事业的建制化，国家成为卫生健康的主要责任者，对于健康文化研究也逐渐成熟。西方发达国家对于健康文化的研究散见于医学社会学、医学心理学、生命伦理学、健康经济学、健康传播学以及卫生政治学等各个领域，并通过《年鉴》等形式传播健康文化。特别是在第二次世界大战以后，无论是理论研究、实证研究和社会实践均取得了丰硕的成果，健康文化实现了与健康教育、健康产业的紧密结合。这些都应该而且已经逐渐纳入我们健康文化建设的视野中。

20 世纪 90 年代初，我国欠发达的经济水平、短缺的医疗资源与人民群众健康需求的矛盾越来越显著，我国学者提出个人、集体和国家共同努力的方向：加强全国人民代表大会的决策作用；加强健康教育；为地方上的一些具体需要开展重点工作；控制医疗费用和高技术使用以及政府继续培养医务人员等。而西方学者通过模型则指出，这种完全由国家规定的家长式的保健标准和资源分配，排除了潜在的其他保健提供者及其之间的竞争机制，容易导致官僚性浪费和政治性优先，造成医患关系的官僚化、政治化和经济化。"既然我们都承认健康具有极其重要的价值，是生命和良好生活的前提条件，那么，我们应该充分理解，每个人不仅应该作为个人健康的受益者，而且应该作为个人健康的照管者。"[①]

健康文化的融合发展，最典型的莫过于西方医学传统进入中国 100 多年并得到了充分的发展，为中国公众的健康做出了无与伦比的贡献。与此同时，中国传统医学的内容和准则也逐渐被西方人所接受，中医针灸、中

---

① 范瑞平. 第二届国际医学未来学术研讨会（东西方观点比较）综述 [J]. 中国医学伦理学，1991（2）：1-9.

国医药等因其接近人的自然，对于维护健康具有得天独厚的优点也逐渐进入西方世界并被不同程度地接纳。通过身体锻炼增强体质，使身体更强壮的健康文化从西方传入东方，"发展体育运动增强人民体质"已成为我国健康工作的重要方针之一。发源于西方的各种体育运动项目通过奥林匹克等方式得到了全球的接受和推广；与此同时，发源于古老东方的武术、太极等也逐渐成为世界性运动。

有一个健康文化融合的典型事例，那就是瑜伽在国内的广泛推广。瑜伽是一项有着 5000 年历史的关于身体、心理以及精神的练习，起源于印度，其目的是改善人的身体和心性。

作为一项健康运动，现在瑜伽风靡全球，成为一项高雅的健康运动形式。而且不仅在城市白领中，瑜伽也被农村地区作为一项特点运动而推广。河北北部某农村，在精准扶贫工作组第一书记带领下，根据当地没有水浇地、完全靠天吃饭、村里只有留守老人和妇女等 100 人左右的情况，挖掘出以保留传统火炕和上炕就要盘腿的生活习惯，实施"瑜伽健身扶贫"模式，坚持一年四季将留守老人和妇女组织起来，形成了具有当地农民特色的乡村瑜伽健身方式。这种模式经过两年多的实践，得到了乡亲们的一致认可，并带动周围的村庄开展瑜伽健身运动，大幅提升了当地贫困人口和留守老人的身体健康水平，降低了村民的发病率，减少了贫困人口因病致贫的家庭经济支出，激发出了村民脱贫致富的原生动力，被国家体育总局社会体育指导中心赞誉为"最美乡村瑜伽"。[1]

由此可见，健康文化虽然各不相同，但是可以相互融合和借鉴。同时通过各种形式的健康文化的深度融合与借鉴，也可以促进文化交流，创造出新的健康文化形式。

二、中国健康文化的源头[2]

"健康、患病和疾病的意义常与人们的社会及文化环境联系在一起。

---

[1] "中国网事·感动河北"活动组委会."瑜伽书记"卢文震［EB/OL］. http：// www. he. xinhuanet. com/zhuanti/2018-08/31/c_ 1123349757. htm, 2019-05-22.

[2] 本部分内容收入《中外医学哲学》2017 年第 1 期（P1-10），题为：从《黄帝内经》看健康的中国概念。并在"先秦阴阳五行思想及名家学术研讨会"（石家庄，2018.10）上交流。

对疾病的了解、预防和治疗也可以有效地养成人们对于健康概念的认识。这样的知识可能是文化传统的一部分，并代代相传。"① 如前所述，健康是一个科学的概念，更是一个文化的概念，带有很强的地域性、历史性，甚至具有民族性色彩。就像西方文化都要回溯到古希腊一样，在古老的东方几乎所有的关于疾病与健康的论断都可以从《黄帝内经》② 中找到源头，健康概念也不例外。《黄帝内经》植根中国传统文化之沃土，汲取中国传统哲学之精华，通过整体辩证的思辨，用通俗的语言界定了健康的标准、健康的层次和追求健康的手段。

（一）健康的标准

健康是人的一种生存状态，是人类永恒的话题，同时也是一个不容易把握的概念。关于健康现在被引用最多的是 WHO 于 1946 年签署、1948 年生效，之后经过数次修改的 "Constitution of the World Health Organization"中第一条（Principle）的定义，即 "健康是身体上、精神上和社会适应上的完好状态，而不仅仅是没有疾病或虚弱"。③ 1986 年 WHO 参与主办的首届国际健康促进大会发布的《渥太华宪章》又提出："健康是每天生活的资源，并非生活的目标。健康是一种积极的概念，强调社会和个人的资源以及个人躯体的能力。" "良好的健康是社会、经济和个人发展的主要资源，生活质量的一个重要方面。"④ 这个定义从积极与消极两个方面对健康进行了描述，无疑是由世界上最好的医学家为健康做出的最好定义。虽然这个定义在得到普遍尊重和引用的同时也经常被批评为 "乌托邦式的理想，人们甚至说这是没有可操作性的，但是这个定义代表了一次尝试，它的功劳是把人们的注意力吸引到健康的'积极意义'上面"。⑤ 根据 WHO 的概念理解健康是一种 "完满状态"，而这种状态通过什么样的表征表现

---

① 安吉拉·斯克里文. 健康促进——实践指南［M］. 付伟，主译. 杭州：浙江大学出版社，2014. 5.

② 未加注明处，本文《黄帝内经》文本参照谢华编著，中医古籍出版社（北京）2000 年版本。

③ WHO. Constitution of WHO：principles ［EB/OL］. http：//www. who. int/about/mission/en/，2017-07-18.

④ 黄建始. 什么是健康管理？［J］. 中国健康教育，2007（4）：298-300.

⑤ ［法］马赛尔·德吕勒. 健康与社会：健康问题的社会塑造［M］. 王鲲，译. 南京：译林出版社，2009：114.

出来呢？除了现代科学所统计出的"正常"生理参数外，更是一个主客观相一致的身心交融状态。根据《黄帝内经》的论述，这种"完满状态"可以从以下三个方面进行理解：

一是"形与神俱""气脉常通"，这是对健康概念的核心解释。

"形神合一"是《黄帝内经》健康思想的精髓之一。从《黄帝内经》看，"上古真人"是健康的人的典范。对于上古之人，他们"春秋皆度百岁，而动作不衰"，原因是他们能够"形与神俱，而尽终其天年，度百岁乃去"。（《素问·上古天真论篇第一》）说的是上古时期的人到了百岁的年纪，动作灵活而不衰老，这是身体健康的重要表现。而这种表现的根据就是他们能够形神统一协调而不分离，这是他们活到天赋的年龄，超过百岁离世的秘密。因此，形与神俱乃是"健康长寿"的一个重要指征。

人是形和神的统一体，这在我国传统哲学与医学中早有体现。例如，《老子》一书明确提出了形神合一的思想。公元前300年，荀子提出了"形具而神生"的论点，并从唯物主义角度全面系统阐述了人的心神与形体之间的关系。[①]形与神是构成人体的两个基本要素，形是指一种处于运动状态的活体，神是指人的精神、心灵。形神是人的生命不可缺少的两个组成部分，缺少其中任何一个要素人都不能称其为人。一旦形神分离，人的生命也就终止，人也就不存在了。

形神统一的思想为全面认识人和疾病以及疾病的治疗法则确立了坚实的基础。然而，形与神毕竟是性质截然不同的两种表现形式，大致相当于现代概念的"身体"和"意识"。二者融通并不是一件容易理解的事，为此，《黄帝内经》通过一个特例对其做了进一步的解释："年已老而有子者"即老当益壮的人，是因为他们"天寿过度，气脉常通，而肾气有余也"。（《素问·上古天真论篇第一》）"气脉常通"即气血经脉保持畅通，这是打通神形之间的界限，保持形与神俱的表现形式，也是健康状态的标准之一。

二是"形体不敝，精神不散"，这是对健康的进一步解释。

做到"形与神俱""气脉常通"，则能"游行天地之间，视听八达之外"，这是健康的最高境界。"气"既是自然之气，又与人的灵魂密切相

---

① 朱文锋. 中医心理学原旨［M］. 长沙：湖南科技出版社，1987：36-38.

关，是健康的重要指征，所谓"气息得理则百病不生"，而气则贯通形体和精神两个层面。古代的圣人"处天地之和，从八风之理"，从而"形体不敝、精神不散，亦可以百数"。（《素问·四气调神大论一》）这也是一种健康的外在表现形式。"形体不敝，精神不散"是指形体不易衰惫，精神不易耗散，即身心完美、精神饱满。

形与神俱要求形与神按照各自的属性保持一种良好的状态，这种良好的状态即是健康的状态。表现为形体的完整、健硕、不衰弱、不疲惫；精神的集中、饱满、不消耗、不离散。如果能保持"形体不敝，精神不散"这种健康的状态，人的寿命也可以"百数"。就"形"来讲，人的五脏六腑、血气为形，在结构上互相沟通，在功能上互相配合。当然，形神是健康的基础，但形与神毕竟具有不同的属性。形与神在健康中的地位并不完全是平等的。虽然两者都是健康的不可或缺的因素，中国文化中似乎更强调"神"的主导地位，因为"神"代表着生命的本质和基础。仅有形还不足以谈健康，"血气已和，营卫已通，五脏已成，神气舍心，魂魄毕具，乃成为人。"（《灵枢·天年第五十四》）对于人的养生和疾病治疗来说，《灵枢·天年》说："百岁，五脏皆虚，神气皆去，形骸独居而终矣。"

三是"阴平阳秘，精神乃治"，这是对健康内在关系的阐释。

在形神关系中，"形"的健康容易把握，而"神"的健康则相对难以把握，具有更多的主观性。如何理解"神"的健康呢？由于"人生有形，不离阴阳"，健康也要从贯通中国传统医学的核心概念"阴阳"来理解。《黄帝内经》认为："阴阳者，天地之道也，万物之纲纪，变化之父母，生杀之本始，神明之府也。"（《素问·阴阳应象大论篇第五》）阴阳代表了人与天地、万物、变化、生灭这些宇宙、事物以及自然现象的相应相合，是人与自然交感的内在本质。而人的健康的一种表现就是"阴平阳秘"，所谓"阴平阳秘，精神乃治；阴阳离决，精气乃绝"。（《素问·生气通天论篇第三》）即阴气和平，阳气固密，人的精神就会正常；如果阴阳分离决绝，人的精气就会随之而竭绝。

阴阳是一对矛盾的统一体，既互相对立又互相依存，同时又互相补充和互相转化。人处于天地万物之中，是自然界的精华、"万物之灵"，自然离不开阴阳这个总纲的调整，人身的阴阳和天地自然的阴阳必须协调才能保持健康，否则就会生病。阴平阳秘一方面要求人体的阴阳平衡，同时要求人的阴阳要与自然的阴阳协调统一。

与 WHO 的健康定义相比，我国传统经典著作中关于健康状态的定义更加重视事实的描述。这种论述基于一种朴素的唯物主义思想，更具有客观性，也更容易理解和把握。事实上，如果仅从"完满"这个状态来理解可能会有失健康的本义。例如，轻度的身体残疾如"六指"、侏儒，甚至部分轻度的小儿麻痹后遗症等，我们都不将其视为"不健康"。而上述状态则完全可以与人的"形神""阴阳"相合，并不失健康的本质。可见，健康定义完全可以借鉴古老的东方经典，获得更为合理的规定。

（二）健康标准的多元性

古老的东方健康理念中，健康与长寿总是相伴相生的。健康是长寿的条件，长寿是健康的结果。这是朴素自然观在健康领域的反映。虽然在现代高度发达的医疗技术支持下这种理解有其不足之处，但并不影响人们对健康的整体理解。《黄帝内经》在讨论健康和疾病的问题时，不仅着眼于人体自身的生理和心理状况，而且重视人与自然环境和社会环境的和谐，从而把健康看作一个有层次的和动态的概念。其动态性不在于定义本身的变化，而是定义标准在人的动态发展过程中其具体内容的发展，体现健康的个性化要求。

首先是健康具有不同的层次。对于"上古真人"来说，通过吸取清纯之气，掌握和运用阴阳变化的规律，他们能够"寿敝天地，无有终时"；中古时期的"至人"则"淳德全道""去世离俗，积精全神"，他们具有淳厚的德行修养，全面掌握养生之道，能够使自己逃离世俗社会的干扰，闹中求静，积聚精气，集中精神，"盖益其寿命而强者也，亦归于真人"；对于"圣人"而言，"以恬愉为务，以自得为功，形体不敝，精神不散，亦可以百数"，这些人可以通过锻炼身体、修炼身心，使筋骨与整个身体达到高度的协调；而对于"贤人"，则"将从上古，合同于道，亦可使益寿而有极时"。《黄帝内经》注意到了人与人的差别，虽然真人、至人、圣人、贤人、常人等分类并不具有绝对的意义，但由于人所生所长的自然环境、家庭环境与人文环境不同，所从事的职业也有差距，人对应"天地"的位次也会有差别，对应的健康的状态与选择也必然是不同的。常人不能按照"真人"的健康标准去要求，而应当选择一种适应自己阶层的健康状态来维持。

其次是健康的时序性。无论对于真人、至人，还是对于圣人、贤人，都是理想中的健康状态。然而对于普通人来说，由于从事日常的"起居""食饮"和"作劳"，达到这样的高度显然是有困难的。以"形与神俱"作为健康的标准，对于生命过程中不同阶段的人来说，其对健康的要求是不同的。一般来说，对于青少年"形"的健康更为显著，而对于中老年人来说，"神"的健康则更显突出。特别是随着年龄的增长，出现阳气下降、体态沉重、步态不稳，并逐渐耳目失聪、九窍不利、下虚上实、涕泣俱出等现象，其神形都会产生相应的变化。这就使健康随着不同的年龄而产生不同的表象。这些对于老年人可能都是正常的生理现象，虽然属于生理、心理甚至社会适应的"不完满"状态，但也不能完全说是疾病状态。这种动态性在《黄帝内经》中是通过"七损八益"而表现出来的，"男不过尽八八，女不过尽七七，而天地之精气皆竭矣"。（《素问·上古天真论》）于是，年四十，阴气自半；年五十，体重；年六十，阴痿。可见，健康是一个具有动态性的概念，而不是一种十全十美的完满状态。"人与天地相参"（《素问·咳论篇第三十八》），"知之则强，不知则老"（《素问·阴阳应象大论篇第五》）。原因在于天地是变化发展的，表现为古今、干支、四季、四时等。同样，人也是变化的，由出生、发育、成熟到衰老是人的一种自然状态。在不同的年龄、不同的季节、一天中不同的时段，人的状态参数都会有很大变化，五脏六腑十二脉都会变动不居，甚至出现不正常的表现。如果按照"身体上、精神上和社会适应上的完好状态"来推论，则衰老或是一种疾病状态，这显然是与人的自然规律不相符的。这对于进入老龄化的中国和世界"健康老龄化"的需求来说尤其具有重要意义。

再次是地理方位的影响。人生活在东西南北中不同的方位中，对应于阴阳五行变化也就不同，这也决定了其健康的判断标准必然有所差别。黄帝曰："阴阳者，天地之道也。"在地理位置上，阴阳对应着不同的方位；在人体的部位上，阴阳对应着不同的脏腑。同时"天有四时五行，以生长收藏，以生寒暑燥湿风"。所以，认识健康必须"论理人形，列别藏府"。（《素问·阴阳应象大论篇第五》）中国地大物博，地理与气候环境千差万别，"东方生风""南方生热""中央生湿""西方生燥""北方生寒"，同样的生理指标，对于生活在不同地理位置的人来说，其意义显然是不同的。处于不同地理环境的人其健康的表象是不同的。例如，不同地区表征健康最基础的"面色"都有不同。由于东、西、南、北、中五方因气候风土巨大差异，人的肤色、身长、肥瘦以及五官的比例都有极大的差异，北方人的"湿热"，对于南方人可能就并不是问题。相反，西方的"燥"则可能是东方人不可接受的。这种健康地理的概念在宋元时期得到了医学家的充分发挥。如对于"燥"，刘完素根据《黄帝内经》"燥胜则干"的理论，补充了"诸涩枯涸，干劲皴揭"的病机；张从正则进一步细化为"燥于外则皮肤皴揭，燥于中则精血枯涸，燥于上则咽鼻焦干，燥于下则便溺结闭"。易水河边的李东垣则区分了"风燥""湿燥"和"热燥"；① 等等。燥是影响西、北方位的人群健康的重要因素，而对于东、南方位的人来讲，则可能并不是那么重要。可见，定义健康还需要注意不同地理环境的影响。

《黄帝内经》关于健康的层次和动态性的定义，其优点在于能够使人们根据自己所处的社会结构、年龄和地理环境来判断自身的健康水平，选择自己的健康行为，维护合理的健康状态。

（三）追求健康的手段

健康是一种状态，通过生理、心理参数体现出来，也可以通过神态、言语、形色表现出来；健康是一个过程，通过生老病死的演化表现出来。而对于古老的东方思想来说，健康更是一种生活方式，它通过坐卧起居、日常行为、追求方式表现出来。健康就其实质而言，既有个体性，通过发展性、自主性表现出来的一面；也有社会性，通过适应性、规范性表现出来的一面。这两方面的内容在《黄帝内经》中都有体现。

如何正确地追求健康，或者说怎样才是健康的生活方式？《黄帝内经》在开篇便给出了极具东方文化色彩的答案。古老的东方思想更重视人与自然的和谐统一，所谓"夫人生于地，悬命于天"，同时"天覆地载，万物悉备，莫贵于人"。（《素问·宝命全形论篇第二十五》）与西方传统中把健康视为"强壮"不同，东方人追求健康的方法和手段中更强调人与自然的协调。与之相应，《黄帝内经》中追求健康的关键词有："平""法""和""节""常""不妄""避"及"内守"等。

---

① 孟繁洁. 金元四大家论燥 [J]. 四川中医, 2003, 21 (11): 6-8.

人之常"平"。所谓"平"即"平人"。《黄帝内经》说"人一呼脉再动，一吸脉亦再动，呼吸定息脉五动，闰以太息，命曰平人。平人者不病也"。（《素问·平人气象论篇第十八》）也就是说平人就是机体没有病痛的人，形体、精神、机体适应性良好的人的状态。医生通常以无病的人的呼吸为标准来测试病人的呼吸次数和脉动频率，医生正常，就可以用自己的呼吸来计算病人脉搏以判断健康状况，这是脉法的原理。而追求健康就是追求一种"平"的状态。从现代观点来看，过度的物质和精神欲望，各种"出人头地"的追求，也会造成心理的失衡，从而造成精神上的不健康状况，这与"人之常平"的健康观是相背离的。

"法"于阴阳。阴阳是"天地之道"，"夫自古通天者，生于本，本于阴阳"。（《素问·生气通天论篇第三》）法于阴阳即能够取法于天地阴阳自然变化的事理而加以适应，从而达到"天人合一"的境界。作为自然的人，取法于阴阳，是人适应自然规律的必然要求，这是取得健康身心的最高境界。这与道家的"道法自然"有异曲同工之妙，充分体现了中国古代健康文化的精髓。关于阴阳的理论在《黄帝内经》中多次论证并得到数千年来医家和哲学家的发挥，此处不再赘述。

"和"于术数。"和"同样是中国文化的精髓，古人言"和为贵"，又讲"和而不同"。和于术数即使调和养生、追求健康的方法达到正确的标准，这个标准既包括人之神的"术"，又包括人之形的"数"。《黄帝内经》中的术数，既有男女有别的七损八益，又有"天地之间，六合之内，其气九州、九窍、五藏、十二节"等。"三阴三阳"又可十、可百、可千，以至不可胜数。而对于人形，则有"八尺之士"，外可度量切循而得，以"解剖而视之"。（《灵枢·经水第十二》）又有"胃大一尺五寸""受水谷三斗五升"等各种解剖学数据。由此可见，和于术数是讲人要遵从自然规律，顺自然而动，就能达到健康。

饮食有"节"、起居有"常"。即人应当饮食有所节制，作息要有一定的规律。食文化是中国传统文化的重要组成部分，然而没有节制的"暴饮暴食"或以瘦身塑形为目的的"节食"都是对健康不利的行为。特别是"暴饮暴食"本身可能就是一种病态。当下，许多人特别是许多老年人通过食用各种保健品来达到健康养生和延年益寿的目的，虽然表面上看是有"节"，但其违背了"阴平阳秘""和于术数"的要求，显然不是正确的追求健康的方式。而起居有常对处于极快生活节奏的现代生活调整更具有现实意义。当然，这也并不意味着要回归"日出而作、日落而息"的田园生活，而是可以追求一种适应天地、社会变化的新的生活节律。

与起居有常密切关联的是"不妄作劳"，既不妄事操劳，又要避免过度的房事。在养生与保持健康的具体方法上则强调：（虚邪贼风）"避"（之有时），（精神）"内守"等。

以《黄帝内经》为代表的东方文化中更强调顺应、安静和内在、相对消极的健康状态，更倾向于做"减法"，即不是通过积极的运动去追求强壮，而是通过消减不利于健康的行为而保持健康。后人据此总结出"十二少"作为具有中国特色的健身经验，即少思、少念、少欲、少事、少语、少笑、少愁、少乐、少喜、少怒、少好、少恶，实为适当。① 这些从某种程度上反映了中国传统"中庸"的思想，即无过无不及。而对于达到健康的手段则强调心身的共同调养，所谓"志闲而少欲""心安而不惧""形劳而不倦"。健康正是这样一种"中"的状态，而不是所谓"完满"状态。

作为文化的一个重要组成部分，健康文化是具有民族性的，代表着一种地域和传统习惯的人文文化。不同民族有不同的生活方式，有不同的健康观念，有不同的追求健康的手段与方式。"《黄帝内经》确立健康认知的逻辑起点，不仅为中医辨证论治的方法体系找到了理论源泉，同时也为正确地把握生命和健康规律提供了科学的依据。"② 《黄帝内经》为我们提供了一个整体的、有机的和动态的健康概念，既提供了对 WHO 健康概念的传统理解和阐释，同时又可以有效地弥补 WHO 健康定义的机械性和形式性。《黄帝内经》健康概念是顺应自然与积极的生命状态的统一，既体现了健康文化的共性，又体现了中国健康文化的个性，对于不同社会历史文化传统下对于健康的理解提供了良好的注解。

与此同时，对于传统的健康文化和不同文化背景下的健康概念与健康方式，去粗取精、取长补短互相整合与借鉴是必要的。在对健康文化的研究中我们需要一种"文化自觉"，通过重拾经典找寻东方的健康文化气质。此外，我们还需要时时警惕劣质健康文化侵蚀，如打着传统文化之名行欺

---

① 高日阳. 孙思邈"治未病"思想探析［J］. 中医研究，2011，24（3）：6-8.

② 李灿东，纪立金，鲁玉辉，等. 论中医健康认知理论的逻辑起点［J］. 中华中医药杂志，2011，26（1）：109-111.

世盗名之实的各种伪劣保健品、歪理邪说（如反对计划免疫等）等对科学的健康观的侵蚀。同时，现代社会由于东西方文化的交融，形成了相互影响的健康文化，东方健康文化中也加入了西方健康文化的气质，如"发展体育运动，增强人民体质"就将运动与体质增加到健康的内涵中来，体现了健康文化的一种共性，也能使我们对于健康的理解更为全面。

三、从医学文化到健康文化

健康文化与医学文化有着紧密的关联，人类健康之维系，很大程度上应当归功于广大的医学家们以及由他们所创立的医学。"人们谈到医学或卫生，脑子里想到的往往是医疗，其实这是一个误区。实际上从维持人类健康的意义上，医疗只占很小一部分。据研究，医疗只能解决 8% 的健康问题，卫生保健服务也不能完全解决健康问题，因为还有社会因素、环境因素、经济因素等，这些因素远远超出了卫生服务的界限，但是对人类的健康却影响很大。"[①] 由此可见，健康文化与医学文化的区别还是十分显著的。

（一）医学不足以解决健康的全部问题

医学不完全等同于自然科学的原因之一是，医学首先是一种文化，它的存在和发展形式要受到文化的影响，是与一定时期、一定民族的文化相关联的，这就使得医学具有了多元性的特征。

经过数千年的演进，现代医学已经由个体职业演变为医学事业。治疗技术的发达使医学逐渐成为治疗学，其活动场所被逐渐限定为医院，其视觉被聚集于人体。医学的发展对于大多数人来说通常表述为一系列惊人的科学突破，诸如巴斯德发明的疫苗、弗莱明发现抗生素以及克里斯汀·伯尔纳完成第一例心脏移植手术。在这种医学英雄观的影响之下，追求健康的努力被看作是一场由医生和医学家针对无人性的疾病进行的"战争"，

---

① 韩启德. 着眼基本医疗，促进全民健康 [J]. 医学与哲学，2009.

而战场则是人的身体。① 医学目的是特定的人类群体在一定历史条件下对医学的需求，是人类通过医学所要达到的目的。传统的医学目的是"救死扶伤""防治疾病"和"延长寿命"，它体现了医学的本质功能，至今仍是医学的基本价值取向和驱动医学发展的动力。医学工作者往往被简单化为医生，其任务就是在病症出现后进行诊断和治疗，即使是在强调"治未病"的中国传统医学实践中也是如此。而从健康出发的预防医学直到19世纪下半叶才正式进入人们的视野。

现有研究成果已经表明，以治疗为目的的医学发展是一个经验积累与科学技术发展相互作用的过程。原始的医学从技艺开始，医学专家是高级别技术工作者，现代医学也越来越依赖各种医疗技术，特别是高新技术。技术是文化的载体和成果，但技术本身只是文化的一部分，甚至可能并不是最重要的部分。现代医学特别是21世纪后半叶的医学面临着价值多元化和目标多元化的挑战。与此同时，伴随着经济全球化进程的加速，各国家和民族的交流和文化的交融增加，各个国家和民族历史传统、宗教信仰、经济发展、教育水平等的不同，使与医学有关的文化处于多元的文化环境中，其中既有经济、教育、交往的融合，更表现出不同宗教信仰、文化传统、意识形态的碰撞和冲突。医学科学的发展促进了医学水平的提高，但这种"普适"的科学文化并没有弥合不同文化习俗的鸿沟，相反，它更加加大了各种医学问题多元选择的复杂性和多维性。突出地表现为现代医学解决的是疾病的问题，而不是健康的问题。

在现代实验医学中，"科学的医学基础必定是生理学，科学只有通过比较的道路才能建立起来，要认识病态或者异常，若没有常态的认识不可能获得"。② 要想认识疾病和确诊病因并指引我们正确使用药物治疗，非明白正常人体的（健康）状态不可。因为这既是人体感染疾病的起点，又是医学治疗疾病的终点。现代医学根据人体发生和发展的理论与实践，制定了一系列正常的物理与生理参数值（范围），作为正常的生理指标，用以作为判定人处于健康状态或疾病状态的基础。病理生理学则被认为是"关

---

① Taylor S, Field D. Sociology of Health and Health Care [M]. Oxford: Blackwell Publishing Ltd, 2003: 21.

② [法] 克洛德·贝尔纳. 实验医学研究导论 [M]. 夏康农，管光东，译. 北京：商务印书馆，1991：绪论.

于正常生理的各种紊乱产生的机制以及表现为症状和体征的方式的一种学科"。① 医学究竟是手段还是目的，应该是一清二楚的。医学当然是帮助人消除疾病、增进健康的手段，也即医学具有工具本质。但随着医学的发展，这个看起来似乎很明白的问题却变得越来越模糊了。主要表现在两个方面：其一是一些人过分迷信和追求医学高技术，并认为只要医学发展了，人类的健康就有保证了；其二是由于现代医学诊治技术在治疗一些疾病上获得的成功，更提高了人们对医学的期望值。一些人盼望着医学能把所有的疾病都消灭干净，有的甚至把自己的健康完全托付给医学，寄希望于医学的发展为自己带来健康长寿，从而使原本作为手段的医学成了一部分人追求的目标，构成了这些人要求过度医疗消费的心理基础。我们把现代医学设定在科学的论域之内是必需的，因为无论是从历史看还是从现实看，没有科学就没有今天的医学。

然而，医学确实难担当如此重任。第一，现代医学虽然在诊治疾病上获得了巨大的成功，但医学本身并未能使疾病本身消亡。虽然旧的疾病逐渐被消灭，但新的疾病不断出现，人类可能永远不能从疾病的痛苦中解脱出来；第二，对于一些慢性疾病和退行性疾病，如心脑血管病、糖尿病、神经退行性疾病等，目前的医学科学尚缺乏根治的方法，一些"半吊子"技术如支架或搭桥等也只能缓解症状；第三，某些疾病产生于外部的感染，但更是深根于一些社会原因，如艾滋病，若不从改变生活方式入手则难以根治。同时，有效的药物治疗则有可能反过来促进这些疾病的进一步爆发。例如，在青霉素发明之前，一些人因惧怕染上性病而抑制了性放纵。青霉素的发明使我们有了治疗这些疾病的手段，这反而使一些人感到在性问题上更无所顾忌，进而导致了更为严重的艾滋病的流行。即便是经过现代医疗手段治疗，很多疾病的恢复和康复过程在很大程度上还是要靠机体自身的免疫机能，而不能只靠医学手段起作用。有些疾病则是医学上的"绝症"，至今没有好的办法。这些事实提示我们：任何希望通过医学来扮演"上帝"的企图都是要失败的，人们也不能超越医学自身的能力来要求医学。因此，在人们对健康的追求中不能对医学的期望太高，现代

---

① ［美］W. A. 索德曼. 病理生理学［M］. 江西医学院科研翻译小组，译. 上海：上海科学技术出版社，1960：1.

医学也不可能把所有涉及人们身心健康的问题统包下来。因此，医学目的的确定也应适当，不能定得太高，否则有可能引起人们对医学的过分依赖，刺激人们的医疗高消费。① 由此可见，尽管现代医学以关注科学作为一切进步的源泉，也还是无法为最普遍的疾病提供补救方法。

单靠医学来促进健康可能引发的一个问题是医学的"贵族化"。当治疗行为变为"消费"行为，医学就会引导不同的医疗需求，这种需求在很大程度上是与个人的经济状况紧密相关的。医学技术的发展和经济水平的提高刺激人们对医学的需求由治病到"求健""求寿"再到"求美"，是一个永无止境的过程。从某种程度上来说，医学高技术实质上是医学满足"贵族化"的需求，远远不是大众医疗，它与"人人享有卫生保健"的目标相去甚远，我们应当时刻警惕这种"贵族化"带来的新的卫生不平等和不公平。

自从有了人类，为了适应生存，人类不断地与环境中的物理性、化学性和生物性的伤害做斗争。这些斗争的成功和失败的经验教育了人类，使人类能战胜伤害，保障人类的发育成长和繁殖发展，这就是医学。然而医学又是一门不完整的科学，人们对许多疾病的发生原因还不了解，人体战胜疾病的许多道理还说不清楚，以致有的病到现在还被称为"不治之症"，有的病治好了还只知其然，而不知其所以然。我们不能把医学仅仅理解为科学，医学的内涵要远远大于科学，尤其是自然科学。自然科学是认识医学和健康现象的重要手段之一，但不是唯一的。医学实践的范围已远远超出科学。例如，在疫病态势下，可能科学就不是主要的手段，而社会的、人文的、心理的手段就要比科学的手段更加重要和有效。因此，医疗文化不能解决健康的所有问题，健康文化必然是医疗文化的一种进化模式。

（二）健康模式是医学模式进化的方向

关于疾病与健康，古希腊先贤亚里士多德认为："疾病和健康在本性上存在于动物的身体之中，两者必有其一居于某一动物的身体，或者是疾病，或者是健康。"② 但如果仅仅从消极意义上将健康概念简化为没有疾病，则它与亚里士多德的健康概念相比并没有更多的进步。

---

① 万慧进. 对医学目的的伦理审视［J］. 中国医学伦理学，1995（6）：12-13+16.
② 苗力田. 亚里士多德全集：第一卷［M］. 北京：中国人民大学出版社，1990：34.

1. 从"手段善"到"内在善"

对于个体来讲，健康是幸福的基础，是"幸福的载体和创造的手段"。医疗卫生事业的直接目的在于预防治疗疾病、维护生命健康、延长人类寿命、提升生命质量。"我国卫生事业是政府实行一定福利政策的社会公益事业。"通常我们使用"医疗与卫生"的概念，是从一种直接功利的目的性来使用的，因此仅仅具有工具性和手段性的道德价值。亦即，医疗卫生只是保障和维护人们"健康"的一种工具和方法。而相对于"医疗卫生"，"健康"事业更具终极道德价值。基于健康的伦理与文化有利于不同社会主体明确其健康道德责任。在"健康中国"视域下，"健康"相对于"医疗卫生"是"内在善"，同时，"健康"又可以是人们建功立业的手段，因此成为"手段善"。只有在"健康"的视野和关照之下，医疗卫生以及其他与健康相关的事业才具有根本的目的和目标，具有更终极性的道德价值。"传统的以治愈疾病、阻止死亡为追求目标"的医学目的，并没有超越医学科技和医疗卫生"手段价值"的认识，上升到"健康"是医学科技和医疗卫生发展进步的"终极性目的"高度。

2. 从技术文化到人的文化

健康文化中包括着医学文化，特别是医学技术文化，但医学技术并不能代表医学文化，而医学文化同样也不能与健康文化画等号，把健康文化降格为医学文化，是对健康文化理解的简单化和"粗暴化"。在传统上，医学与健康是相互定义的，这也产生了一个悖论，那就是：当我们在讨论健康时，总会不知不觉中混进疾病和治疗，逐渐以疾病代替健康，以治病恢复健康。讨论健康问题也不知不觉地变为讨论疾病与医学问题，将健康与疾病相互定义就是循环论证，不能体现健康的意义。由于健康是一个不稳定状态，而疾病和治疗作为一种可见的状态、可感的症状和可操作的过程，容易被人认知和描述。也正是因为如此，几乎所有的医学著作都是从健康开始，然后大部分篇幅则用来描述疾病和治疗。

所谓医学模式指的是人们的医学观，即人们对于人体、健康和疾病的总体认识。健康观下的人是完整的人，而不是片面的和孤立的人，是生物的人，更是心理的和社会的人。健康观在医学中的体现是医学模式的实质转变，它要求医学从疾病模式转向健康模式；从生物模式转向生物心理社会模式；由治疗模式转向预防和护理模式。在数千年人类文明的历史演进过程中，我们对于人体结构与功能的认识、对疾病的原因和转化的认识、对健康状态的认识经历了不同的发展阶段。不可否认，我们现在的医学仍然是生物医学模式居统治地位。现在医学模式的转变已成为共识，并由理论推广到实践。公共和个人卫生服务由单一化扩展为多主体化服务体系。社会健康体系从"一个医生、一个病人、开一个处方、做一个手术"的纯治疗模式转变为医疗、保健、预防和主动参与的合作模式，即从生理服务扩大到心理服务、从医疗服务扩大到预防保健服务、从技术服务扩大到社会服务、从医院服务扩大到社区服务。现代卫生服务将出现"六个转移，即从以疾病为主导转移到以健康为主导；从以单个患者为中心转移到以人群为中心；从以医疗为重点转移到以预防保健为重点；从以医院为基础转移到以社区为基础；从以疾病防治、身心健康为目标转移到以身心健康及其与环境和谐一致为目标；从主要依靠医学和卫生部门转移到依靠众多学科和全社会参与"。①

3. 从"疾病导向"到"健康导向"

现代医学文化可以大致分为两种导向型。一是"疾病导向型"，这也是传统医学的一种价值取向。它的特点是关注健康链末端即治疗；在健康资源分配（包括医药资源、卫生资源、科研资源、管理资源）目标上只能及于少数人，即那些"得病的人"，特别是得大病的人；在经济价值上体现为费用高而效果差，近年来逐年暴涨的公共和个人健康投入即为明证；在操作上则体现为"顾此失彼、身心分离"。医学文化发展的另一种导向型则是"健康导向型"。健康导向型的医学文化也就是"健康文化"，它关注健康链全程，即从预防到康复的全过程；它在资源分配上的目标为绝大多数人乃至所有人，通过关注全社会的公共健康为全体公众服务；在经济上"防重于治"已经获得社会共识，健康导向型的卫生保健费用低、效果好；同时，健康文化兼顾身心和社会健康，是医学模式转变的必然选择，符合现代健康发展方向与公众的需求。

健康文化关注疾病和健康的产生、发展、变化，更关注人的物质、社会与文化基础；关注人的身体的健康，更关注人的心理的健康；关注个体

---

① 文历阳.21 世纪医学发展趋势 ［J］. 医学与社会，2000（1）：1-2.

的人，更关注作为社会群体的文化的人；关注人的身体和物质的发展，更关注人的全面发展；关注人的身体需求与近期需求，更关注人的自我实现与远期需求。

健康文化是医学文化的进化方向，两者具有继承性同时又有显著的区别。一是存在范围不同，一般来说，医学文化存在于医学领域，特别是具有明显的科技文化属性。而健康文化不仅存在于医学领域，也存在于社会的其他领域，如环境、生态、人文等文化的领域，特别是它存在于人的现实生活中，是人的生活的"阳光和空气"。可以说只要有人存在，就需要有维护人类健康的文化存在。二是主体不同。医学文化的主体是医务人员，通过医务人员的科学研究与临床实践活动体现出来。健康文化的主体则是包括医务人员在内的一切社会成员，包括国家机构、社会组织、公众个人等都是健康文化的参与和受益的主体。三是客体和对象不同。医学文化的客体和对象主要是病人即已经失去或即将失去健康的人，健康文化的客体则不仅是病人而是"每个人"，更大量的是未患病的健康人群，是社会活动的参与者，最大多数的公众。四是体现的社会关系不同。医学文化体现的人际关系主要指医疗人际关系即医患关系。健康文化的人际关系不仅包括医患关系，还包括家庭之间、不同人群之间、政府与公众之间等各种社会关系以及人与自然、环境的关系，大量存在于社会管理活动中。健康文化作为一门以健康关系为研究对象的体系，其基本问题包括：如何优化人类的生存环境以利于人的健康与长寿；人类对自身的健康问题应采取什么态度；政府、社会组织和个人是否应该、怎样对危害人类健康的行为承担责任，以及在自然、经济、政治、文化、生活等活动中应承担什么样的健康责任等。

（三）从知识健康观到文化健康观

健康不仅仅是知识，更是行为与文化。一个社会、一个民族是否真正实现文化自觉，其突出标志是培育一种为全体国人所共同持守的文化观。"健康文化观"即在文化哲学层面所确立的人类健康实践的自觉意识，它是判定一种文化的基本价值尺度，是引领社会大众文化风气的恒常意义追求。从文化哲学角度来看，一种文化观所表征的是人类主体精神世界的生成与发展，而"健康"的意义正在于它构成了人的创造能力、自由精神和超越意识的基础，也是人的主体实践要求和价值选择的基本体现。一种健康的文化观，应该集中反映当代社会对人文精神的呼唤，代表人类在文化实践基础上的一种现代理性自觉。它在以文化方式回答人的现实性困惑的同时，更应以哲学的话语力量去变革人们的思维方式、价值观念和审美意识，并积极地引导人们优化自己的生存状态和生活方式。[①] "应当看到，知识是部分，文化是整体；知识是文化的结晶，文化还包含着创造知识的源泉；知识往往归于静态的逻辑，而文化还包含着动态的历史过程；在知识中往往看不到人及其作用，文化则永远将人及其创造性置于中心地位。"[②] 理解健康需要健康的知识，同时也需要理解"关于健康"的知识。"健康文化"或许并不是一个全新的概念，但随着我国"全面小康社会"建设中公众对健康的需求日益提高，健康文化的重大意义日益凸显起来，健康文化也将重新焕发青春。

传统上的健康观是深受科学观指导的，不仅表现在物化的科学技术成果会迅速地应用到健康领域，更为突出的表现则是科学思维模式会在不知不觉中融入健康的思维模式中。由此观之，建立在新的文化论的科学健康文化观基础上的健康观就不应当仅仅是机械和功利的，而更应当是历史的和人文的。它关注健康的维护、发展、变化、恢复，更关注人之为人的物质、社会与文化基础；关注人的身体的健康，更关注人的心理的健康；关注个体的人，更关注作为社会群体的文化的人；关注人的身体的发展，更关注人的全面发展；关注人的身体需求与近期需求，更关注人的自我实现与远期需求。新的健康观视野中的人是完整的人，而不是片面的和孤立的人；是生物的人，更是心理的、社会的人，特别是文化的人，是身心俱全的人，是具有"灵性、诗意和刻骨铭心的心灵体验"的完整的人。新的健康观从根本上看是一种文化观，是受地理禀赋、历史文化、生活习惯、社会习俗等深刻影响的健康观。从根本上讲，知识论的健康观是建立在传统知识论的科学观基础上的健康观。在这种健康观指导下的健康教育与健康医学，是以知识传播为中心而不是以健康的内化为中心，最终会流于以疾病为中心，而不是以健康为中心，从而也不会是以人为中心，这也是健康

---

① 邹广文，金迪．论健康文化观的哲学内蕴［J］．高校理论战线，2012（9）：17-20.
② 孟建伟．从知识教育到文化教育——论教育观的转变［J］．教育研究，2007（1）：14-19.

教育与健康促进活动效果不佳的重要原因。其根本特征是以人的肉体为对象，而不是以人的整体为对象，更不是以人的心灵和文化作为对象，于是，形成一种"机械的"生物健康模式，即关注的是躯体本身的"无病"或者部分生理指标的"正常"。维护健康的手段也是"物理化"过程。通过仪器设备层层扫描身体寻找可能的病变部位，如果暂时未找到，就判定为健康，如果有病理、生理改变，则定义为不健康，然后利用物理学或化学的手段除掉疾病以维持或恢复健康。甚至对于较生理健康更为复杂的心理健康，人们也倾向于能够找到与之相应的物质基础与对应病变部位，"目前倾向于尽管以往认为没有结构改变，精神疾病仍然可能存在一些目前尚未被明确认识的中枢神经系统的结构损害"。[①] 文化观视域下的科学观将科学活动与科学观的生命、体验、心灵感受紧密结合在一起，使之不再只是与人类无关的自然的显现，从而将科学与科学家、科学与文化、科学与生命紧密结合，"直达生命之根"。这对于解读当今医学观中存在的问题具有极大的启示意义。

当今医学科学技术发展到这样的水平，使人的健康水平和健康预期达到前所未有的高度。如果仅以传统的伦理、法律和制度为基础，显然难以适应公众的健康需求，也不能适应"社会医学化"的现实。反过来，需要文化论的健康观对卫生保健的策略和医学技术的发展方向给予引导。对于个体来讲，随着生命维持技术越来越成熟多样，人们可以在多种人工干预的条件下延缓死亡，这使得人们对死亡的本体、生命的价值的重新讨论成为必然，甚至对死亡、濒死和安乐死的定义也难以形成共识。器官移植、基因编辑、克隆技术等技术的建立也迫切希望解决人的生命的伦理学问题，这些都直接关涉了人的尊严甚至人的底线问题。而这些问题都与参与讨论者所处的文化环境密切相关。这直接导致了"生命伦理学运动"的兴起，也将健康与生命逐渐引入文化的大视野。由此可见，基于文化论的健康和医学观已不再局限于传统伦理学意义上医患关系的调整，而是扩展到重新审视生死观、健康观，以及生命的价值观。由于高技术引发的卫生健康资源的稀缺，随之而来的则是卫生保健中人的平等、卫生资源的合理分配的公平与公正等一系列问题。也正是在这样的背景下，《"健康中国

---

① 孙学礼. 精神病学 [M]. 北京：高等教育出版社，2008：13.

2030"规划纲要》提出了要建设健康文化，把健康融入所有政策。

健康文化论的另一个发展要求是由单纯的个体健康转向个体—群体伦理协调的健康。从卫生资源分配、环境危害，到性病艾滋病控制、人类基因组计划都是既涉及个体利益，又与群体和社会利益密不可分，同时又是历史文化的产物。与此同时，健康关系已不仅仅涉及医生与病人，而且也涉及卫生健康政策决策者、管理者以及环境工作者等诸多群体。如何处理、协调不同利益之间的关系催生了健康文化的发展。此外，卫生保健的国际化趋势、"人类命运共同体"的构建还要求建立世界各国共同遵守的有关健康准则和规范，如控制艾滋病全球蔓延、人类基因组研究计划、环境保护与人类健康问题、精准医学和精准健康、转化医学和数字医学等的发展，都需要多文化和跨文化的国际合作，因此将文化多样性纳入国际公认和共同遵守的医学伦理准则与法规也是十分必要的。①

（四）复兴传统与民族健康文化

研究中国的健康离不开中国的传统文化，建构中国的健康文化首要的工作是继承传统的健康文化，我国有历史记载流传至今的医学已有两千多年。近年来一种趋于主流的观点认为现代的医学已经由以疾病为中心转移到以健康为中心上来。这种判断显然是有理由的，理由之一是对现代医学的强烈信心，正因如此，人们才关注传统医学在主流医学之外的地位。传统医药是在自然哲学的观念指导下发展与成熟起来的，它所体现的是一种人与自然环境天然共生的过程。它是一种更接近于"无对象疾病模式"的医学。新中国成立以来，我们坚持为人民健康服务的方针，卫生工作在落后的基础上起步，同其他各项社会事业相配合，仅用了较短的时间，就彻底改变了旧中国"东亚病夫"的耻辱形象，这在很大程度上得益于中国传统健康文化得到了重视。

5000 年的文明发展过程中，我们的祖先创造了古代的阴阳学说和五行学说，这些学说贯穿于中医理论体系的各个领域———包括病因学、人体组织学、生理学、病理学、药物学、治疗学、环境学、时间学等。古代哲

---

① 张大庆，程之范，彭瑞骢. 20 世纪医学：回顾与思考［J］. 医学与哲学，2001，22（6）：241-243.

学的介入使中医既有的医疗知识经验得以升华，更加理论化和系统化。同时哲学的思辨又延伸到医疗实践的未知领域，使中医成为一门完整的科学性事业，因此可以说古代哲学是中医理论体系的灵魂。由于健康是一种深深植入文化中的意识形式，传统文化在健康文化建设中的作用就十分明显了。健康文化要紧密结合传统文化，首先，是因为传统文化经过数千年的发展得到了普遍的认同，具有亲切感，易被接受和产生效果；其次，传统的健康文化和健康保持方式已被历史证明适合民族的体质；最后，中国传统的健康文化集健身、娱乐、交往于一体，体现了人与自然的和谐以及社会和谐。中国先民最早的舞蹈动作是模仿一些飞禽走兽的不同姿态和人们劳动的不同动作，这些舞蹈动作都是经过美化加工组合而成。舞蹈既是一种娱乐形式，又起到传播知识、宣传习俗的作用。表达喜悦心情和美好愿望的同时也使身心得到锻炼。《庄子·刻意》中说："导引神气，以养形魄；延年之道，驻形之术。"说的就是这个道理。

　　中国传统医学经历了绵延两千年的发展演化，形成了极其庞大的中医理论载体系统——中医古籍，根据《中国分省医籍考》的记载，上始先秦下至清末，中医古籍有八千余种，包括医经（附运气、藏象）、伤寒（附金匮、温病）、诊法、本草（附食疗）、针灸（附按摩、推拿）、方论（分内、外、妇、儿、眼、喉等科）、医史、医话医案、养生、法医、兽医、杂录等类。只要经过一定数量古代医籍的涉猎便会发现，中医不仅仅是一门纯粹的医学，它还蕴含着哲学、文学、历史、地理、天文、农学等多种学科知识，它是一种极其庞杂的文化体系。从总体上来说，中医虽是以"病"为切入点，但病"人"本身却一直是其关注的中心。中医的整体性决定了它将人作为一个整体进行治疗，而不仅仅是"头痛医头、脚痛医脚"。但是，传统健康文化同样是以"疾病"作为其理论的出发点和切入点的。虽然中医学讲"不治已病治未病"。[①]《素问·至真要大论》中指出，"谨察阴阳所在而调之，以平为期"。[②] 但在中医理论中，否定式语言要多于肯定式的定义。相对于列举所谓"平"的状态，更多的则是列举什么是"不平"。"阴平阳秘"是中医所指的健康的状态，然而，"阴平阳

---

① 黄帝内经素问 [M]. 北京：人民卫生出版社，1963：14.
② 黄帝内经素问 [M]. 北京：人民卫生出版社，1963：507.

秘"① 以什么形态体现，中医理论中并没有给出一个模型，甚至在理论体系中最重要的"阴""阳"也从没有一个概念式的限定，需要借助其他事物才能说明，而且由于阴中有阳、阳中有阴，这就使得阴阳成为一个"元概念"，不能解释也无须解释。这样，无论是医学理论家还是临床医学家在论医理时，在举说部分理论原则后，则均是直接从"病"（即非正常人体状态）入手的。例如，奠定中医临床理论基础的《伤寒杂病论》在对时世的医疗状况进行简单的评价后，便单刀直入地进入临症："辨太阳病脉证并治。一、太阳之为病，脉浮，头项强痛而恶寒。二、太阳病，发热，汗出，恶风，脉缓者，名为中风。三、太阳病，或已发热，或未发热，必恶寒，体痛，呕逆，脉阴阳俱紧者，名为伤寒。"② 由此可见，中医对人的认识是从疾病入手，其"病理学"是先于"生理学"的。健康文化中借鉴传统医学需要一种"再造"的精神与勇气。

中国传统医药不仅重视无对象疾病的认识，而且重视有对象的疾病。事实上中国古代医学同样是在有对象的疾病模式中发展的，"百病之始生也，必先于皮毛，邪中之则腠理开，开则入客于络脉，留而不去，传入于经；留而不去，传入于腑，廪于肠胃"。（《黄帝内经·皮部论篇第五十八》）《内经》对于疾病"所由生"的认识，似乎绝无排除物质性病原体之意，治疗也讲究"有的放矢"，"虚""邪""贼""戾""厉""瘀"等都是对疾病对象的认识，只是这种认识不是采用分析的方法，而是笼统的唯象观指导下的认识。如果认为中医是"无对象疾病模式"的医学，那无疑是要放弃诸如传染病一类有明确致病病原体的疾病领域，从而造成事实上的"边缘化"。

中国传统医学作为中华民族传统科学与文化的瑰宝，本应在人类健康与卫生事业中发挥更大的作用，但在现实中中医学一直处于一个很不利的地位，其根本原因在于它没有主动与现代的公共卫生事业相结合，没有主动参与到医学与健康概念的革命性变革中来。而是片面强调其理论的整体性，以宏观的系统性掩盖微观的孤立性，以表面的辩证性掩盖事实的机械性，理论与实践严重脱节，过分强调哲学思想的"整体性"，而忽视中医是几千年中华民族医学实践的积累这一事实。近代以来，随着现代科学技术的发展，中

---

① 黄帝内经素问 [M]. 北京：人民卫生出版社，1963：21.

② 朱佑武，校注. 宋本伤寒论校注 [M]. 长沙：湖南科学技术出版社，1982：4.

医学无论是从形式还是内容都实现了具有历史意义的超越。从个体化的医疗方式走向社会化的医院系统、从师徒传承的教育方式走向现代化教育体系、从作坊式的医药加工方式到被现代化大规模加工制造业取代等。

中国传统医学作为健康文化基础的另一个重要的优势是特殊的中医从业群体，这个群体最为典型的代表就是"儒医"。广义的儒医可以推到汉代之前，狭义的儒医也有着近千年的历史。儒医的产生将中国医学提高到了一个新的高度。首先，它提高了医师和医学的社会地位。医师地位一方面有赖于医术，另一方面有赖于医师的社会认知度。医而称儒，在医家中算是最高称誉。这是因为礼教、儒学在中国所处居高临下的地位。儒医产生后，医即是儒、儒即是医。由于儒与仕又紧密结合在一起，儒、医、仕就形成了一种很紧密而又微妙的关系。这样一种关系对于提高医师和医学的地位是十分有利的。其次，儒医使医师整体素质提高。儒医不仅指良医，而且指习儒而通于医术的人。以儒知医，儒而知医。儒医的提倡，实质是要用儒学帮助医学，并非只是既通儒又通医。正是一代又一代儒医的涌现，明显提高了医学队伍的素质，促进了从医人员知识更新和医学研究，无论对医药理论的发展还是对临床经验的总结提高，都起到了重要作用。随着现代医学教育与医疗体制的完善，江湖郎中基本上已经淡出了历史舞台，而"宫廷御医"也逐渐成为一种商业"现象"，可以说我们真正进入了"儒医"时代，这就为我们中医学的正本清源打下了坚实的基础。

与古代儒医的"官医"性质不同，现代"儒医"所处的医疗环境已不可同日而语。第一个问题是现代西方医学带来了巨大的冲击，使中医学一家独大的局面不复存在（甚至已威胁到其生存）。第二个问题是公众的受教育水平陡然提升，使得原来的医疗模式受到了挑战。患者不再满足于被动地接受医生的治疗行为，而是强烈地希望参与到医疗决策活动中。第三个问题是公众对于医疗失败行为的容忍度急剧降低，对医生的医疗水平与应变能力提出严峻的考验。第四个问题是社会上打着"祖传秘方""宫廷秘制"等中医旗号的群体不断冲击和扰乱着中医的秩序，"张悟本"现象、假冒保健品充斥市场，危害健康、骗取钱财，严重侵蚀着中医的形象，为我们不断敲响着警钟。

与此同时，有许多成功的经验为我们提供了坚实的基础：预防为主，中西医并重，依靠科学技术工作方针的成功、新中国成立初期大规模的群众卫生运动和乡村医疗运动、2013 年非典建立起的和谐的医疗环境、《血疑》让一代人认识了辐射与白血病等均为我们提供了理想的坐标。如果医学（包括中医）能够得到公众的理解，即便有些失误与过失也是可以接受的；相反，即便是处理得当的医疗行为，如果患者不能理解，也会产生不利的后果。10 年前我们"战胜非典"的实践和近年来愈演愈烈的"医暴"现象从正反两方面充分说明了这一点。在这里，首先值得注意的是，人们只注意到了疾病现象与社会生活的某些渊源关系，但忽略了健康本身作为一种状态和资源对于社会发展的历史性和创造性贡献。实际上，我们在研究和总结与健康相关的社会文化现象时，不仅应当跳出疾病与医学的理论框架，而且也需要把健康管理与人性发展的历史逻辑结合起来，从人类文化的视野俯视人类的健康文化才能为从根本上解决人类健康相关的个人和社会问题提供思路。

四、余论

何为健康？有人认为健康就是它存在的时候你毫无察觉，可一旦失去，你才知道它的珍贵。个人的生命与健康应该受到充分的关注、尊重与保护，这是一个与人类文明史一样古老的原则。但是人们发现，在各个不同的时代都需要重新界定其性质和范围。政治、经济、社会和文化的发展变革不断对人的健康观提出更新的要求，而永无止境的医学发展也在发展变化中回应着社会文化的需求，同时塑造着自己独特的文化。对于慢性疾病、退行性疾病，现代医学要想取得控制传染病的胜利已越来越困难，而现代生活的快节奏与强压力使得百万年进化而来的大脑负担力不从心，这更要求医学将注意力从健康的末端（疾病状态）转移到健康的始端，将对身体的关注转移至对心理的关注。人的心理环境对于健康的影响已经得到证明，人的社会环境对于人的心理健康的作用也受到越来越多的关注，医学作为生命科学不再仅仅满足于依赖技术对生命健康采取"垂直"式的干预，而更加重视寻找影响人类健康的"原因的原因"。[①]

① 郭岩，谢铮．用一代人时间弥合差距——健康社会决定因素理论及其国际经验［J］．北京大学学报（医学版），2009，41（2）125-128.

文化对健康的影响和作用是人所共知的。其中文化包括文化知识与修养、地域文化与传统文化、文化生活与文化环境等。在不同的社会和人种集团中，人类疾病的本质是相同的，但在疾病的种属和特征上却存在着区别；不同文化背景，在一定程度上可以造成独特的应激物，甚至可以产生特定的疾病。① 于健康、疾病有益的理想文化环境包括：人们自身的文化教育与文化素养；良好的社会文化环境，包括美好的卫生环境、良好的生态平衡环境、高尚的伦理关系、正当合理的社会交往方式；医疗预防的文化选择，包括医院的院容院貌、各种治疗预防的文明水准、卫生保健制度的体例、医务人员与病人的关系与交往等。对健康的理解是一个不断扩展和深化的过程，超出生理的和个体的视野，达到对健康的社会文化理解必然会形成新的健康观念，包括健康的价值、自我保健意识和生态学世界观等。②

健康学虽是现代中国学者所创立的一门独立学科，但它的三个主要内涵即身体健康、心理健康和社会健康都可以从中国传统文化中找到源头。③ 儒家文化、道家文化、释家文化、中医文化、武术文化、气功文化、食文化、酒文化、茶文化、服饰文化、书画文化、围棋文化等是探讨中国传统健康思想所不能忽视的主要方面。其中儒释道文化所反映的主要是对健康学思想的理性认识。中医养生就是养成良好的生活方式，强调汲取继承传统的中医药文化和民族医药文化，可以为促进健康文化的发展寻找到最佳的途径。

---

① 杜治政. 健康、疾病与文化环境［J］. 医学与哲学，1987，8（9）：1-5.
② 沈铭贤. 健康概念的社会文化分析［J］. 医学与哲学，1990，11（9）：15-17.
③ 刘伯根. 中国传统文化中的健康学思想［J］. 家庭医学，1994（1）：50-53.

第2章

"治未病"：健康文化的"中国模式"

在 20 世纪前 50 年，我国由于各种原因饥寒交迫、贫病交加，各种地方病、传染病和寄生虫病在我国大陆肆虐，严重危害公众的生命与健康。据统计，这 50 年里全国累计发生鼠疫 115.6 万人次，病死率高达 89.0%；天花每年死亡人数数以万计；血吸虫病流行于 12 个省，患病人数达 1000 多万；麻风病患者 50 余万。① 特别是在广大的农村地区，由于生产力水平落后、经济发展水平低、医务人员严重缺乏、医疗水平极为低下，农民一般很难得到健康的关照，"小病靠抗，大病靠炕，重病只能等阎王"是对这一现象的生动描述。1949 年以后，广大公众基本生活得到保障，国民健康素质也得到了迅速提升。按照 WHO 衡量国家健康水平的"人均预期寿命、婴儿死亡率、孕产妇死亡率"三大指标统计，中国国民健康状况在投入很小的情况下在短时间内取得了惊人的进步。

1988 年 8—9 月，由国际健康教育联合会、世界卫生组织和联合国儿童基金会联合召开的第十三届世界健康教育大会在美国举办。在 9 月 1 日"中国专题活动日"，大会主席在致辞中指出："中国的健康教育有自己的特色并不断创新，近些年来有很大进展，在基层组织网络和民众参与方面成效突出；在采取全面战略、开展学校卫生教育、慢性病防治、戒烟以及社区健康促进方面有新的成果……"② 之所以有这样高的评价，是因为新中国成立 30 年"卫生医疗事业取得辉煌成果，人均寿命和婴儿

---

① 王颖. 我国血吸虫病预防控制规范化管理研究［M］. 上海：世界图书出版公司，2009. 11.

② 中央爱国卫生运动委员会卫生部印发《关于参加第十三届世界健康教育大会情况及今后工作建议的报告》的通知，(88) 全爱卫会字第 38 号。

死亡率等卫生指标有显著改善"。"1978 年，世界卫生组织在阿拉木图召开会议并发表了《阿拉木图宣言》，此次会议认为中国是发展中国家推行初级卫生保健的典范。当时的世界卫生组织总干事哈夫丹·马勒博士多次向发展中国家推荐'中国模式'，由此，'中国模式'为世人所称道。"① 中国独特的医疗卫生体系的创建，深刻地影响了其他国家的医疗改革。②

"中国模式"的形成不是偶然的。"中国模式"是深刻植根于中国健康文化传统之下的一种必然选择。从健康制度文化的主体来看，至迟自周代开始国家就初步建立了医事制度。自东汉光武帝"遣光禄大夫将太医循行疾病"以后，始行广泛医治传染病，注意公共防疫事业。然而，由于历史条件的限制，实际活动较为有限，直至清末，始略具规模。③ 唐代以前各级医官制度就被纳入管理体系，御医、官医、民间草药医等构成公众健康的专业保证体系。通过法律手段对医事进行管理也成为制度文化的一部分。宋代开始国家大修医学经典，丰富了健康知识，形成以中医药各种诊治方法为健康文化的内容、以"儒医"为代表的健康文化的执行主体、以各种诊断治疗器具为器物文化的完整健康文化体系。这其中，制度文化起了主导作用。

然而，虽然"格物致知"被认为是一种获得真知的重要途径，但由于传统中医药体系庞大而且"医者意也"，使得古代中国能够完整掌握传统健康文化精髓、将行知紧密结合的只能是少数群体，健康文化也大都停留在"知识"层面，而没有达到大众"文化"的层面。而真正使得理论与实践相结合并取得效果的则要在 20 世纪后半叶。

一、卫生工作"四大方针"

卫生健康工作"中国模式"的实践源头至迟可以追溯到 20 世纪 30 年代的苏区和革命根据地时期的卫生健康实践活动。1929 年 12 月红四军第

① 麦琪. 1949—1978 年卫生医疗的传统"中国模式"［EB/OL］. http://www.china.com.cn/news/zhuanti/09dlms/2009-09/30/content_ 18636976. htm，2019-05-28.

② 李玲. 健康强国——李玲话医改［M］. 北京：北京大学出版社，2010：31.

③ 孟昭华. 中国灾荒史记［M］. 北京：中国社会出版社，1999：722.

九次党代会做出了"卫生机关的组织应特别使之健全，办事人员要找有能力的"等决议；1932年1月13日《红色中华》发表项英的署名社论《大家起来做防疫的卫生运动》，号召各级政府、各个团体都要积极领导群众开展卫生运动。卫生机关要研究防疫方法，开展卫生宣传，指导卫生运动的开展。1932年红军第一方面军通过卫生决议案，1933年5月内务人民委员会颁布《卫生运动纲要》，对开展卫生运动做出了更为深刻、具体的规定。① 同时代的陈志潜在河北创立的"定县模式"也产生了积极的影响。他在当时贫困的河北定县，首创了"三级医学卫生保健网"。陈志潜认为"只有当现代医学能使普通人民受益，而不仅限于有特权的少数人受益时，对国家的卫生体制才能产生重大的影响"。② 此外，也受到近代以来西方传教士在我国开展了一些医疗卫生活动的影响。如开办医院、诊疗所，进行巡回医疗、卫生防疫、兵灾救护等。传教士的医疗卫生活动在一定程度上改变了部分地区落后的医疗卫生状况，救治了大批病患，促使民众卫生观念开始发生转变。③

1950年，第一届全国卫生工作会议确定了"面向工农兵""预防为主""团结中西医"卫生工作三大原则，即指导新中国卫生工作建设的三大方针。1952年，周恩来在第二届全国卫生行政会议上，认真总结粉碎细菌战和开展群众性爱国卫生运动的经验，提出把原来的卫生工作三大方针再加上一个"卫生工作与群众运动相结合"，④ 从此，"面向工农兵、预防为主、团结中西医、卫生工作与群众运动相结合"四大卫生方针的提出，奠定了新中国卫生工作的基础。⑤

（一）面向工农兵

20世纪中叶之前一个相当长的时期，最容易受到疾病侵害的是广大劳

① 陆江，李浴峰. 中国健康教育史略 [M]. 北京：人民军医出版社，2009：41-43.
② 陈昭斌. 论"定县模式"中陈志潜教授的主要思想 [J]. 现代预防医学，2004，31（5）：651-653.
③ 李晓晨，陈婉燕. 近代西方传教士在河北地区的医疗卫生活动 [J]. 河北学刊，2012，32（5）：70-74.
④ 人民日报社论. 卫生工作必须与群众运动相结合 [N]. 人民日报，1953-01-04（1）.
⑤ 李德成. 创造与重构——集体化时期农村合作医疗制度和赤脚医生现象研究 [M]. 北京：中国书籍出版社，2013：35.

动群众，他们享受不到医疗保健，迫切需要改善医疗卫生条件，迫切需要得到卫生科学知识和改变不卫生习俗。我们的经济发展起点低，人均收入极低，现代经济占国民经济的比重小，工业基础十分薄弱。城市化水平不高，农村人口占人口的绝大多数，人口教育水平极低。利用有限的卫生资源保障最大多数人的最根本的健康利益是明智的选择。"面向工农兵，是当前文教工作的总方向"，①它指明了服务对象问题，也就是规定卫生工作要为广大人民群众服务。

"工农兵"代表了最基层的劳动人民群体，他们都是从事体力甚至重体力劳动，工作条件最艰苦、工作环境最差，是最容易使身体健康受到影响的群体。同时，这个群体又是受教育程度最低、受教育机会最少的群体，健康知识和能力双重缺乏。这个群体又是在地域上分布最广的群体，分布在国家的每一寸土地上。还有就是这个群体是当时社会发展的最中坚的力量，全社会的衣食住行等基本生活都需要他们的劳动来保障。可以说，面向工农兵的卫生工作方针是最大多数人最根本利益的集中体现，从这个意义上说，"面向工农兵"就是一个面向全民的医疗保障体系。

在健康资源有限的情况下，"面向工农兵"的工作方针在执行过程中受着这样那样的影响，实施起来并不是没有障碍的。对于医药界广大工作者来说，当时他们的主要组成部分是"属于资产阶级的知识分子"，他们多数"是小资产阶级家庭出身的，所受的教育也是资产阶级式的"，因此，树立"全心全意为工农兵服务"的思想十分重要和必要。另一个情况就是广大工农兵虽然代表着最大多数人，但他们分布最为广泛，城镇、乡村、内地、边疆都有着广泛的分布。20 世纪中期中国的实际情况是，国家 90%以上的人口生活在农村。而农村的医疗卫生状况是经济保障水平低下、医疗卫生资源匮乏、环境卫生条件极差，得到的健康资源也最为稀少，从而造成了不平衡和不公平的现象。各种疾病如霍乱、天花、结核等严重危害公众健康，地方性疾病流行猖獗，传染性疾病为农村人口的第一杀手。这使得"面向工农兵"方针的效果大打折扣。由于农村人口众多，国家大部分人口生活在农村，农村人口的健康水平就直接决定了国家的健康水平，

---

① 东北农村图书馆. 图博报导 [J]. 文物参考资料，1950（9）：64.

更直接影响到国家经济、政治、文化等各个领域的振兴与发展。

1965 年，毛泽东发表著名的"六·二六"指示，尖锐地指出卫生部的工作只为全国人口的百分之十五服务，广大农民得不到医疗，一无医，二无药。因此，面向工农兵的实践中应当是"面向农村""把医疗卫生工作的重点放到农村去"。正是重点放在农村的面向工农兵的卫生工作方针，使得我们用最少的健康资源保障了最大多数人的身体健康。政府主导的医疗资源配置，在广大农村实现了低水平、广覆盖的医疗保障体制，较好地实现了公平性。

（二）预防为主

"预防为主"，就是要以科学的态度对待疾病，根据疾病的发展规律，要首先从预防着手积极主动地和疾病做斗争，要防病于未然。其思想渊源可以追溯至古老的"治未病"思想。只有实行这一方针，才能达到减少疾病的目的，才能有条件或创造条件（改善环境）将疾病给以消灭。

传统的公共卫生主要指传染病防治和环境卫生改善。公共卫生体系的缺乏使得流行病、传染病泛滥，严重威胁广大人民的健康。为此，1949 年以后政府开始把"预防"摆在了比"治疗"更加重要的位置上。实行预防为主的方针，绝不是不要重视治疗和提高医疗技术，而是要求改变可能产生疾病的环境和条件，做到无病防病，有病治病，防治结合，立足于防。而大众预防机制的建立，正是要通过预警途径提前遏制疾病发生，从而间接降低大众发病后可能导致的高额费用的投入，这是一种更加顾及乡村化实践的选择。通过建立妇幼保健制度，建立、健全卫生防疫机构，开展农村合作医疗、群众卫生运动，建立医院分片负责制度以改善卫生环境、减少传染病传播途径和改善环境卫生情况。包括卫生防疫机构、地方病防治机构、国境卫生检疫机构、爱国卫生运动委员会在内的基本完整的公共卫生体系逐步建立、健全。到 70 年代中期，全国共建立卫生防疫站 2912 所，专科防治所（站）683 个，国境检疫所 30 个，工作人员 93025 人。[①] 在计划经济时期，公共卫生干预不仅由专门的卫生防疫部门提供，许多计划经

---

① 卫生部卫生统计信息中心.1997 年中国卫生统计提要：全国卫生防疫、防治机构、人员数 [EB/OL]. http://www.moh.gov.cn/publicfiles/business/htmlfiles/zwgkzt/ptjty/digest1997/T1-17html.

济时期特有的渠道也发挥了相当重要的作用，如城市大量的街道卫生机构、工矿企业卫生机构和农村的公社卫生院和大队（村）卫生室作为最基层的卫生服务机构对广大城乡居民提供最直接的公共卫生服务。

公共卫生工作的成功，一定程度上得益于计划经济时期的单位制管理体制。在专门的医疗预防保健网络之外，城乡三级医疗服务体系都要承担对本区域内的公共卫生工作，工矿企业单位和社区的基层卫生机构以及公社卫生所、大队卫生室成为提供预防保健工作的最前沿。同时，新中国成立初的爱国卫生运动也是中国人民卫生事业的重要组成部分，各级政府通过这一运动不断改善城乡环境卫生，逐步提高各级领导人员和广大群众对卫生工作的认识，把全社会的力量统一组织和协调起来，立足于预防疾病，致力于普及卫生知识。

（三）团结中西医

在 20 世纪 50 年代的三大政策中，"预防为主"政策能否得到有效实施，很大程度上取决于"团结中西医"过程实现的程度。这是由中国现代医疗资源严重匮乏的现实决定的。

医学在人类知识系统中似乎不仅仅是作为维护健康的手段，而是兼作一种文化现象出现的。医学是一门古老的科学，与人类文明共同进步与进化。作为人类共同的知识财富，由于地理环境的差异、思维方式的区别以及历史的推动，在不同的文明中产生了不同的医学。在实践中，与蓬勃发展的西医相比，中医相对步履艰难。在现代医疗保健体系中，中医的主体地位被西医代替。1949 年以前，传统的中医命运多舛，中医受到了文化、政治等多重力量的合力围剿。辛亥革命后，北洋政府与国民党执政期间，至少出现了三次由政府当局人物主张废止中医之事出现。第一次是民国元年新学制屏中医于门外；第二次是 1929 年第一次中央卫生委员会议，通过了余云岫等人提出的"废止旧医以扫除医事卫生之障碍案"；第三次则是1933 年，立法院拟"国医条例""凡属中医不许执业，全国药店，限令歇业"。一直到新中国成立初，这部分势力并没有完全消除。1954 年 10 月 20日《人民日报》社论曾指出："发扬祖国医学遗产的基本问题，就是如何通过认真学习、研究和实践，逐渐使它和现代科学理论相结合的问题，就是要根据现代的理论，用科学方法来整理中医学的学理和总结它的临床经验，吸取它的精华，去掉它的糟粕，使它逐渐和现代医学科学合流，成为现代医学科学的重要组成部分。"① 从中可以看出，虽然卫生部门强调了对中医学的认可与利用的医学政策，但还是认为中医学落后于现代医学，以"科学方法"整理中医的最终目的还是要"合流"于现代医学。而这一现象的逆转，同样也是得益于国家领导人开阔的视野和正确的决策。

"团结中西医"，这是党的一贯方针，在根据地和解放区就实行了。这不仅是形势的需要，同时也是医学发展本身的需要，是历史和现实的共同要求。在我国的医学中，有传统医学（含各民族传统医学）和现代医学，这是我国医药发展的历史所形成的客观现实。从我国广大人民防治疾病的需要出发，从我国医药科学发展的规律出发，必须团结中西医药的力量，共同为人民服务，必须既发展现代医学，又发展传统医学。党的中医政策是针对中医长期以来受到歧视而提出来的，他的基本精神是：保护中医、重视传统医药，积极发挥他们在人民卫生事业中的作用；努力发掘、继承祖国医药学遗产，并且要求首先尊重它、学习它、理解它，再用现代科学方法整理研究，加以提高。中西医药界不仅要在政治上、防治工作上互相团结、积极合作，而且要在学术上互相交流、取长补短。中医是个体的，如何与公共的卫生制度体系整合衔接起来，也需要国家推动。

团结中西医另一个重要行动是广大西医学习中医的活动。1955 年 12 月开始，国家卫生部开始组织西医学习中医，除一般在职学习外，并培植医疗、教学和整理研究中医的骨干，以便进一步广泛推动西医学习中医，重点地组织了离职学习班六个班（303 人）。从收获来看，学员一般都能掌握中医的理、法、方药一套治病规律。他们已经不同于一般西医和中医，基本上能动用中西医两套技术进行临症、教学和研究工作。② 一定范围的西医学习中医活动，不仅促进了中西医的结合，扩大了中医的影响，丰富和发展了中医药，对于"创造我国社会主义的民族的新医学，将起重大的

---

① 人民日报社论. 贯彻对待中医的正确政策［N］. 人民日报，1954-10-20（1）.
② 中央卫生部党组关于西医学中医离职班情况成绩和经验给中央的报告［J］. 中医杂志，1958（12）：793-794.

作用"。① 西医学习中医活动的另一重大成果是间接促成了我国首个本土自然科学诺贝尔奖。1959—1962 年，屠呦呦参加了卫生部全国第三期西医离职学习中医班，2015 年 10 月 5 日，中国女科学家屠呦呦、日本科学家大村智及出生于爱尔兰的科学家威廉·坎贝尔因在寄生虫疾病治疗研究方面取得的成就，分享 2015 年度诺贝尔生理学或医学奖。而这个诺奖是授予"受传统医学启发而创造出新药的研究者"。②

（四）卫生工作与群众运动相结合

"卫生工作与群众运动相结合"，是指卫生工作的群众路线问题，就是要把群众动员起来，参与卫生工作。这一方针的精神，在苏区就已提出要"发动广大群众的卫生运动"，在根据地和解放区，已经有过卫生运动的经验。在 1952 年的反细菌战的爱国卫生运动中，又总结、充实了新的、全国性的、大规模的经验。因此，卫生工作与群众运动相结合的方针得以确定，也是历史发展的必然结果。

"卫生工作与群众运动相结合"方针在"爱国卫生运动"中得到了最集中的体现。

卫生工作四大方针是一个紧密联系的系统体系。整体预防为主的理念与当时的医疗资源城乡分布不均处于一种同时存在的状态。能够贯彻预防现代医学资源的主要集中在城市，特别是大城市。而大量的农村地区则是分散式的流动经营的"中医"空间。在这种情况下，预防为主的主要难点与重点应在以农村为主的广大基层，对象则是广大"工农兵"。由于西医整体力量、深入基层的能力所限，作为预防为主的力量显然是不现实的，卫生与健康力量只能主要由中医承担。与此同时，广大农村地区人口多、经济水平低、卫生条件差、卫生意识淡薄，相对于农村庞大的人口其专业卫生力量严重不足。即使是占主体地位的中医也难以满足如此大量的卫生工作，造成一些农村地区巫医、神汉盛行。因此，既要依靠群众自发改变

① 中央卫生部党组关于西医学中医离职班情况成绩和经验给中央的报告 [J]. 中医杂志，1958（12）：793-794.

② 澎湃新闻网. 关于屠呦呦和青蒿素的四点疑问 [EB/OL]. http：//news. ifeng. com/a/20151006/44787000_ 0. shtml（2019－06－01）发现青蒿素获奖对中医药的意义. http：//news. xsjk. net/jkxyxw/yxqy/201510/414133. html，2016-03-20.

卫生习惯、改造人居环境以达到"预防为主"的目的，同时需要大量具有一定科学医学知识的人员填补巫医神汉退出的空间。爱国卫生运动成为群众的运动，而"赤脚医生"则成为广大农村地区贯彻卫生工作方针的主要力量。

二、爱国卫生运动

数千年来，公众健康一直饱受各种疾病的威胁。天花、流行性感冒、肺结核、疟疾、鼠疫、麻疹和霍乱等流行性疾病交替上演着人类杀手的角色。疾病是整个人类史的主要杀手，而其中最重要和最可怕的则是瘟疫，它动辄杀死数以万计的人口。"疫指瘟疫，为中医学病名之一。古称"温疫"，或单称"温""疫"。《素问·刺法论》说："五疫之至，皆相染易，无问大小，病状相似。"明吴又可《温疫论》即为论本病的专著。书中说的"瓜瓤瘟""疙瘩瘟"之"朝发夕死或顷刻而亡"的病症即烈性传染病，而且"发颐""黄疸""斑疹"等则为一般传染病。传染病流行本身即是一种灾害，遭受自然灾害后，灾民生活艰难，人口流移不定，很易导致传染病的流行，疫灾是历史上常见的灾害之一。[①] 贾雷德·戴蒙德对瘟疫有一个描述性的解释："首先，它们从一个受染的人迅速而高效地传给近旁健康的人，结果使整个人口在很短的时间内受到感染。其次，它们都是'急性'病：在很短时间内，你要么死掉，要么完全康复。再次，我们当中的确获得康复的那些幸运的人产生了抗体，使他们在很长时间内，也可能是一辈子不用担心这种病会复发。最后，这些病往往只在人类中传播，引起这些病的病菌往往不是生活在土壤或其他动物身上。"[②] 当然，这最后一点被 2003 年流行的 SARS 所否定。

中国爱国卫生运动始于"爱国防疫卫生运动"，形成了为了群众、依靠群众、促进群众健康的具有鲜明特色的中国式的健康文化的核心组成部分。

（一）防疫运动

爱国卫生运动的前身是爱国防疫卫生运动。1952 年 2 月 29 日，美国

---

① 孟昭华. 中国灾荒史记 [M]. 北京：中国社会出版社，1999：12.
② 余凤高. 瘟疫的文化史 [M]. 北京：新星出版社，2005：8.

飞机共 14 批 148 架次侵入我国安东、抚顺等地。先在抚顺，后来又在其他地区播撒带有病毒、细菌的昆虫，对我国发动了细菌战争。当年 3 月 14 日，政务院决定成立中央防疫委员会，任务是领导反细菌战。3 月 19 日，中央防疫委员会向各省、市、自治区发布反细菌战的指示，要求各地做好灭蝇、灭蚊、灭蚤、灭鼠以及杀灭其他病媒昆虫的工作。"敌人在朝鲜及我国东北撒布的病菌、病毒和真菌，包括了危害人类的恶性脑炎病毒和鼠疫、霍乱、伤寒、副伤寒、痢疾、炭疽等病菌，危害家畜（牛、马、驴、骡）和家禽的炭疽杆菌和出血性败血病巴氏杆菌，危害农作物的大豆紫斑病和小麦黑斑病等真菌，以及直接危害农作物的蝗虫、蟋蟀（油葫芦）等类农业害虫在内。"截至 1952 年 5 月，"为了战胜美国侵略者的细菌战，使我国人民的家畜、家禽和农作物不受到疫病的危害，开展了大规模的爱国防疫卫生运动，并且获得了很大成绩"，配合抗美援朝战争开展的全国性抗击美国细菌战的防疫运动到 1952 年底取得了决定性胜利。"我国人民在敌人撒布细菌毒虫的东北及青岛等地区，已经取得了反细菌战的第一回合胜利。"[①]

对卫生防疫运动不能简单地理解为一种纯粹的医疗行为，而是社会变革的一部分。"'细菌战'的发动是以一种非常规战争的形式出现的，而且其渗透的区域十分有限并难以确切定位，所以要实现像对付常规战争那样的广泛社会动员是极其困难的。它要求除了一般性的情绪动员激励模式外，还需要具有坚强严密的制度系统予以支持。这套系统的主要功能实际在于如何使这种'情感模式'的热度能够有效地维持下去，并使之持久化。"[②] 1952 年的最后一天，中央人民政府政务院发布了周恩来签署的《关于一九五三年继续开展爱国卫生运动的指示》，指出：一是继续加强一切反细菌战的措施，不得稍有松懈。二是无论在城市、农村、工厂、矿山、交通线、部队、机关、学校，应更加普遍深入地发动群众，进行清除垃圾、疏通沟渠、填平洼地、改善饮水、合理处理粪便、捕鼠、灭蝇、灭蚊、灭蚤、灭虱、灭臭虫等工作。此外，城市应着重食品行业、卫生行业（如浴室、理发店等）、公共场所卫生的改善，工厂矿山应着重卫生安全设

---

① 原载 1952 年 5 月 11 日《人民日报》抗美援朝专刊"时评"。

② 杨念群.再造"病人"：中西医冲突下的空间政治（1832—1985）[M].第 2 版.北京：中国人民大学出版社，2013：480.

施的改善，有地方性流行病的地区应着重地方性流行病的预防。三是大力进行卫生宣传教育，普遍提倡勤洗衣、勤洗澡、不喝生水、不吃生菜生肉、不随地吐痰便溺等个人卫生习惯，普及预防疾病知识。对于劳动卫生和妇婴卫生知识，尤应注意宣传推广。四是同时要求在1953年春季，全国应当进行一次短期的卫生突击运动，给全年的卫生运动打下更好的基础。在机构名称上，要求1952年成立之各级领导爱国卫生运动机构今后称为"爱国卫生运动委员会"，并明确各级爱国卫生运动委员会由各级人民政府负责首长任主任委员，所属各有关部门负责人及当地工、青、妇团体负责人担任委员组成。中央及地区爱国卫生运动委员会办公室内设计划检查、研究及行政三部分。① 自此，"爱国卫生运动"作为中国国家卫生工作实践新模式的代表正式走上历史舞台。

（二）爱国运动

新中国爱国卫生运动植根于第二次国内革命战争时期解放区的群众卫生运动，始于1952年抵御朝鲜战场上美国等发动细菌战争的群众性爱国防疫运动。它是一项公众最广泛参与的平凡而又充满激情和生机活力的伟大事业，本质上它是一项自始至终都充满着爱国主义情怀的群众健康运动。以它在每个不同历史时期都有着不同的方式、不同的重点内容和行动，造福于民的内涵，感召了几代人塑造着文明、健康的生活方式，营造着清洁亮丽的城乡容貌，创造着全民健康、社会进步、经济富强的新生活。

新中国成立之初，由于生活方式的惯性、和平生活可能产生的惰性、不容易改变的生活方式和卫生习惯，危害健康的各种因素时有暴发的可能。虽然战争与人为瘟疫的侵扰集中在局部区域，但刚刚取得和平生活的广大群众无时无刻不被恐怖所笼罩，发生大规模疫情扩散危险和风险显然是极大的。中央高层早已注意到这些，将爱国卫生运动作为"一项重大的政治任务"② 来抓。于是以"细菌战"为引子，组织开展爱国防疫卫生运动，奠定了全国群众性健康促进行动的基础。

出于对"细菌战"的深恶痛绝以及对疾病的恐惧、对战争的历史记

① 中央人民政府政务院. 关于一九五三年继续开展爱国卫生运动的指示.
② 人民日报社论. 进一步开展爱国卫生运动［N］. 人民日报，1952-7-10（1）.

忆，防疫卫生运动激发了广大人民群众的爱国主义情怀和民族主义情绪，使爱国卫生运动一直将个人健康与家国情怀紧密联系在一起。1952 年 12 月 8 日至 13 日，毛泽东为卫生部第二届全国卫生行政会议题词："动员起来，讲究卫生，减少疾病，提高健康水平，粉碎敌人的细菌战争。" 1957 年 9 月 20 日，党的八届三中全会进一步明确，爱国卫生运动的任务和目的是："除四害，讲卫生，消灭疾病，振奋精神，移风易俗，改造国家。"肯定了爱国卫生运动是一场"爱国运动"。

（三）卫生运动

爱国卫生运动，"卫生"是核心。1952 年初，国务院成立中央防疫委员会，领导反细菌战。虽然经各级人民政府组织防治，大部分地区疫病已经扑灭，但春天是传染病流行季节，各地疫情仍未彻底被消除，必须消除麻痹思想，应继续组织力量完全消灭现有"疫病"，同时发动群众开展大规模"清洁卫生运动"。而清洁卫生运动的最基础工作就是要求各地做好灭蝇、蚊、蚤、鼠以及其他病媒昆虫。当时的主导思想是"有疫者治疫、无疫者防疫"，任务是消灭鼠疫、霍乱、伤寒等传染病。重要工作是公共环境卫生、病媒生物防治（除四害）、健康教育与促进等。作为一项大规模的群众卫生运动，爱国卫生运动中创造性地实践了简便易行的卫生措施。其中"除四害"成为一个特色的卫生工作项目。

爱国卫生运动在不同时期有着不同的鲜明主题。在不同时代不同地区，开展了不同形式的卫生创建形式。如爱国卫生运动初期的"清运垃圾"，50 年代的"除四害"，60 年代的"两管五改"，70 年代的"环境卫生大整顿"，80 年代的农村改水、"五讲四美"文明礼貌月，90 年代的"农村改厕"等。

1953 年春开展爱国卫生突击运动，主要任务是发动群众对于病媒昆虫滋生繁殖场所进行及早清除，这些病媒昆虫主要是"四害"。但由于各地生活环境不同，"四害"的具体类别以及在不同暴发时期的范围也各异。从爱国卫生运动各地的经验来看，曾经列为"四害"的虫兽林林总总，大致包括"蚊、苍蝇、蛾、蛀虫、孑孓、臭虫、跳蚤、白虱、蟑螂、鼠、米蛀虫等"。① 麻雀、蟑螂等因破坏粮食也被列入消灭对象。1955 年确定的"四害"包括：老鼠（及其他害兽）、麻雀（及其他害鸟，但乌鸦尚待研究）、苍蝇、蚊子。次年，"四害"被确定为：老鼠、麻雀、苍蝇、蚊子。之后又指出"打麻雀，是为了保护庄稼，在城市里和林区的麻雀可以不消灭"。1960 年，以臭虫代替麻雀。1978 年 12 月，中央爱国卫生运动委员会制定了《1979 年至 1985 年除"四害"、农村环境卫生科研计划》，规定了"四害"包括老鼠、蚊子、苍蝇、臭虫和蟑螂，蟑螂已纳入了"四害"的范畴，与臭虫合为一害。1994 年 9 月，全国爱国卫生运动委员会办公室制定的《全国城市卫生检查评比标准》（修订稿）和 1997 年 1 月中共中央、国务院《关于爱国卫生改革与发展的决定》均规定"四害"为蚊子、苍蝇、老鼠和蟑螂，去掉了臭虫。②

陕西省延安县积极创造性开展群众的经常性爱国卫生运动，突出爱国卫生运动的规范化、标准化和系统化。在除四害的同时实现卫生"十化"，"环境卫生三光化、厕所粪坑加盖化、垃圾粪便坑沤化、室内整洁线条化、窑洞刷洗粉白化、厨房设备纱罩化、妇女实行经带化、一人一碗一筷化、户户设置痰盂化、青年男女刷牙化"。杀虫除害达到十无，突出了群众在运动中的主体性与创造性。③ 在除"四害"工作中，各地还创造了很多"土办法"，如捕鸟办法等。④

"两管""五改"包括：管水、管粪；改水井、改厕所、改畜圈、改炉灶、改造环境。其中改水是指改造大口井、手压泵、雨水收集池、河流、山塘、小溪等为主要的水源地，控制介水疾病传播，通过建水厂、城乡一体化供水，改善供水方式和水质。

"三清两绿"：清洁河网，清洁生产，清洁能源；绿化建设，绿道建设。

"六无""六净"：无废弃堆积物，无果皮纸屑和树叶，无砖瓦沙石，无泼撒物，无污泥积水，无人畜粪便；人行道净，沟眼净，树穴净，落沙

---

① 韩组康. 爱国卫生运动中通常适用的杀虫剂与消毒剂 [J]. 化学世界，1952（10）：21-22，24.

② 张建华. 新农村爱国卫生 [M]. 银川：宁夏人民出版社，2007：110.

③ 延安县除十害讲卫生经验总结 [J]. 中级医刊，1959（2）：43-45，47.

④ 郑宝贵，王子玉. 李德发的捕鸟经验总结 [J]. 动物学杂志，1959（8）：380-383.

井净，花坛周围净，墙根净。

"两无三化"：无违建、无疮疤；洁化、绿化、亮化。

"一池三改"：以沼气池建设带动农村改圈、改厕、改厨。①

"三清四改"：清污、清障、清垃圾；改水、改厕、改路、改环境。②

农村改厕始于 20 世纪 50 年代，结合防治血吸虫病、肠道传染病、重点实施粪便卫生管理、推广粪缸加盖、三格式化粪池、三联通沼气池等。通过消除垃圾，改造厕所，粪池加盖、喷洒药物等措施，创造卫生的生活环境。

（四）健康教育和促进运动

要让一种反传统的正确观念确立是非常不容易的。如禁止随地吐痰是防止传染病的最基础的卫生习惯。但是，直到 20 世纪 90 年代末北京等大城市还需要通过高额罚款来制止这种不文明和不卫生的行为，甚至这种行为在部分"文明"人群中还有存在。搞好爱国卫生运动的主要内容，就是搞好环境卫生和个人卫生。长期以来，我们广大的农村地区，甚至在部分城市还有相当一部分人缺乏一般的科学知识，存在着迷信观点，认为疫病是"天灾""时疫"，只能听天由命，并流行着"不干不净，吃了没病"的观点（这种观点至今仍有相当大的市场）。有的甚至得了疫病用迷信办法治疗。

爱国卫生运动初期，教育群众积极捕鼠灭虫、做好预防注射、健全基层组织、做好环境卫生和个人卫生。第一，建立清扫责任制、卫生值日制等，要彻底进行大清扫，屋内屋外院子街道打扫干净，清除垃圾粪便，垫平脏水坑，井有井裙井盖，家畜家禽圈远离房屋，常起常垫。第二，要捕灭家鼠，防止野鼠进宅，除捕灭家鼠和野鼠外，注意保管粮食和其他食物，柜箱、米囤要离墙、离地一定距离，消灭苍蝇、臭虫、蚊子、跳蚤，做到"家家无鼠，户户无虫"。第三，要讲究饮食卫生，不喝凉水，不吃生冷和腐烂食物，衣服常洗常换，被褥定时拆洗，经常晾晒。第四，听从防疫卫生工作人员指导，发现人、畜疫病马上报告，注意隔离，防止蔓

---

① 张建华：新农村爱国卫生［M］．银川：宁夏人民出版社，2007：5.

② 叶真．沧桑巨变：浙江爱卫生 60 年［M］．杭州：浙江大学出版社，2013：82.

延。自觉地不贩卖有害于人民健康的食品。

在爱国卫生运动中，我们已经深刻认识到健康卫生知识普及的重要性，提出要普遍地进行防疫卫生知识的教育，这在前节中已有谈及。爱国卫生运动进行健康教育与促进活动的方式丰富多彩，主要宣传教育方式包括：卫生展览（包括反细菌战展览）、卫生大游行、集会、下乡巡回、发放卫生宣传单、举办卫生讲座、放映卫生科教电影、卫生活动宣传月、卫生科长训练班、健康讲师进社区、健康读本进万家等。主要媒介形式包括：卫生标语、广播电视戏剧、报刊宣传、传单、科普书籍（包括小册子、小丛书）、卫生美术（宣传画、挂图、墙报、图片）、实物、标本。进入21世纪，互联网成为重要的健康教育与促进媒介，参与主体包括卫生行政部门、医疗机构、卫生防疫部门、卫生健康专家、教育工作者、文艺工作者等。

爱国卫生运动始终将健康教育与促进（虽然初期并未使用这个名词）作为普及居民防病知识的有效抓手，推进健康城市标准体系和评估体系，健康生活进千村万户、重点慢性病干预控制计划、健康消费券、全社会控烟、健康市场、健康城市空间、健康单位创建等工作；推进碘营养检测，推进高血压、糖尿病等重点慢性病干预预防计划，健康生活馆，推进全民健康档案建档工作，健康生活博览会，健康市场，健康系列宣传活动，健康动漫设计、宣传（创意文化），电视健康频道等；创造了中国健康教育与促进的新形式。21世纪后，健康教育与促进成为主题，激发广大群众自力更生改善生产生活方式，改变城乡的卫生面貌，预防和控制疾病，提高公众的健康素质和素养，促进社会经济发展和健康文化的传播。经过60余年的发展，爱国卫生运动成为中国历史上延续时间最为持久的"群众运动"，并且在新时期和今后相当长一段时期继续发挥其重要作用，它已经成为具有中国特色的健康教育与健康促进的"中国模式"。

（五）群众运动

爱国卫生运动的谋划方式可以总结为：政府组织、地方负责、部门协调、群众动手、科学治理、社会监督，这其中群众动手是关键环节。

新中国的卫生医疗体系在低投入基础上取得辉煌成就的重要原因之一

是充分发动群众、依靠群众、为了群众开展各项运动。数十年来参加爱国卫生运动的主体包括工农商学兵、党政军民学，可以说是一场人人参与的没有硝烟的战争。新中国成立初期全国性爱国卫生运动开展将近一年的时间，广大人民群众积极投入其中，开展了大规模的家庭街道整洁、新建改良水井、井台加高、厕所加盖、清除垃圾粪便、填平污水坑、修下水道、疏通沟渠、捕鼠灭蝇灭蚊挖蛹等活动，全国城乡环境卫生面貌得到根本改观。在运动中逐步形成了一系列有益的经验，如宣传教育经验、组织检查经验、卫生工作与生产及其当前中心任务相结合的经验等，其中最根本的经验是卫生工作必须与群众运动相结合。因此，第二届全国卫生会议根据周恩来的指示，决定在三项原则之外，增加"卫生工作与群众运动相结合"这一原则。[1] 1958 年 2 月 14 日，《人民日报》发表社论指出，以除"四害"为中心的爱国卫生运动，就是通过群众运动的方式，从除"四害"做起，普及卫生常识，破除迷信，消灭各种疾病和它们的根源，增进人民的健康。通过发动和依靠群众，爱国卫生运动这一群众运动逐步提高了人民群众对卫生工作的认识，统一和协调全社会力量，普及卫生知识，消灭病媒虫兽，改善卫生条件，提高环境质量。

此外，在爱国卫生运动中群众性发明创造也起到了十分突出的作用。仅以运动初期前十年为例，在杀虫消毒活动中，各地群众因地制宜，采用各种民间传统方法开展卫生运动。例如，民间杀虫草药及灭虱土法，广东乡间用臭葵叶、百落舌、施闷菰、苦楝树皮，中南民间用山胡椒子以及长沙乡间所用的黄藤根等。贵州民间用棉线泡菜油后，再醮水银在头上、身上灭虱。北京居民用百部草根的酒精浸液（或用水熬汁）来洗头灭虱。[2]

2014 年国务院《关于进一步加强新时期爱国卫生工作的意见》（国发〔2014〕66 号）指出："爱国卫生运动是党和政府把群众路线运用于卫生防病工作的伟大创举和成功实践，是中国特色社会主义事业的重要组成部分。长期以来，在党和政府的坚强领导下，爱国卫生工作始终以解决人民群众生产生活中的突出卫生问题为主要内容，将我国的政治优势、组织优

---

① 人民日报社论. 卫生工作必须与群众运动相结合 [N]. 人民日报，1953-01-04 (1).
② 全国爱国卫生运动展览会中的药学资料摘要介绍 [J]. 药学通报，1953，1 (3)：123-125.

势、文化优势转化为不断增进人民群众健康福祉的具体行动，有力推动了全民族文明卫生素质的提高，不断满足了人民群众日益增长的身心健康需求，赢得了广大群众和国际社会的高度评价。"

（六）科技运动①

爱国卫生运动以有限的投入、适宜的技术、群众性运动和预防为主构成传统的"中国模式"特色。爱国卫生运动不仅内容日益丰富，科技含量也在日益提高。在爱国卫生运动前十年（1952—1961年），我们就采用了丰富的消毒及除虫技术。

1. 科学研究工作

爱国卫生运动是全国群众性的运动，人民群众是运动的主体。爱国卫生运动又是一项需要科学技术支持的人民健康促进活动，它不仅需要让人民养成勤俭卫生的工作生活习惯，也需要科学研究的持续支持。爱国卫生运动开展之初，时任解放军军委卫生部局长的李维桢便撰文要求药学工作者要加入爱国卫生运动中，并积极开展研究工作。"药学专家们要研究反细菌战的医药器材，发掘我国尚未利用的物资应用于杀虫灭菌，对已加利用的杀虫灭菌剂，要进一步研究其配制方法，如何节省人工原料，并试验期效价，能否再降低浓度，以求少量物质能为广大人民应用。"② 广大药物科学工作者积极参与杀虫药物的配制与研究工作，为爱国卫生运动提供科学技术支持。

此外，在爱国卫生运动中，我国还特别强调发挥中医中药的作用。

2. 虫害和除虫、消毒技术

传染病是新中国危害人民健康的主要疾病，而对细菌战的抵御重点也是对传染性疾病的防控。在爱国卫生运动中，积极贯彻预防为主的卫生工作方针，针对疾病传染源的环境卫生和除虫消毒工作是重点内容之一。为有效地防治传染病，清除传染源、切断传播途径，消毒除虫工作乃是各地卫生工作的重点内容，而在除虫消毒工作中技术支持也是十分

---

① 李振良，刘立莉. 爱国卫生运动初期的消毒除虫技术［A］. 吕变庭. 科学技术史论丛：第二卷［C］. 北京：科学出版社，2016：151-157.

② 李维桢. 动员起来，积极参加爱国卫生运动［J］. 药学通报，1953，1（3）：86.

重要的。

（1）主要虫害

新中国成立初期，由于我国生产力水平低下、生活水平还不足以温饱且卫生意识差、一些不良的生活习惯延续等原因，传染性疾病是危害人民健康的主要疾病。根据我国预防为主的卫生工作方针，切断传播途径是防治传染性疾病的有效途径。由于昆虫鸟兽等是传播疾病的主要媒介，因此"除四害"被定为历年爱国卫生运动的一项重要内容。除了"四害"外，其他可以传播疾病的虫害也是除虫的对象。从爱国卫生运动初期来看，我国除虫工作的主要害虫包括：蚊、苍蝇、蛾、蛆虫、孑孓、臭虫、跳蚤、白虮、蟑螂、鼠、米蛀虫等。[①] 这些害虫（成虫和幼虫）都是长期与人类共生共存的物种，也是传播疾病的主要媒介，其中一些如鼠、蛆虫等还长期与人争食，老鼠还会破坏居民建筑以及工农业和水利设施等，具有持久的破坏性，这些害虫是爱国卫生运动初期的主要针对对象。

（2）药剂、辅剂和剂型

从爱国卫生运动初期的资料来看，使用的杀虫药剂以化学药物为主，主要包括以下几类。

药剂：除虫菊酯、六氯化苯（666）、DDT（进口）、雾弹（六种原料）、涂香草没、桉树油、甲醛、氰化钠、硼砂、碳酸钼、黄磷、磷化锌、氟化乙酸钠、安妥（Autu）、萘、樟脑、对位氯化苯、[②] 农药 1605、敌百虫[③]等。这些药物有些是国内可以生产并满足要求的，有些如 DDT 等则需要从国外进口。

辅剂：煤油、松油、香草油、樟脑油、滑石粉、立新（Lethane）、啤酒、糖水、牛乳、香醋、蜂蜡、肥皂沫等。这些辅剂基本上是人们日常生活中的常用品，简便易得，在杀虫剂的使用过程中可以有多重功效，或作为杀虫剂的溶剂、或作为稀释或缓释剂、或作为添加剂改造剂型，也有的是用于害虫的诱饵等。

---

① 韩组康. 爱国卫生运动中通常适用的杀虫剂与消毒剂 [J]. 化学世界，1952（10）：21-22，24.

② 同上.

③ 卫生系统灭蚊研究组. 两种有机磷杀虫剂灭蝇的初步试验和应用方法的探讨 [J]. 北京医学院学报，1959（3）：88-93.

剂型：根据药剂的特点和害虫的生活特性，人民群众创造性地使用各种药剂制造出不同的剂型，用于不同环境的害虫的防治。粉剂、喷雾剂、熏剂、液剂、雾弹、杀虫棒。各种剂型的配制除了主要的杀虫药剂外，一般与辅剂按一定方法混合，制成各种剂型并用于不同的环境。

注意事项：在使用过程中应当防止药剂对人畜的危害，如 DDT、"666"等不能在密闭空间使用，氰化钠在可能接触人畜食物时不可用。在熏剂的使用中，熏虫时人须离去，易被损坏之物及食品均预先搬出，门窗均须关闭，杀虫后适当通风后人才可以进入。

（3）消毒技术

对人畜饮水和环境定期和集中消毒也是有效防治病害的主要手段，特别是在春节等重要传统节日期间结合群众性大扫除等活动开展除虫消毒等集中行动，可以起到长期效果。爱国卫生运动初期的消毒技术大致有以下几种：水消毒剂包括漂白粉、哈内宗等；杀菌剂主要使用石碳酸、来苏尔；伤口及用具消毒主要是次氯酸钠消毒；解毒剂包尔（Bal）用于人药物或农药中毒的治疗。

3. 对消毒除虫工作的科学指导

爱国卫生运动是一项全国性有组织的系统工程，在这项工程中离不开政府强有力的领导和指导。运动初期，爱国卫生运动的领导由中央和地方政府的"一把手"兼任，卫生行政部门是爱国卫生运动的主管机关，为运动的开展提供了强有力的组织保证。同时，在开展群众性的卫生运动中"强调了卫生科学技术与群众运动相结合的原则，一方面充分发扬群众的创造性；另一方面发扬科学技术人员的积极性，使科学技术指导跟上运动的发展"。[①]

首先是根据季节特点确定卫生运动的重点任务。根据《关于一九五三年继续开展爱国卫生运动的指示》，山西省卫生厅根据春季做好环境卫生就可以扑灭或根绝病媒昆虫滋生的实际情况，就春季爱国卫生突击运动要求春季爱国卫生运动要与春耕准备工作相结合，大扫除与积肥相结合，宣

---

① 该文为时任卫生部副部长徐运北同志在中国共产党第八次全国代表大会上的发言。引自：徐运北. 卫生工作中的一条经验和一个教训 [J]. 江西中医药，1956（10）：3-4.

传扑灭病媒虫兽贯彻"打早、打小、打了"的原则。① 夏季的重点在积肥除四害及送肥下乡等。冬季则要教育与组织群众保持室内外环境卫生，结合民间习惯，新年、春节进行大扫除，防止斑疹、伤寒、回归热，利用水煮、笼蒸或药物杀灭虱子。冬粮入库防鼠害，黑暗处、屋角温暖处搜捕残留过冬的蚊蝇等。

由于普通群众普遍缺乏对科学技术的理解，在实际工作中出现许多不能正确使用杀害消毒技术的问题，如山西省神池县，有的群众不知使用方法，将一袋（50 斤）DDT 用于一间房内消毒。② 在消毒工作中浪费和药品积压现象也十分突出。为此，卫生部 1954 年对消毒工作指示："必须结合各地爱国卫生运动，依靠当地防疫力量，有重点有目的进行，克服平均主义单纯分散用药的观点。制订本年消毒计划时，要以预防性杀虫，以曾发生过鼠疫地区及曾有流行性乙型脑炎流行的工业国防建设主要城市为主。"

在总结经验的过程中，仅仅罗列事实不足以说明疾病下降与绝灭有害昆虫的相关程度。因此，要注意对这些有害昆虫存在的密度和幅度加以历年状况的比较，同时还要通过数字找出它与实际效果（如各类疾病减少、疾病下降等）的关系。

消毒除虫和"除四害"是爱国卫生运动初期的主要工作任务。从运动中各种除虫消毒技术来看，这些技术及其运动都是零散的经验性的除虫和消毒技术，其科技水平与认识水平远远不能支撑一项全国性卫生运动对科学技术的期待和要求。因此，在爱国卫生运动初期的运动中必然会出现这样或那样的问题，如科学定时定量用药的问题、用药安全的问题、除害扩大化的问题等。但是，如果考虑到新中国成立初期我国当时的政治、社会和所处的历史环境，对其过多的批评声音显然是不适当的。爱国卫生运动是在一个落后、赤贫的发展中国家的伟大实践，即便是在超级大国，像《寂静的春天》这样伟大的生态著作也是在 60 年代才出版，而其被广泛接受则经历了数十年的历程。因此，从任何角度讲，爱国卫生运动都是一项史无前例的群众运动。

---

① 山西政报，1953（5）：122–123.
② 山西省卫生厅发出关于一九五四年药物杀虫消毒工作的通知（卫生防字第三十七号，1954.5.5）。

（七）新时期爱国卫生运动

爱国卫生运动在 60 余年的发展过程中，为公众健康立下汗马功劳，也成为我国健康文化的重要甚至是核心的组成部分。20 世纪 60 年代中期开始的 10 年间，由于种种原因，爱国卫生运动机构和运动受到冲击而停滞。1978 年 4 月，中共中央、国务院决定重新成立爱国卫生运动委员会，制定了"加强领导、动员群众、措施得力、持之以恒"的十六字方针。8 月份提出新时期爱国卫生运动的任务是城市重点治理环境卫生，农村管好水、粪，标本兼治，以治本为主的原则。① 作为特定时期特定环境下健康文化的重要载体，新时期爱国卫生运动为什么仍然重要？

其一是不可逆转的城镇化进程，我们经历了由有计划的"主动城镇化"到自由的"被动城市化"演进。在这个过程中，城乡不同的文化传统与卫生习惯混杂，对卫生健康工作提出了新挑战。加之城乡文化冲突，由熟人社会进入陌生人社会，健康文化需要一个长期的整合过程。其二在广大农村地区人口老龄化、村庄空心化，对于越来越多的生活垃圾等的清运处理成为难题，土壤、空气、水体污染等治理困难，成为健康的重大隐患。其三是基于我们是一个严重水资源短缺的国家，对于严重短缺的资源的合理分配也是影响健康文化建设的重大因素。爱国卫生运动为我们积累了丰富的经验，这在新时期应当发扬光大。

爱国卫生运动的成功得益于国家的指导、制度的约束、操作层面的规范。在新时期，爱国卫生运动仍然是我们健康文化建设的重要形式。2014年国务院发布了《关于进一步加强新时期爱国卫生工作的意见》（国发〔2014〕66 号）。在《"健康中国 2030"规划纲要》第五篇"建设健康环境"之"第十三章：深入开展爱国卫生运动"中指出，新时期爱国卫生运动的主要任务：一是"加强城乡环境卫生综合整治"：持续推进城乡环境卫生整洁行动，完善城乡环境卫生基础设施和长效机制，统筹治理城乡环境卫生问题。二是"建设健康城市和健康村镇"：把健康城市和健康村镇建设作为推进健康中国建设的重要抓手，保障与健康相关的公共设施用地

---

① 全国爱国卫生运动委员会. 伟大创举辉煌成就爱国卫生运动 50 周年（1952—2002）画册. 2002：193.

需求，完善相关公共设施体系、布局和标准，把健康融入城乡规划、建设、治理的全过程，促进城市与人民健康协调发展。

（八）简评

爱国卫生运动的主要内容和做法是：领导、群众与卫生技术人员相结合，大家动员起来除四害，讲卫生，减少以至消灭疾病。列入爱国卫生运动防治的疾病主要是与蚊蝇蟑螂等病媒有关的传染病。大规模的群众性爱国卫生运动成果是显著的，特别是严重威胁人民健康的传染病。例如，广东省从 1950 年开始天花就没有病例；1957 年基本消灭了恙虫病；1958 年基本消灭了姜片虫病；1981 年消灭了血吸虫病；1985 年基本消灭了丝虫病、地甲病。[1]

爱国卫生运动初期的消毒除虫工作是在一个经济上一穷二白的落后国家进行健康促进实践活动的典范。从总体上讲取得的效果是显著的。同时，它为落后国家实现健康事业的跨越式发展提供了范本，集中体现在：①保障公民健康是各级政府的责任成为共识，中央到地方各级政府成为爱国卫生运动的主导力量；②健康知识与其他科学技术知识的权威性得到普遍性认可和推广，在运动中基本扫清了封建迷信的影响；③行政机关、科研机构与群众运动紧密结合，形成了各行各业的全覆盖，保证了运动的整体性和系统性；④以农村合作医疗和"赤脚医生"群体为代表的医务工作为爱国卫生运动提供了有力的保障。而这第 4 点也构成了健康文化"中国模式"的一大特色。

三、"赤脚医生"

作为一项健康卫生事业，合格的医务人员是必不可少的。农村大办合作医疗，大力依靠群众，大力培训边治病、边参加农业劳动的"赤脚医生"，是在当时国家经济落后，广大农村卫生资源匮乏，农民缺医少药，国家无力解决，而农民又迫切需要的状况下依靠集体经济建立，获得了决策层关注，依靠群众运动得以全国推广的一项制度。"赤脚医生"是在特

---

① 广州市爱国卫生运动委员会办公室编印. 广州市爱国卫生运动志（内部资料）. 1991：54.

定的历史时期特定背景下的产物，是一个前无古人后无来者的历史现象。虽然它的历史极为短暂，但它构成了我国健康文化从传统走向现代的一个典型代表。

（一）"赤脚医生"的概念

"赤脚医生"是我们对 20 世纪 60—80 年代农村医生的一个亲切的称呼。一般认为："'赤脚医生'是指中国农村人民公社时期，生产大队中不脱产的初级卫生人员。他们是受过一定时期培训，具有简单医疗卫生常识和技能仍持农村户口的基层卫生工作者。一般是就地取材，从行医世家子弟和回乡知识青年略懂病理医术的人中挑选，集中到县医院或卫生学校、乡卫生院等机构进行短期培训，然后回到所在生产大队，一面参加农业生产劳动，一面为社员防病治病，并进行卫生防疫和计划生育等工作。属于半农半医的职业身份，是农村合作医疗制度的执行者、承担者。对方便农民就医、改善农村医疗条件、开展防疫工作、提高农民健康，起到积极的历史作用。"[1] 1958 年以后，随着"人民公社"的发展，农村基层卫生网逐步形成，培养发展了一支半农半医，被称为"赤脚医生"（现名乡村医生）的庞大农村卫生队伍。合作医疗的鼎盛时期，全国农村拥有"赤脚医生"180 多万人，卫生员 350 万人，接生员 70 万人，远远超过当时卫生部的卫生人力总量（220 万卫生技术人员）。[2]

（二）"赤脚医生"的产生与发展

农民问题是中国革命的基本问题，也是中国建设的根本问题。1945 年毛泽东就指出："农民——这是现阶段中国文化运动的主要对象。所谓扫除文盲，所谓普及教育，所谓大众文艺，所谓国民卫生，离开了三亿六千万农民，岂非大半成了空话?"[3]

1. "赤脚医生"产生的过程

从现有资料来看，"赤脚医生"最早产生于 20 世纪 50 年代末，"广东

---

① 李德成. 创造与重构：集体化时期农村合作医疗制度和赤脚医生现象研究［M］. 北京：中国书籍出版社，2013：19.

② 张开宁. 从赤脚医生到乡村医生［M］. 昆明：云南人民出版社，2002：16.

③ 毛泽东. 论联合政府［J］. 药学通报，1965，11（9）：385.

省东莞县杨屋乡在 1957 年高级社时期就建起了保健室，设立了保健员，为群众治疗一些轻伤病症，并开始培养自己的"赤脚医生""。① 只是这时还没有"赤脚医生"的名称。也有学者认为"赤脚医生"最早来源于上海市川沙县的医务人员到郊区开展医疗服务工作。"对农村有一点文化的青年进行医学培训，上海市动手较早。'赤脚医生'的叫法，就是首次在上海市川沙县江镇公社出现的。原来，这个公社于 1965 年夏就开始办医学速成培训班，学期 4 个月，学的是一般的医学常识，以及对常见病的简单治疗方法。学员学成后，回公社当卫生员。"②

"赤脚医生"的产生也很大程度来自毛泽东对于新中国医疗卫生现象的严厉批评。1965 年，毛泽东发表了著名的"六·二六"讲话，发出了"把医疗卫生工作的重点放到农村去"的号召。"六·二六"讲话即毛主席对卫生工作的指示："卫生部的工作，只给全国人口的百分之十五服务，……广大的农民得不到医疗，一无医，二无药。"医生"主要在实践中学习提高，这样的医生放到农村去，就算本事不大，总比骗人的医生与巫医要好，而且农村也养得起"。毛泽东对卫生工作的批评是一针见血的，也反映了卫生工作从"理想主义"向实践转型的必要性与必然性。在这一号召下，全国农村短期速成培训了一大批"赤脚医生"，向农民提供初级卫生保健服务。③

也有学者认为："赤脚医生"名词的出现在 1968 年前后，最早起源于《从"赤脚医生"的成长看医学教育革命的方向——上海市的调查报告》中。"'赤脚医生'是上海郊区贫下中农对半农半医卫生员的亲热称呼。"1968 年 12 月 5 日，《人民日报》刊登报道《深受贫下中农欢迎的合作医疗制度》，介绍湖北省某公社实行合作医疗的情况和北京部分公社座谈意见等，并展开讨论。④

对于"赤脚医生"起源的以上各种说法，可以做这样的理解。1957 年

---

① 夏杏珍. 农村合作医疗制度的历史考察 [J]. 当代中国史研究，2003（5）：110-118+128.

② 陈立旭. "赤脚医生"是怎样产生的 [J]. 党史纵览，2019（2）：54.

③ 张西凡，曲江斌，唐颖. 我国农村卫生服务体系的发展历程、现实问题及对策思考 [J]. 卫生软科学，2005（3）：147-149.

④ 李德成. 创造与重构：集体化时期农村合作医疗制度和赤脚医生现象研究 [M]. 北京：中国书籍出版社，2013：20-21.

甚至更早，可能就已经有"赤脚医生"出现了，但还没有取得正式的命名。1965 年上海的实践已经使用"赤脚医生"，但由于影响较小并没有取得公认。而 1968 年主流媒体对"上海经验"的正式介绍使得"赤脚医生"这个称呼得到官方和民间的普遍认可。

2. "赤脚医生"产生的条件

作为合作医疗制度的主要实践者和忠实执行者，是农村最基层的医生，构筑了农民三级医疗预防保健网的最底层。[①]"赤脚医生"的出现有其客观必然性。如前所述，20 世纪前半叶中国农村医疗状况的落后是触目惊心的，这也引起众多仁人志士进行了诸多尝试与试验。在当时中国这样一个经济落后、社会变革，又受到百年国际冲击的大国，健康运动主观上只有引起国家重视、列入国家意识形态，由国家组织、全社会参与、与农民形成思想共鸣才能实现。"赤脚医生"是国家领导人号召的产物，更是基于中国健康医疗资源严重不足的现实而提出的。

（1）优质医疗资源严重不足

西方卫生行政制度、医师培养培训制度传入中国后，主要是作为城市建设的附属配套工程加以推广的，因为它需要大量的专门人才，其职业化的程度需耗费时日训练才能达到要求，旷日持久的教育周期和严格的器械检验标准使之不可能成为农村医疗的主导模式。民国时期新医学发展受到各种因素的限制，新医生培养周期长[②]而且培养的优质医疗工作者数量极为有限。以中国最有名的西医医学院北京协和医学院为例，百年协和以严谨和精英教育而闻名，1917 年开张，1924 年毕业 3 名学生。协和对学生的筛选、考核极为严格，学校每年招收医学生和护士生均未超过 30 人。学生要经过严格的考试才能进入预科，在以后的学习中，也经常有由于学习成绩不佳或健康状况等原因而被淘汰。据有关资料统计，从 1924 年第一班毕业到 1943 年共毕业 318 人，平均每年 15.9 人。[③] 从中可以看出这一时期医学教育的特点的确达到了"高标准"和"少而精"。严格的医学教

---

① 我国农村百万赤脚医生茁壮成长 [J]. 医学研究通讯，1974（8）：1-3.

② 李德成. 创造与重构：集体化时期农村合作医疗制度和"赤脚医生"现象研究 [M]. 北京：中国书籍出版社，2013：18.

③ 赵之恒. 基督教会、洛克菲勒财团与北京协和医学院 [J]. 内蒙古师大学报（哲学社会科学版），1999（6）：64-69.

育标准对于提高教育质量是十分必要的，但这样的人才培养速度相对于当时拥有近 6 亿人口的人口大国甚至说不上是"杯水车薪"，而只能是"九牛一毛"。从另一个侧面显示出当时我国优质医疗资源匮乏的严重程度。

（2）基于农村贫困和健康资源严重短缺的现实

20 世纪 50 年代开始，城镇户籍和就业制度与农村人民公社制度有机结合，使得政府在城乡实施了彼此隔离的二元体制，城镇中实行统包统配的"低工资—高福利"就业制度，生活必需品计划供应制度以及系列福利制度。农村实行无条件的"自然就业制度"，严格限制城乡人口流动与迁移。60 年代后，人民公社确立了"三级所有，队为基础"的体制，以生产队为基本核算单位。但从现实来看，中国的贫困是一个长期积累的过程，并不是一下子能够消除掉的。与贫穷紧密相联的自然是缺医少药，农村盛行巫医（迷信）、草铃医（游医）、中医（正规医），少有现代医（西医）。精英的医学不能满足大众的健康需求，相对于条件较为优越的城市，尤其是大都市，当时农村的缺医少药的状况可谓"触目惊心"。毛泽东在"六·二六"指示中尖锐地指出："卫生部的工作，只给全国人口的百分之十五服务，而且这百分之十五中主要还是老爷。广大的农民得不到医疗，一无医，二无药。卫生部不是人民的卫生部，改成城市卫生部或老爷卫生部或城市老爷卫生部好了。"说明当时"正规"的医学资源都留在了城市，而占全国人口 85% 的农村基本上是空白。虽然有部分仁人志士到农村开展试验性卫生工作，但其力量也是微乎其微，不能从根本上解决广大农民的健康问题。事实上，由于长期得不到高质量的健康与医疗服务，我国广大农村神汉、巫医、草医盛行。直到 80 年代，河北平原还有"问仙求药"之风，甚至到 90 年代初期，河北农村的婴儿还大多是在家中接生的。

从某种程度上讲，贫穷是愚昧的根源。除去迷信之外，"赤脚医生"制度将农村中懂医的力量整合起来，加以科学和政治（可能后者强于前者）的改造，可以解决当时面临的很多现实问题，解决广大农村公众健康的现实需要。这同时也是一个文化再造的过程。80 年代初期，随着农村集体的解体，"赤脚医生"为代表的农村保健体系失去了根基，甚至消失，这时巫医有一定的回潮。但 80 年代中后期后，随着农民致富增收和生活条件改善，大多数农民开始到城市寻求更好的医疗，巫医则慢慢被人们自然摒弃了。

（3）政治与乡情的双重动力和实践探索的结果

解决农村人口的健康保障需要有合适的卫生医务人员，最直接的手段则是城市的医务人员定期或不定期到乡下为村民服务。1949年前后，不少医务人员自发用各种方式到农村开展健康服务工作。1949年10月，中央卫生部防疫医疗大队就开始进入河北省涿县境内建立卫生试验区，[①] 利用自编自演节目，利用庙会办展览，宣传优生新接生法。然而，农村地区长期的医疗健康需求仍不能满足，在农民身边培养自己的医务工作者显然是最佳的选择，事实也证明这条道路是成功的。一方面通过国家的号召与推广，以消灭巫医、爱国卫生运动作为基础，对原有的旧秩序给予有意识的冲击。另一方面"赤脚医生"制度有效地利用了自然血缘的"乡情"作为实践的基础。乡情是人情社会的需要，而人情最大的特点与优势是其强大的"容错"机制。数千年形成的"村落文化"使得广大农村地区形成和谐的人文小环境。例如，在医疗过程中一旦出现失误与错误，可以通过乡情化掉，而不至于出现扩大化的纠纷。乡土本色常常会表现为一个"熟悉"的社会，而不是"陌生人"的社会。在定县试验中，陈志潜已经发现，真正由村里人担当的"保健员"比外界进入的医疗人员更有责任心，也容易得到村里人在感情上的认可。而乡情的认同也包括了对本土人伦网络的认同、对传统的认同（风俗习惯）以及本土医药资源的整合与利用（中医药以及"三土四自"等）。"平山县回舍公社有22位被农民公认的'业余医生'。三大好处一是随叫随到，方便患者；二是用药简单、花费少；三是不付现款也能治病。这种业余医生在河北省有9034人，相当于正规医生的38％。"[②] "赤脚医生"是合作医疗的执行者，"赤脚医生"普遍使用中草药为农村群众治病，"三土"：土医、土药、土药方；"四自"：自种、自采、自制、自用。中草药方便易得，经济廉价，在农村广大的农民群众中有着悠久的使用传统和习惯。它的使用，一方面是减轻了农民群众

---

① 杨念群. 再造"病人"：中西医冲突下的空间政治（1832—1985）[M]. 第2版. 北京：中国人民大学出版社，2013. 507.

② 杨念群. 再造"病人"：中西医冲突下的空间政治（1832—1985）[M]. 第2版. 北京：中国人民大学出版社，2013：514.

的经济负担，使农民群众治疗一般的疾病可以少花钱甚至不花钱；另一方面是大大减少合作医疗基金的支出。

针对农村卫生医疗资源匮乏的情况，国家一方面在 20 世纪 50 年代通过"联合诊所"方式整合农村原有的医疗资源，另一方面利用城市卫生资源支援农村。但农村卫生医疗资源不足，从长期来看，必须依靠培训本地人才来缓解农村预防保健人员不足的情况。基于当时中国的实际和农村的条件，按照毛泽东"六·二六"指示，数以百万计的农村最基层的卫生人员——"赤脚医生"接受培训。他们在接受一定时期培训后，回到村里，一边参加农业生产劳动，一边传播卫生知识，开展简单的防病、治病工作。根据统计，1965—1967 年，有 16 万余名"赤脚医生"接受培训。①

（三）"赤脚医生"的退出

"赤脚医生"制度作为贯彻新时期医疗卫生工作方针的重要枢纽之一，解决了卫生工作"为了谁""怎么办"和"谁来办"的问题，国家（政府）、集体、全民形成合力，人民的事情人民办、因地制宜、因时制宜，解决卫生工作特别是广大落后的农村地区卫生工作的主要矛盾。

"赤脚医生"在基层民间防疫过程中扮演着十分关键的角色。60 年代中期，农村卫生室合作医疗兴起，农民交一定的合作医疗费，集体公益金人均提留一部分合作医疗基金，看病交少量挂号费，成为医疗费用主要来源，力争达到"有病早治、无病早防""出钱不多，治疗便利，小病不出寨，大病不出队"。70 年代，"赤脚医生"成为农村医疗和保健领域的主力军，各种民间土方、验方也被用于治疗疾病和维护健康。"赤脚医生"作为"庄稼院的医生，土里生，土里长，一定要挖掘使用这些土中宝""利用各种土方土法为贫下中农防病治病""走村串户宣传卫生知识，为社员群众送医送药，防病治病""把防病治病知识编写成顺口溜，教给社员群众和小学生，人人念，到处讲""认真搞好各种预防注射，按季节投放预防药"。搞"三土四自"活动，自制预防和治疗药物。②

---

① 黄永昌. 中国卫生国情［M］. 上海：上海医科大学出版社，1994：217.
② 深受贫下中农欢迎的庄稼医生——记赤脚医生刘汉的先进事迹［J］. 吉林医药，1975（1）：42-45.

中国的改革是自农村开始的，20世纪80年代农村经济体制和组织形式发生了重大变化，个体经济形式重新成为农村的主导形式，家庭和个人成为主要的组织形式，其标志之一或者带来的后果之一便是农村集体体制的弱化，在健康领域则是合作医疗解体。一方面，全面改革开放使原有的城乡二元格局逐渐松动直至消亡，原有的农村医疗救助组织形式已不再适应当时的现实情况。另一方面，随着农村居民生活水平的提高，对医疗与健康的需要也不断提升，原有村医的诊疗水平还停留在"赤脚医生"时期，已明显不能满足居民的就医需求，医患信任也难以维系。

随着经济社会的全面发展与提高，"赤脚医生"（乡村医生）或者没有继续提升水平的渠道，或者没有这种需求，在学历层次、医疗水平、执业能力方面一直处于一个比较低的状态。大多数村医的基础学历和专业技术资质不高，不排除个别村医虽然医学学历不高，但诊疗水平较高得到了村民认可的情况，但这种情况毕竟是少数。当前的村医普遍以半农半医性质为主，多由"赤脚医生"延续而来。而随着新一代农民的出现并逐渐成为农村居民的主体，原有的低水平健康保障体系的重构也就成为必然了。1985年1月25日《人民日报》发表"不再使用"赤脚医生"名称，巩固发展乡村医生队伍"一文，"赤脚医生"的历史也随之结束。"赤脚医生"作为一个特定时期、特定人物构成的特定群体，完成了其历史使命，最终回归到了其历史的名称——"乡村医生"。

"赤脚医生"在更名为"乡村医生"后也被纳入市场经济轨道，失去了政治与乡情双重动力制约的基层医疗体制，被置于市场利益驱动的复杂格局之中。这种变化很快影响到农村民众身患疾病后的诊疗状况，原来属于"赤脚医生"职责范围内的防疫、卫生监督、防病治病等受到冲击，在面临疫病的威胁时，一些地区已无法组织起有效的防疫动员网络。"赤脚医生"体制的退出使农村基层社会医疗系统推进到城乡统一的健康保障体系。但是，这短短十数年的历史给我们留下的宝贵遗产却是十分丰富的。

以"赤脚医生"为主体和代表的农村医疗制度，类似于后来世界卫生组织（WHO）所提倡的"适宜技术"，是在中国先行实验并取得巨大成功的经验，这些宝贵经验，被吸收到《阿拉木图宣言》中。然而，十分可惜的是，我们这些引起世界瞩目并可以改变世界卫生格局的重大成功经验并没有引起我们的充分重视与关注，80 年代我们"消灭"了"赤脚医生"之后，随之而来的是大规模引进西方发达国家的医疗体制与技术，以"市场化"的模式改造中国医疗体系，造成了行与知的严重分离。在中国城镇化过程中，大量的农村青壮劳动人口流入城市，农村社区"空心化""老龄化"等问题十分突出。如何使农村的村落布局、养老医疗等公共服务更好地适应农村的发展，是我国城镇化过程中必须面对的困难。在 21 世纪医疗体制改革和健康文化建设中，"赤脚医生"的理念和机制仍然具有其强大的生命力。

唯有"致真知"方可"显于行"。20 世纪前期，科学的现代医学尚不足以在我国广大农村形成相对完善的疾病诊治和卫生防疫网络体系。尤其是在农村发生大疫时，广大农村的公众直接受到疾病的威胁而不能得到救治。直到"赤脚医生"制度建立后，上层医疗行政指令如种痘、打防疫针和发放避疫药品等才得以真正实现，而且令行禁止，快速异常。而 20 世纪后半叶"赤脚医生"的实践则显然是贯彻了另一条路线，即要由"显于行"而后"致真知"。"赤脚医生"的出现与发展是数十年中国乡村健康卫生事业有机探索和试验发展的一个必然选择，贯彻了先知后行的思路。由于时代的差异，我们无意进行一个价值上的比较与评判，但从行知的角度讲，确实体现了同一问题在实践过程中的不同路径，而这些路径在今天必然要由分裂走向统一。

四、新世纪瘟疫

20 世纪 80 年代后，随着对外开放的加快、国内外的交流频繁和社会经济快速发展，我国南方地区曾发生霍乱、甲肝、伤寒、甲流、手足口病等传染病的局部暴发和流行。世界上也发生了艾滋病、流行性出血热、埃博拉等严重危及群众身体健康和生命安全的传染性疾病。但这些或者都是发生在局部，很快被控制；或者是发生在国门之外，有效被隔绝。21 世纪初，随着绝大多数传染性疾病得到控制，天花等严重传染病被根除。大家普遍认为，传染性疾病的警报已经解除，医疗卫生工作的重点转向心脑血管疾病等慢性病等的防治上。然而，起于 2002 年 11 月肆虐于中华大地与世界各地的 SARS（Severe Acute Respiratory Syndrome，重症急性呼吸综合征），即非典型肺炎（简称"非典"），被称为21世纪人类第一灾难，它在全国乃至全球产生了极度恐慌，这是近几十年来从未出现过的，有的学者已经指出这是自然对于人类的又一次"惩罚"。①

（一）疫病暴发

根据世界卫生组织的报告，非典型肺炎是21世纪出现的第一种严重且容易传播的新疾病。尽管人们对该病的认识还很差，而且坦率地说，还令人费解，非典已显示出沿国际航空路线传播的明显能力。

2002年11月中旬，中国广东省佛山市出现了第一例非典病例。世界卫生组织于2003年2月11日收到关于该省非典型肺炎暴发的第一份官方报告，据称已感染305人，造成5人死亡。非典的定义是在4月2日世界卫生组织一个小组访问广东省后制定的。与此同时，一名在广东省治疗非典病人的医生感染了非典。他把病毒带到了香港一家四星级酒店的第九层。几天后，酒店第九层的客人和来访者在中国香港、越南和新加坡的医院系统中报告SARS病例。与此同时，随着酒店的客人飞回多伦多和其他地方，疾病开始沿着国际航空旅行线路在世界各地传播。当疾病迁出华南时，它在河内、中国香港、新加坡和多伦多暴发的疫情成为SARS最初的"热点地区"，其特征是病例数量急剧增加，尤其是医护人员及其密切接触者。在这些地区，非典首先在医院暴发，那里的工作人员不知道这是新的传染源，因此没有采取保护措施。所有这些最初的暴发随后都以在卫生保健环境之外的二次传播链为特征。截至3月15日，世界卫生组织已收到一种新疾病的150多例报告，该疾病被称为重症急性呼吸综合征。

北京和中国大陆其他地区报告的新病例最多。在5月17日报告的全球累计可能病例7761例和死亡病例623例中，中国大陆发生了5209例和282例。另一个令人担忧的问题是，中国台湾暴发了一场快速增长的疫情，5月18日累计发生344例，其中包括许多医护人员。

从4月26日开始，按照《卫生部办公厅关于规范传染性非典型肺炎疫情报告的紧急通知》的要求，各地将非典型肺炎的疫情报告纳入"国家疾病报告管理系统"管理，各省、自治区、直辖市卫生厅局每天12时前将

---

① 李振良．"SARS"视界中的中国传统医药现代化［J］．医学与哲学，2003（5）：15-16．

当日 10 时前实际收到的疫情报告卫生部。截至 4 月 26 日 10 时，报告有疫情的省份为 26 个。4 月 24 日 20 时至 26 日 10 时，全国内地共报告新增非典型肺炎临床诊断病例 154 例（其中医务人员 8 例），治愈出院 8 例，死亡 7 例。截至 6 月 25 日下午公布的全国内地非典型肺炎最新疫情通报显示，全国内地在医院接受治疗的非典型肺炎临床诊断病例为 44 例，全国内地没有非典型肺炎疑似病例报告。

（二）全球恐慌与严防死守

非典需要被视为一种特别严重的威胁，原因有几个。这种疾病没有疫苗，也没有治疗方法，迫使卫生部门求助于控制工具。追溯实验微生物学证据，这种病毒来自一个以频繁突变而臭名昭著的家族。

非典的暴发引起了全球公众的恐慌。一些受灾严重地区的社会稳定受到威胁。医院、学校和边境已经关闭，一些政府已经建议他们的公民不要前往受灾严重的地区。在新加坡，已经部署了军队协助追踪接触者并实施隔离，这些隔离阻止了成千上万人的正常生活。很多地区的任何公立医院都不允许有访客。流行病学分析表明，这种新疾病正在沿国际航空旅行线路传播。世界卫生组织立即发布了紧急旅行建议，提醒卫生当局、医生和旅行公众注意被认为是全球健康威胁的情况。在这些建议之后，几乎所有传入病例的国家都能够通过迅速发现病例、立即隔离、严格控制感染和积极接触追踪，防止进一步传播或使新增病例数量保持在很低水平。

自我国发生非典型肺炎以来，截至 2003 年 4 月 30 日，有 94 个国家对我国往访团组和人员采取限制措施。其中包括暂时停止办理签证的国家、不准我国公民入境的国家、对我国入境人员执行强制性体检（主要是测体温、查心肺等，有问题的人员被隔离或送医院治疗，没有问题者跟踪监控）、对我国入境人员采取一般性检查（我国人员入境时需提交健康申报表，机场医务人员通过询问、目检等，对可疑患者就地检查，直至隔离或送医院）几种情况。① 外交部公布的情况显示，截至 2003 年 5 月 9 日，对

---

① 外交部关于对我往访团组和人员采取限制措施的国家的公告［EB/OL］. https：//www.mfa.gov.cn/ce/cohk/chn/zt/2003zt/sarshk/t55263.htm，2019-06-03.

中国往访团组和人员采取限制措施的国家已经达到 111 个。

（三）诊断与防控

非典极大地显示了一种新出现的传染病可能造成的全球性破坏。世界各地的公共卫生当局、医生、护士、科学家和实验室工作人员正在努力应对非典型肺炎，希望这种疾病能得到控制。经济学家和市场分析师同时也在努力计算目前和未来的成本，仅在远东地区估计就有 300 亿美元。

广东佛山黄某为第一例感染者。据黄某自己的陈述，其工作的餐厅是一家野味餐馆，因此世界卫生组织有专家认为 SARS 病毒与野生动物有着密切的关系。这种理论在广东初现疫情时几乎成为定论，其判断的主要依据是河源发生的几个病例，患者以厨师为多，但此后陆续在广东各地发现的病人职业显然与野生动物无关。

2003 年 2 月之前，关于这种疾病还没有一个正式的名称，直至 4 月 16 日之前，引起 SARS 的病原体尚未确定，换言之，病因尚不清楚。现代医学科技工作者忙于实验室中分离病理标本，先是找出了一群致病的微生物，随后，集中于一种变种的冠状病毒（new corona virus）并得到中西医医学专家的确认。关于此病的诊断标准，目前基本上都接受了以现代医学为主的参考标准：体温、胸片、抗生素无效、白细胞降低或不变等。从治疗上，无论中医或西医都未承认目前有有效的专属治疗药物，而这正是此病造成恐慌的直接原因之一。主要的治疗手段是根据广东省的经验给予抗病毒药物、激素及适时通氧等并辅助以必要的中药治疗。中医专家认为没有可以治疗此病的通方。从预防上看，现代医学推荐使用一些抗病毒药物以及消毒等，中医则针对不同人群开出了一系列药方。通风、加强锻炼、讲究卫生则是传统医学与现代医学共同提倡的。①

2003 年 4 月 28 日，北京市推出"非典"临床工作指南。"非典"流行病学史包括：①与发病者有密切接触史，或属受传染的群体发病者之一，或有明确传染他人的证据。密切接触是指两周内照顾过 SARS 患者，与 SARS 患者共同居住或接触过 SARS 患者的排泄物或体液。②发病前两周内

---

① 李振良．"SARS"视界中的中国传统医药现代化［J］．医学与哲学，2003（5）：15-16.

曾到过或居住于传染性非典型肺炎发病地区。其症状：起病急，以发热为首发症状，体温一般超过 38℃，偶有畏寒；可伴有头痛、关节酸痛、肌肉酸痛、乏力、腹泻；常无上呼吸道其他症状；可有咳嗽，多为干咳、少痰，偶有血丝痰；可有胸闷，严重者出现呼吸加速、气促，或明显呼吸窘迫。其出院标准，患者须同时具备下列 3 项条件：①体温正常 7 天以上；②呼吸系统症状明显改善；③胸部 X 线检查阴影有明显吸收。①

2003 年 5 月 3 日卫生部办公厅印发新修订的《传染性非典型肺炎临床诊断标准和推荐治疗方案及出院参考标准的通知》附有：①修改后的《传染性非典型肺炎临床诊断标准（试行）》；②传染性非典型肺炎推荐治疗方案；③传染性非典型肺炎病例出院参考标准；④《传染性非典型肺炎诊断标准（试行）》。其中诊断标准指出：修改说明符合下列标准中的 1 条即可诊断为重症"非典型肺炎"：一是呼吸困难，呼吸频率大于 30 次/分。二是低氧血症，在吸氧 3~5 升/分条件下，动脉血氧分压（PaO2）小于 70mmHg，或脉搏容积血氧饱和度（SpO2）小于 93%；或已可诊为急性肺损伤（ALI）或急性呼吸窘迫综合征（ARDS）。三是多叶病变且病变范围超过 1/3 或 X 线胸片显示 48 小时内病灶进展大于 50%。四是休克或多器官功能障碍综合征（MODS）。五是具有严重基础性疾病或合并其他感染或年龄大于 50 岁。②

继 5 月 3 日卫生部办公厅印发新修订的《传染性非典型肺炎临床诊断标准和推荐治疗方案及出院参考标准的通知》，卫生部办公厅 5 月 4 日印发《传染性非典型肺炎医院感染控制指导原则（试行）》指出："传染性非典型肺炎具有较强的传染性，做好传染性非典型肺炎医院感染控制工作，防止医院内交叉感染，对于有效控制疾病传播，保护医务人员具有十分重要的作用。"5 月 8 日，卫生部以公告方式出台《传染性非典型肺炎密切接触者判定标准和处理原则（试行）》，指出一般接触者原则上可以正常工作、学习。5 月 12 日，卫生部通过其官方网站发布《传

---

① 北京推出"非典"临床工作指南［EB/OL］. http：//news. sohu. com/10/77/news208887710. shtml，2019-06-03.

② 卫生部办公厅关于印发新修订的传染性非典型肺炎临床诊断标准和推荐治疗方案及出院参考标准的通知［EB/OL］. http：//law. pharmnet. com. cn/ht/detail_ 470. html，2019-6-3.

染性非典型肺炎防治管理办法》，① 共包括总则、疫情报告、通报和公布、预防与控制、医疗救治、监督管理、罚则、附则等共 7 章 40 条，是根据《中华人民共和国传染病防治法》和《突发公共卫生事件应急条例》制定的。6 月 1 日，卫生部办公厅发出通知，强调鉴别非典与群体性发热疫情，指出："一些地区相继发生因流感等疾病引起群体性发热疫情。因其发热症状相似于传染性非典型肺炎（下称非典），在一定范围内引起了群众的恐慌。为了规范各地对此类疫情的报告与处理，及时与非典疫情进行鉴别，同时加强对流感、麻疹等易引起群体性发热疾病的预防与控制工作。"②

有关非典病毒的主流医学理论是：它是一种经过突变而越过物种屏障的动物病毒，它可能是 2002 年从家畜传给人类。英国和印度的三名天体生物学家通过研究后提出新奇理论，他们认定在全球引起很大风波的非典型肺炎病毒是来自太空。③

（四）卫生公共政策变革

在卫生防疫方面如何防治非典？美国为全世界提供了成功的经验。正当非典在全球 20 多个国家和地区越闹越凶、染病人数继续激增之际，拥有 2.83 亿人口、外来移民既多又杂的美国，不仅至 4 月底保持着无一人死于非典的记录，而且还大幅调低了实际患病人数。据报道，截至 4 月 22 日，美国"非典"疑似病例为 38 例，比早先的 200 多例显著降低。美国目前仍保持着"非典"零死亡记录。作为一个人员流动频繁的大国，美国在迎战"非典"上应该说取得了一定效果。④ 这得益于美国相对完善的公共卫生基础设施，但面对新型传染病采取主动出击战略也是其中一个重要原因。美国成功的卫生防疫政策包括："宽进严出掌握疫情、高度警惕强制

---

① 传染性非典型肺炎防治管理办法 [EB/OL]. http：//www. gov. cn/banshi/2005 - 08/01/content_ 19099. htm（2019 - 6 - 3）.

② 卫生部办公厅通知要求：加强群体性发热疫情控制 [EB/OL]. http：//www. china. com. cn/policy/txt/2003 - 06/03/content_ 5339844. htm，2019 - 6 - 3.

③ 英国、印度生物学家称：非典来自太空 [EB/OL]. http：//news. sina. com. cn/w/2003 - 09 - 23/09461797781. shtml，2019 - 06 - 03.

④ 美国主动出击抗击非典仍保持非典零死亡记录 [EB/OL]. http：//news. anhuinews. com/system/2003/04/24/000317250. shtml，2019 - 06 - 03.

隔离、严防死堵旅行传染、反恐系统派上用场。"①

"非典"的危机也促使政府加快施行体制改革的步伐。在积极应对这场危机的同时，针对处理非典疫情所暴露的问题进行针对性研究，加快速度推进政府的管理创新。通过此次"非典"事件，政府面临的挑战和做法主要有以下几个方面：①把危机管理全面纳入国家政治、法律和国民经济生活之中；②如何建立有效的组织架构，统一领导、分工协作；③提供健全的涉及自然灾害、公共卫生等各方面的法律保障；④建立一整套资源保障系统，包括财政资源和人力资源；⑤如何建立有效的信息管理系统；⑥建立有效的协调机制；⑦如何建立教育和训练机制，包括对各级政府官员的危机处理培训；⑧加强国际间合作。从 4 月 20 日以后中国政府处理非典疫情的第二阶段来看，一些做法已受到广泛好评。成立最高指挥部，政令畅通，各级政府高度重视，防治工作正常运转起来；信息披露规范，基本按国际规则办事；与世界卫生组织有效配合，积极开展国际合作。②

（五）展望

在全国抗击非典的"战役"中，有广东省中医院二沙分院急诊科护士长叶欣、中山大学附属第三医院传染科党支部书记主任医师邓练贤、武警北京总队医院内二科年轻的主治医师李晓红、山西省人民医院急诊科主任梁世奎、武警医学院附属医院医学博士刘维宇、北京人民医院护士王晶等因抗击非典以身殉职的英雄事迹。也有因处置非典不力，医院负责人被就地免职的事例。

截至 2003 年底，经过几个月全社会的共同努力，有关 SARS 的流行病学、临床诊断治疗及病原学研究等方面取得了较大的成果，疾病得到了有效的控制，但 SARS 季节性复发的可能性并没有排除，尚有许多问题有待解决。首先，病毒的来源及如何引起人类发病的问题，有关 SARS 病毒的感染过程和发病机制也还有很多不明确之处。其次，病原学诊断问题还没有特异而可靠的诊断试剂和更为敏感而准确的实验室诊断方法。最后，必

---

① 田薇 . 非典缘何在美国难嚣张 ［N］. 世界新闻报 . 转引自：http：//www. huaxia. com/200373/00035807. html，2019-06-03.

② 港报 . 非典危机将促中国加快行政体制改革步伐 . http：//news. sohu. com/04/57/news209165704. shtml，2019-06-02.

须寻找有效的抗 SARS 药物和疫苗。①

非典型肺炎的冲击既给中国经济发展造成一定的困难，对旅游、交通、餐饮、宾馆和商业等也形成了较大的冲击。但也要辩证地看到，危机中蕴含着新的发展机遇，人们的消费此消彼长，除与防治"非典"密切相关的医药、医疗器械、卫生防护及消毒用品等需求急速增加外，防治"非典"导致人们消费行为的改变，也促使汽车、方便食品、音像制品、图书报刊均出现了市场旺销。由于人们更加注重健康和锻炼，自行车、健身器材也十分畅销。"非典"的冲击也大大改变了人们的消费理念，卫生观念大为增强，对食品、餐饮及宾馆等行业的卫生环境、产品质量和服务水平有了新的更高要求。② 在促进人的健康生活方式改变方面，病毒学专家提醒：人类应与野生动物保持一定距离。中国科学院院士、病毒学家毛江森说："虽然目前非典病毒的来源并没有得到最终确认，但是人们都应与野生动物保持一定的距离。"捕杀野生动物、驯养野生动物、将野生动物用于实验、破坏野生动物栖息地……针对人类的这些举动，毛江森院士说："许多野生动物体内存在大量病毒，这些活动将会使原本只存在于野生动物体内的病毒侵入到人群之中。黄热病、埃博拉和艾滋病就是著名的例子。最初，这些病毒只在猿猴中传播，而且病死率非常低。后来由于人类的活动涉入原始丛林，病毒就传给了人类。"

SARS 悄悄地走了，正如它悄悄地来。但留给我们的思考没有也不应该停止。我们"稀里糊涂"地战胜了 SARS，但不能保证以后不会有SALS、SAKS。同样，肺毒疫消失了，我们谁也不能保证不会再出现肝毒疫、肾毒疫。面对此次危机，我们始终保持信心、沉着应对、克服困难，坚定不移地实现我们的发展目标。"中国可从这场或演变成为大灾难的疫症中汲取经验，崛起成为一个更强大的国家。"③

---

① 胡晨霞，王洪琦 . SARS 相关冠状病毒的研究进展 [J]. 中华医学研究杂志，2003，3（12）1081-1082.

② "非典"危机蕴含新发展机遇 . https：//www. mfa. gov. cn/ce/cohk/chn/zt/2003zt/sarshk/t55337. htm（2003 年 05 月 09 日 09：11 中国新闻网），2003-06-03.

③ 罗奇 . "非典"——新中国发展史上又一个分水岭 [EB/OL]. http：//www. china. com. cn/authority/txt/2003-05/08/content_ 5326532. htm（2019-06-04）.

五、余论

判断过去指导现在以便有益于未来，是历史的责任。"寿命延长的主要动力来自社会变革。维多利亚时代末，大量资金用于公共设施，致力于安全卫生的公共用水供应和排放系统。同时，大众生活水平的提高有助于人们享受更好的饮食和居住条件。"① 这可以有效地说明，医疗水平并不是保证健康特别是群体健康水平的充分要素，而与文化传统相适应的健康体系起着更为基础的作用。

中国近代社会一个突出的特点是以政治干预的手段来达到推行和改革的目的。70 年全国性、群众性、运动式健康文化建设取得的成果有目共睹，构成新时期健康文化建设的核心理念和基础。作为一个传统的农业大国，我们的健康文化紧紧围绕农村和基层这个焦点，制订并实现了"为大多数人们服务"的目标。在经济环境、行政体制、运动方式等方面形成了特殊的"中国模式"。

从经济环境来看，计划经济时期，中国经济发展水平很低，卫生医疗投入量相比发达国家微乎其微，但卫生健康事业仍取得很大成就。这是因为我们的卫生健康和医疗服务体系很好地适应了当时特殊的经济环境。国家举办卫生健康和医疗事业，各种医疗机构、基层卫生组织的投入主要来自国家和集体经济组织，医疗与卫生服务机构是非营利组织，其目标是人民的健康。医疗资源在不同卫生领域以及不同群体之间的分配按照严格的计划实施。计划经济时期，经济的基本单位是"单位"，社会成员是属于单位或公社的单位人，人口流动性低，形成了医疗健康制度的有效组织，很好地适应了公众对卫生医疗服务的需求水平不高的现实，保证了全国绝大多数公众都能够得到最低限度的卫生健康服务。

从社会环境来看，在新中国成立初期，国家具有强大的政治动员和组织能力，是新中国成立 30 年内卫生健康体制能够有效运行的政治

---

① ［英］罗杰·戈斯登. 欺骗时间——科学、性与衰老［M］. 刘学礼，陈俊学，毕东海，译. 上海：上海科技教育出版社，1999：52.

基础。政治运动与卫生工作相结合，保证了卫生健康工作的效率和效力。无论是卫生工作的方针、爱国卫生运动，还是合作医疗、"赤脚医生"、SARS 的防控，国家都起到巨大的推动作用。"预防为主"通过预防应对疾病的主动进攻，使大多数人受益，大大节约了健康投入和成本。"中西医结合"通过将中医与西医有效结合起来，充分发挥传统健康文化的优势，有利于人民的健康事业。以"除害灭病"为中心的爱国卫生运动有力贯彻了"卫生工作与群众运动相结合"的方针，体现了人人参与、群众事情群众办的特点。SARS 的防控则在新世纪又一次体现了国家的动员力量、卫生主体的核心力量和群众的参与力量相互配合的体制优势。

20 世纪 80 年代以前的中国曾经通过计划的形式使最大范围内的人口取得了廉价的医疗保障，使医学覆盖了绝大多数人口。但不可否认的是，这种医疗保障是一种低水平的保障。与市场经济体制改革相一致，80 年代后医疗体制引入了市场机制，开始了以市场为引导的医疗体制改革，虽然受到了各种批评，但客观上使中国用十几年的时间达到了西方几十年甚至几百年达到的水平，一批批大型医疗机构达到了或接近了国际先进水平，中国的医疗科技水平短时间内迅速提升。但其最大的短板是放弃了"以健康为中心"的理念而紧紧围绕疾病和治疗开展工作，从而放弃了我们几十年形成的健康文化的优势。

几十年的经验表明，健康是一种与文化紧密关联的事业。卫生健康工作离不开传统文化的传承，也离不开先进文化的指引。健康文化的建设需要国家、集体、社会团体以及健康的"直接主体"——个人的共同配合和努力，这其中个人健康权能与责任的落实是最为基本的工作。

第3章

"微健康"：公众的健康权责

对于全社会而言，健康是社会经济发展和劳动力再生产的基础；对于国家而言，健康能够创造和增加物质财富，是社会稳定和谐的基石；对于个人而言，"健康不再仅仅是一种生物状态，它还是人们适应、反映和控制生活挑战的一种能力，是个人与社会共同积累和分享的财富和资源"。①一个失去健康的人，其时空与健康时发生极大的改变，这会改变其对世界的认识。外部世界以不同于健康时的陌生方式冲击病患的感官，而个体对周围人和事的看法也随之变化。"生病的体验代表着世界上一种不同的存在方式，这种方式典型地表现为整体性和躯体完整性的丧失，确定性的丧失和相伴而来的恐惧感、控制能力的丧失，以多种方式自由行动能力的丧失以及在此之前熟识世界的丧失。"② 一个失去健康的人其身份会由一个正常人转变为"异常人"。无论是在外在的客观空间还是内在的心理空间，其活动空间会被压缩，从而使其远离社会、正常的生活和工作。因此，健康是人人需要追求的，是一个人正常生活的基础。

个人的生命与健康应该受到充分的关注、尊重与保护，这是一个与人类文明史一样古老的原则。通常我们都把健康作为一种权利甚至是"天赋人权"，而权利对应的责任主体则是国家。但是，问题的另一方面即个人是否也承担相应的健康责任呢？回答是肯定的。因为健康首先是个人内在的状态，而不完全是外部强加的。我们每个人都应当把关注自身的健康作为首要职责，因为健康是人类的第一需求，健康的身体是我们每一个人更

---

① 刘远明．健康价值与健康责任 [J]．贵州社会科学，2002，7（4）：55-58.

② ［美］图姆斯．病患的意义：医生和病人不同观点的现象学探讨 [M]．邱鸿钟，等译．青岛：青岛出版社，1999：12.

好地生活、工作和学习的基础，是做任何事情的首要前提。但同时健康又是"奢侈品"，耄耋之年还能健步如飞对于大多数人来讲只是一种理想甚至梦想，寿过百年也是生物学上的奇迹，而不是人人可以企求的目标。个体健康不仅事关个体自身的生命安危与质量，而且会影响到他人特别是亲人的生命安危与生活质量和幸福。个人健康对自己极其重要，需要认真谨慎地对待，个人的健康归根到底首先要由自己负责。①

一、提高"健商"

健康是个体生命和良好生活的基本条件和前提条件，对于个人具有极重要的基础性价值。一个个体只有在身心健康的情况下才可以从事正常的工作、生产和生活，才有可能在生产生活中成就自己的事业、荣誉和价值。在这个认识基础上，我们有理由相信，每个人不仅应该作为个人健康的受益者，而且应该作为个人健康的照管者。每一个生命个体都应当主动致力于保护和改善自身的健康。

（一）"健商"的概念

健商概念的提出可以回溯到 21 世纪初。② 有关医疗保健专家认为，健商（HQ）是一个与人们所熟知的智商（IQ）、情商（EQ）相并列的概念。21 世纪是"健康世纪"，这里的健康指的是身体、心理、社交和谐的"大健康"，其内涵是健、寿、智、乐、美、德组成的"人生最佳境界"。这种境界不能通过医学的外部作用来实现，而只能通过"自我保健"才能做到。以"健商"为指导的自我保健讲究"趋利除弊"，有利因素与不利因素之比即为健商。假如一个人对在一天中所有的环境及行为赋值为 100，其中 60 为有利健康的因素，40 为不利健康的因素，那么其"健商"为1.5，可以增进健康。反之，如果不利因素大于有利因素则健商值小于1，处于不利健康的环境。一个人要想增进健康，就必须学会区分利弊，注意躯体、心理、社交、环境的和谐。

---

① 王东营，高万祥. 建立以健康道德为核心的健康伦理学刍议［J］. 中国医学伦理学，1990（4）：19-22.

② 专家提出"健商"新概念［J］. 华夏星火，2000（7）：39.

"健商"作为 21 世纪人类最新的健康文化和全新的健康理念最先是由人类健康专家、加拿大籍华人谢华真教授倡导的。① 他的著作《健商 HQ：健康高于财富》2001 年 12 月由中国社会出版社出版。内容包括：健商指数与健康、健商与增进身心健康、健商与未来保健、有了健商意识下一步干什么（保持身心健康的健商行动）、健商文化五部分。目的是提供一个自行评估健商的简便方法，以及提高健商的知识和措施。他主张借鉴中医的自然哲学理论，论证健康与人的生理、心理、情感、精神、环境和社会等诸多因素的关系，提出由整体观念、综合护理、自我保健等构成的健商理念。健康是人生最大的财富，如同健康是 1，事业、爱情、金钱、家庭、友谊、权力等是 1 后面的 0，故光有 1 的人生是远远不够的，可若失去了 1（健康），后面的 0 再多对你也没有任何意义，正所谓：平安是福，身体是革命的本钱。幸福的基础是关爱、珍惜自己的生命，并努力去创造、分享事业、爱情、财富、权力等人生价值。健商不仅为我们提供了科学、系统的健康知识和全新的健康理论与方法，而且为我们提供了个人健康量化测试标准，并对如何获得更高的健商提出了全方位的指南。根据这个健商概念，健商包括五大要素：一是自我保健，主张通过健康的生活方式和乐观的生活态度来控制个体的健康，而不是把自己的健康都交给医生和医学。二是健康知识，一个人应当尽可能多地掌握有关健康的知识，掌握的知识越丰富，就越有可能对自己的健康行为做出正确的选择从而得到健康的效果。三是生活方式，包括有规律的生活作息、健康饮食习惯、生活的价值观等生活习惯和方式，这些对个人的健康起着举足轻重的作用。四是精神健康，要注意克服焦虑、愤怒和压抑。"智者动，仁者静；智者乐，仁者寿。"精神上感到满足的人，常能健康长寿。五是生活技能，通过重新评估环境，包括工作和人际关系来改善生活，掌握健康的秘诀和方法。

（二）"健商"的内涵

李恩昌也于 2002 年独立提出并论证了健商概念。他认为：健商是"健康智商"的简称。健商指的是个人或一个区域的居民所具有的健康意

---

① 蔡青青，蔡芳川. 21 世纪大健康的理念及其时代特征 [J]. 体育科学研究，2003（3）：53-55.

识、健康知识和健康能力水平的反映。一个人健康智商的高低可以用数字予以表示，即其是人们已具有的健康意识、健康知识、健康能力与应具有的健康意识、健康知识、健康能力之比。如果用英文缩字 HQ 表示健商，用 HKOK 表示应有的健康知识、用 HKAP 表示已有的健康意识、健康知识和健康能力，那么 HQ = HKAP/HKOK。[①] 根据李恩昌教授对健商的论证，对于个体"健康"的内涵应当从以下三个方面进行理解：

首先是健康意识，即对健康的信念和观念，也就是人们对健康价值态度和能否获得健康的信心。正确的健康意识认为：健康是人的第一财富，是事业和幸福的保证，它既是人们活动的基础，也是人各种活动的最终目的之一。同时，也要认识到，人类社会和医学发展到了今天，人类健康是可以通过自身的努力而获得的，人们的健康可从树立正确的健康观念得到有效的保障。

其次是有关健康的知识。对于普通公众来讲，要获得全部的健康知识是不可能的，因为它包括了一个从生理到心理、从结构到功能、从个体到社会以及从获得、消化到吸收的过程。所以，对于普通公众来讲，只能是日常生活中和工作中经常接触到的，和健康有直接关联的生活知识，包括对健康具有一定影响的衣、食、住、行以及心理、日常行为、家庭生活、工作环境和人际交往活动等应当注意的健康事项。

最后是健康能力，是由前两项所产生的表现在人的行为和行动上的有关健康的活动。它既包含了贯穿于人们日常生活中的行为如饮食、休息以及随季节变化而增减衣服、对可能发生的疾病的预防能力，也包括当自己的健康出现问题的判断能力及克服困难、解决问题，使健康尽快恢复的能力，化解因家庭矛盾和人际关系不协调而出现的问题的能力，当自己遇到小病时的饮食调节、适时锻炼的自我保健能力，还有适时进行日常预防性体检或出现疾病时的就医能力等。

作为一个尚未完全走入人们视野的全新概念，健商与现代健康的概念内涵是一脉相承的，即它认为一个人的情感、心理状态以及生存环境和生活方式，都可以对他的健康产生直接影响。健康状况涉及一个人存在的所有方面，包括生理的、心理的、情感的、精神的、环境的和社会的种种因

---

① 李恩昌. 一个应该确立的概念——健商 [J]. 中国医学伦理学，2001 (2)：17–19.

素，还包括人的生活质量。同时它又契合中国的传统思想，认为身心之间的关系是完善保健的基本组成部分。一个健康的心理，即一个人没有压力的比较平和安详的心态，本身就意味着是一个完全健康的人。

二、个人健康权益

个人的健康权益与责任是健康文化在个体上的充分反映，构成了健康文化的基础性规定。现代社会，个人的责任是建立在个人权益基础之上的。个人的权益有自然权益，也有后天权益，后者是随着社会文明的发展而逐渐取得的或者是通过法定程序获得的。对于个人的健康权益来说，生命健康权是天然的权利，而其他更多的是随着社会发展逐渐成长起来的，形成了现代健康文化的重要组成部分。从"大健康"意义上讲，凡是有利于健康的因素都可以归结为健康因素；从健康文化的视角看，健康的文化活动都可以归结为健康的有利因素；从较宽泛的意义上讲，公众的健康权益包括与健康直接相关的医药卫生保健权益，同时也包括文化生活、文明的生产活动方面的权益。从健康权益的来源看，公众的健康权益可以分为法定的健康权益（即由国家宪法、法律和行政法规直接规定的健康权益）和习惯的健康权益（即没有法律明文规定，而是从传统习俗传承下来的健康权益）。从健康权益享受的主体来看，公众的健康权益根据个人角色的不同可划分为普遍意义上的公众健康权益、作为患者的公众健康权益和作为特殊群体的公众健康权益。

（一）生命健康权

健康对于人类而言，其重要性不言而喻。然而，健康权作为一项积极权利，其兴起却是19世纪以后的事。二战以来，随着国民权利意识的不断高涨，公民健康权利获得了长足发展。1945年《联合国宪章》、1946年《世界卫生组织宪章》、1948年《世界人权宣言》、1966年《经济、社会及文化权利国际公约》将健康权利的价值理念和保障范围不断延展，又通过对特殊群体健康权利的关注与立法进一步深化了健康权利的内涵。①《世界卫生组织宪章》规定：享受最高而能获致之健康标准，为人人基本权利之一。不因种族、宗教、政治信仰、经济或社会情境各异，而分轩轾。② 由此可见，健康权是人的一项基本人权。健康权的内容是能够享受到一种人人都能达到的最高水准的健康水平和保障。这种水准在《世界人权宣言》中表述为："为维持他本人和家属的健康和福利所需的生活水准，包括食物、衣着、住房、医疗和必要的社会服务；在遭到失业、疾病、残废、守寡、衰老或在其他不能控制的情况下丧失谋生能力时，有权享受保障。"也就是健康权受到国家与社会所能提供的保障水平制约，每个人都应该享受到这种最高的保障水平。健康权是人人平等享有的，不应当有人享受到高于其他人的健康保障的权利，也不应当有人不享受或享受低于其他人的健康水平的健康权益。在这里，健康权涵盖了生存权、生命权、获得社会保障和救助权等一系列权能，是一项范围广泛的基本权利。

健康作为一项基本权利在我国法律规定中是以"国家义务"的形式出现的。例如，《中华人民共和国宪法》第二十一条规定："国家发展医疗卫生事业，发展现代医药和我国传统医药，鼓励和支持农村集体经济组织、国家企业事业组织和街道组织举办各种医疗卫生设施，开展群众性的卫生活动，保护人民健康。"《中华人民共和国宪法》第四十五条规定："中华人民共和国公民在年老、疾病或者丧失劳动能力的情况下，有从国家和社会获得物质帮助的权利。国家发展为公民享受这些权利所需要的社会保险、社会救济和医疗卫生事业。"我国《民法总则》第一百一十条则直接规定了公民的健康权："自然人享有生命权、身体权、健康权、姓名权、肖像权、名誉权、荣誉权、隐私权、婚姻自主权等权利。"

所以，健康权的内涵大致包括：公民健康不受侵犯；国家对保障公民健康负有义务，包括举办各类健康机构与设施、开展健康活动与行动、对特殊健康困难群体应实施救助；等等。

《"健康中国2030"规划纲要》（以下简称《纲要》）是新时期中国健康文化建设的总纲领，对2030年及以前要实现的健康工作进行了长期的规

① 刘炫麟. 公民健康权利与义务立法研究——兼评《基本医疗卫生与健康促进法（草案）》第2章 [J]. 法学杂志, 2018, 39 (5): 86-94.

② 焦洪昌. 论作为基本权利的健康权 [J]. 中国政法大学学报, 2010 (1): 12-19+158.

划。《纲要》对公众健康保障进行了全方位的设计，提出了一系列个人健康权益并指出了实现途径。

（二）公平可及、系统连续的健康服务享有权

《纲要》强调："全民健康是建设健康中国的根本目的。立足全人群和全生命周期两个着力点，提供公平可及、系统连续的健康服务，实现更高水平的全民健康。"公平可及、系统连续的健康服务享有权是多方面、全方位的，内容是极为丰富的。

首先，公众享有公平的健康权益，这与《世界卫生组织宪章》的规定是一致的。凡是中华人民共和国的公民都享有同样的健康权益。这些健康权益表现在"全人群"和"全周期"两个方面。全人群，即"不分民族、种族、性别、职业、家庭出身、宗教信仰、教育程度、财产状况、居住期限"。全周期即从出生时起到死亡时止，有时则可能延伸至出生前的胎儿时期。其次，这些健康权益是可及的，亦即公众可以通过一定方式方便获得。医疗、健康产品与服务在公众一定的时间、空间范围内方便得到。例如，农村基层卫生组织在每个自然村设立标准卫生室为村民提供基本医疗服务、签约卫生服务；城市社区提供居民一定空间距离内（如步行 15 分钟）设立卫生服务机构等。最后，这种健康权益是系统连续的，包括符合服务标准和规范的健康教育、预防保健、疾病诊治、康复护理、长期照护、安宁疗护等覆盖城乡、综合全链条，同时又是体系完整、分工明确、功能互补、密切协作、运行高效的整合型健康服务体系。

在覆盖全民的公共卫生服务方面包括：慢性病得到筛查、早期发现、全面的管理干预和防治等；重大传染病得以防控，得到监测预警、免疫规划和预防接种、异常反应补偿保险服务，特殊传染病的检测、治疗和随访管理与综合服务，以及重点传染病疫情有效应对服务等；在计划生育方面，得到家庭服务，使生育得以支持、幼儿获得养育、青少年得到发展、老年人得到赡养、病残人得到照料；在"基本公共卫生服务均等化"方面，通过国家服务项目，使城乡居民、流动人口都得到高质量的国家基本公共卫生服务；在医疗卫生服务方面，县和市域内基本医疗卫生资源按常住人口和服务半径合理布局，实现人人享有均等化的基本医疗卫生服务，贫困人口通过"健康扶贫工程"使健康得到保障。

同时，通过信息共享、互联互通机制，推进慢性病防、治、管整体融合发展，实现医防结合，基层医疗机构成为居民健康"守门人"。获得家庭医生签约服务和治疗—康复—长期护理服务链服务。在体验和享受医疗健康服务中获得人文关怀。有权通过合理的开支，获得以基本医疗保障为主体、其他多种形式补充保险和商业健康保险为补充的多层次医疗保障。在基本医保、城乡居民大病保险、商业健康保险与医疗救助等的有效衔接的基础上获得全方位的健康保障。

（三）健康知识和信息获取权

正确的健康知识是保障公众健康的基础，而"歪曲"的健康知识则可能对人的健康造成不可逆转的损害。与健康有关的各种信息也十分必要，它可以有效地指导公众的健康行为和行动。尤其是在发生公共健康事件时，公众有权获得与疫病有关的诚实信息。[①] 2003 年初，我国发生的SARS 至今使我们记忆犹新。疫病流行的开始阶段，全国上下享受了数十年和平健康生活的公众立刻陷入了高度的恐慌。对疾病和死亡的恐惧笼罩着每一个人，学校停课、旅游中断、严格消毒、人员流动需要强制性登记、疑似病例需要隔离观察、被隔离者（包括死者患者）禁止探视等，使得这种恐慌更为突出。产生这种恐慌的原因在于人们对于未知和不确定性的强烈担忧，病毒的来源不清，疫病的流行路径不明，防控的结果未知。疫病流行的开始阶段，由于缺乏权威的官方的信息渠道，一时间"谣言满天"，但自从《健康报》以"答记者问"的形式报道了SARS 的流行情况及疫情，并由有关部门推出"SARS 防治技术方案"以后，SARS 的信息借助各种现代媒体迅速走向公众。通过有效的信息公开，SARS 教育了公众发热、呼吸道传播、隔离、开窗通风、戴口罩、洗手、测体温、不乱吐痰、不亲近或吃野生动物等概念和行为迅速成为公众的日常生活健康指南。

健康教育是以传播教育、干预为手段，以帮助个体和群体改变不健康行为和建立健康行为为目标，以促进健康为目的所进行的系列活动及其过

---

① 冯正中. 从 SARS 流行论公众对医学与误诊学的理解 [J]. 中国误诊学杂志, 2003 (11): 1601-1602.

程。① 健康知识和信息获取权是通过加强健康教育来实现的。通过健康教育，可以全面提高健康素养，推进健康生活方式和行动。同样是通过 SARS 流行期间的医学教育，公众获得了正确的健康保健知识，理解了属于医学科学领域里的一个疾病，理解了与之浴血奋战的医务工作者。我们在取得与 SARS 作战胜利的同时，也树立了医学界与媒体开展大规模的公众理解医学活动的典范。

在健康信息的取得方面，国家通过强化家庭和高危个体健康生活方式的指导及干预，开展健康体重、健康口腔、健康骨骼等专项行动，开发推广促进健康生活的适宜技术和用品，建立健康知识和技能核心信息发布制度，健全覆盖全国的健康素养和生活方式监测体系，建立健全健康促进与教育体系，提高公众的健康教育服务能力，普及健康科学知识。通过健康教育移风易俗，培育良好的生活习惯，可以"加强精神文明建设，发展健康文化"。

（四）全民健身公共设施使用权

有鉴于对中国公众尤其是青年学生体质下降的担忧，以及对公众健康的重视，1952 年 6 月 20 日，毛泽东题写了著名的"发展体育运动，增强人民体质"的题词。这既是国家最高领导人对新中国体育事业发展的期望，也是想通过体育运动，达到增强国民特别是学生身体健康的心愿。② 体育运动与人的体质具有直接的相关性，而体育运动大致可以分为竞技体育和全民健身活动。相对于前者的追求"更快、更高、更强"的竞争性和"体育精神"，全民健康活动将体育锻炼、健身与文化紧密结合在一起，是新时期更为重要的一项活动。现在无论是城市，还是乡村都十分重视体育锻炼。城市大妈广场舞成为一道街景，农村"大秧歌"也成为人们日常生活的一部分。

完善全民健身公共服务体系是发展体育运动、增强人民体质的重要保证。要进行体育锻炼，就需要有场地、器材等基础设施。《"健康中国2030"规划纲要》指出要"统筹建设全民健身公共设施，加强健身步道、

① 田本淳. 健康教育概论（一）[J]. 中国健康教育，2003（2）：17-19.
② 鹿璐. 毛泽东题词"发展体育运动，增强人民体质"的背后 [N]. 中国档案报，2014-06-27（4）.

骑行道、全民健身中心、体育公园、社区多功能运动场等场地设施建设"。这里蕴含的意义就是公众对全民健身公共设施的使用权。

国家通过城市、县和乡村三级公共体育设施网络建设，在城镇社区实现15分钟健身圈全覆盖。同时确保公共体育场地设施和符合开放条件的企事业单位体育场地设施全部向社会开放。制订实施全民健身计划，普及科学健身知识和健身方法，推动全民健身生活化。发展群众喜闻乐见的运动项目，鼓励开发适合不同人群、不同地域特点的特色运动项目，扶持推广太极拳、健身气功等民族民俗民间传统运动项目。通过这些手段，促进公共健身设施高效率平等地使用，成为健康文化体系的重要组成部分。

同时，体育活动还需要与医学、非医学的健康干预相结合。针对不同环境、不同身体状况的人群开出不同的"运动处方"，指导全民健身活动向着有利于健康的方向发展。广义的全民健身公共设施还包括"全民健身科技创新平台""科学健身指导服务站""体质健康监测体系"和"国民体质健康监测大数据"等。这些都属于公益性健康服务设施，平等地使用这些设施也是一项十分重要的健康权益。

此外，全民健身公共设施具有一定的广泛性，同时具有一定的专业性和资源稀缺性。由于现阶段多数地方的公共设施相对不足，在使用过程中也曾出现许多令人啼笑皆非的故事。例如，某地"广场舞大妈"占用篮球场跳广场舞引发纠纷和网民讨论的事件。也由于免费的公共设施不足，不能照顾到不同群体、不同活动的特别要求，使得我们这全民健身公共设施上的短板很突出，城市公园里各种不同的体育、文化、艺术娱乐活动互相交织冲突，造成一种很不文明的乱象，这应当是以后工作需要加大力度改进的。

（五）健康安全权

健康安全权是人身权的重要内容之一，健康安全权包括医疗、用药、食品、环境等诸多方面的内涵。公众不应当在追求健康生活时使健康受到伤害或二次伤害。

食品药品安全是最基本的健康安全。公众有权获得与国际标准基本接轨的食品安全保障。国家通过全面推行标准化、清洁化农业生产、完善农产品市场准入制度、建立食用农产品全程追溯协作机制等并利用先进的信息技术，推进食品安全信用体系建设，完善食品安全信息公开制度，保证从源头到消费全过程的监管格局，严守从农田到餐桌的每一道防线，让人民群众吃得安全、吃得放心。药品、医疗器械、中药（材）、化妆品等作为特殊商品更需要在保证安全的情况下使用。

此外，安全生产和职业健康、道路交通安全、意外伤害、突发事件、健康危害的跨境传播等也都是影响健康安全的重要因素，也是健康安全权的重要内涵。

公众还应当拥有获得健康全民安全教育的权益。

（六）环境健康权

包括自然环境、人化环境和人工环境以及人居环境在内的与人健康直接相关的权利。生态文明与健康中国不是相互孤立的，而是具有内在的紧密关联。生态文明关注"社会持续健康发展"，而社会健康必须以个体健康为基础；健康中国以个体健康为出发点，以期建立"更加公平更可持续的社会保障制度"，生态文明无疑是更为重要的保障。

其一，从中国传统文化看，"天人共变"是健康文化与生态文明的共同思维基础。此处天为自然之天，古代人与自然思想的基础是人必须适应自然环境之"天"以达"天人共变"，从而达到人与自然的和谐和人体的健康。古代的生态文明实质就是健康文化。《黄帝内经》中的健康是人与自然（外部环境）的协调一致，儒、释、道都把山清水秀之地作为修炼场所。人在优美的自然中，顺应了自然的变化规律，就能身心愉悦，从而达到身心健康。

其二，"以人为本"构成了健康中国与生态文明的共同价值基础。健康是人之为人的基础，无论是健康中国还是生态文明建设，以人为本都是其核心的价值。从生态文明建设来看，是实现人与人、当代人与后代人在生态基础上的平等，而最终目的必然是实现人人健康、人人实现价值。作为复杂的系统工程，健康中国则更是直接关注人类健康，特别是对于人类必须共同面对的严重疾病和威胁，需要"公平更可持续的社会保障制度"作为保障。

其三，"身心合一"的理念构成健康文化与生态文明的共同实践基础。人是身心的统一体，人的健康包括身体健康和心理健康、社会健康。健康中国中的"健康"不仅表现在国民强壮的体魄，也体现在适度的心理和社会适应，身心合一是健康中国构建的出发点之一。生态文明同样也是身心、形神的统一体，"绿水青山"只是生态文明的表观，而实质则应是人与自然的和谐相处，来自自然、回归自然，人工自然服从和服务于天然自然。

这些都说明享有"健康环境"是公众的一项十分重要的健康权能。国家通过生态文明建设，把"绿水青山就是金山银山"的理念推向实践，深入开展爱国卫生运动，加强城乡环境卫生综合整治，把建设健康城市和健康村镇作为推进健康中国建设的重要抓手，把健康融入城乡规划、建设、治理的全过程，促进城市与人民健康协调发展。加强影响健康的环境问题治理，开展大气、水、土壤等污染防治，实施工业污染源全面达标排放计划，建立健全环境与健康监测、调查和风险评估制度，建立健全环境与健康管理制度，都是保证公众环境健康权能的重要形式。

长期以来，环境问题与经济问题的辩证关系是人们关注的重点。例如，农村种植养殖业大量使用化肥、农药、抗生素等投放到城市市场影响食品安全，而城市则将大量生活和建筑垃圾堆放在农村，把污染企业、有害车间下放到农村乡镇等，造成了环境与健康的严重冲突。强调公众的环境健康权，可以为有效地化解这些冲突，为建立和谐的健康文化提供理论支持。

（七）特定人群健康权

《孟子·梁惠王》说："老而无妻曰鳏，老而无夫曰寡，老而无子曰独，幼而无父曰孤。"《礼记》曰："使老有所终，壮有所用，幼有所长，矜（同"鳏"）寡孤独废疾者，皆有所养。"现在我们在用"鳏寡孤独"这个概念时，已不拘泥于其原始的定义和区别，而是泛指一切丧失劳动能力，不能独立生活，而又没有亲属供养的人。让年老的有适当的归宿，年轻的有一定的用处，年幼的有应得的成长条件，鳏寡孤独和废疾人，都有受到赡养的权利。这最接近传统文化中设想的"大同世界"景象。

在当今社会环境下，需要把"健康融入所有政策"，我们所有的健康政策都应当以促进公众的健康为目标，这里除了普适性的健康政策外，更要注意保护所有人中特殊群体的特殊需求，以及社会边缘人群和"弱势群体"的健康权益。

落实特殊群体的健康权是通过加强重点人群健康服务的途径来实现的。包括：提高妇幼健康水平。实施母婴安全计划、加强出生缺陷综合防治、实施健康儿童计划、提高妇女常见病筛查率和早诊早治率等。促进健康老龄化，推进老年医疗卫生服务体系建设，健全医疗卫生机构与养老机构合作机制，推进中医药与养老融合发展，兴办医养结合机构，加强老年常见病、慢性病的健康指导和综合干预，推动开展老年心理健康与关怀服务等。在维护残疾人健康方面。加强残疾预防和残疾人康复的立法，将残疾人康复纳入基本公共服务，实施精准康复，为城乡贫困残疾人、重度残疾人提供基本康复服务。增强全社会残疾预防意识，开展全人群、全生命周期残疾预防，有效控制残疾的发生和发展。

特定人群的健康权还包括重点人群的体育活动，青少年、妇女、老年人、职业群体及残疾人等特殊群体的体质健康需要特别干预。实施青少年体育活动、体育爱好、运动时间的保障、体育器材的达标都直接关系到学生体质健康。妇女、老年人和职业群体积极参与全民健身，残疾人康复体育也需要加强科学指导。

三、公众的健康责任

所谓个人的健康责任，首要的就是个人应当对自己的健康负责任，然后对社会的健康负责任。作为健康主体的人不是单纯的"社会人"，更不是"经济人"，而是一个个活生生的个体。"每个人的自由发展是一切人自由发展的条件。"[①] 不可否认，健康是一种社会现象，但它确实首先是个人的问题，因为健康和疾病都是寄生于个体的躯体之中。在维护健康与治疗疾病方面，通过对"治未病"和"预防为主"的方针理解，我们知道疾病与健康是对立的但不是互相定义的，个体通过积极的健康教育、日常常规的健康普查和检查、疾病预防和日常基本保健，可以收到降低发病率、保

---

① 中共中央马克思恩格斯列宁斯大林著作编译局，编译. 马克思恩格斯选集：第一卷 [M]. 北京：人民出版社，1995：294.

持健康体魄、节约卫生健康与医疗资源等效益，而所付代价是较低的。因此，有理由相信让公众个人负起相当的健康责任，可以有效减少因个人生活方式造成的健康风险，创造身心愉快的生活环境，节约社会健康资源，创造更大的社会价值。

（一）树立科学健康观

"现代科学深刻地影响了人类生命的进程。跟历史上任何时代的人比起来，我们活得更长、生命质量更好。但是，科学进步已经把生命过程中的老化和垂死变成了医学的干预项目，融入医疗专业人士'永不言弃'的技术追求。而我们事实上并没有做好准备去阻止老弱病死。"[1] 疾病与健康是事物的"一体两面"，最为通常的理解是：健康就是没病，没病就是健康。亚里士多德认为："疾病和健康在本性上存在于动物的身体之中，两者必有其一居于某一动物的身体，或者是疾病，或者是健康。"[2] 正是在这个意义上，人们对健康的追求往往首先转化为对医学发展的关注，或者愿意把健康交给医生，甚至只有得了病才想到健康。然而，医学不等于健康，健康也不仅仅是医学。根据19世纪末以来的病理学观点来认识健康已不能适应时代的需要，而必须从医学、社会生态学的观点来认识健康。

决定人健康的主要有三个重要因素：社会环境、个人的价值观和生活方式、健康的重要性。以往是"社会环境给'个人价值观和生活方式'及'健康的重要性'以很大影响。但随着社会对'健康的重要性'的认识，'健康的重要性'也反过来改变着'社会环境'和'个人的价值观和生活方式'"。[3] 经济、社会和文化的发展变革不断对人的健康观提出新的要求，人们对健康的理解也是处于永无止境的发展变化中，并以此回应着社会文化的需求，同时塑造着自己的独特文化。现在我们开始承认人的灵魂自然（Spiritual Nature），承认人的情感与智识是与人的身体健康不可分割

---

① ［美］阿图·葛文德. 最好的告别：关于衰老与死亡，你必须知道的常识［M］. 彭小华，译. 杭州：浙江人民出版社，2015：007.

② 苗力田. 亚里士多德全集：第一卷［M］. 北京：中国人民大学出版社，1990：34.

③ ［日］岛内宪夫. 世界卫生组织关于"健康促进"的渥太华宪章［J］. 中国健康教育，1990，6（5）：35-37.

的。这样，疾病和健康的概念逐渐发生拓展。也就是说健康的人要有强壮的体魄和乐观向上的精神状态，并能与其所处的社会及自然环境保持协调的关系。追求快乐、生命质量与文明进步相伴而生的智识和情感生活使人们明白，生命与健康不仅仅在于其外在的形体，也在于其内涵。对于以维护健康为责任的医学来说，其任务不再仅仅是治疗肉体上的疾病，而在于维护人类健康，包括生理健康、精神健康和心理健康。

健康医学观是人类医学科学普及和健康文化进化的反映，是医学技术社会化的必然结果。医学的任务是驱除疾病和维护健康，二者并不是并列等同的关系。驱除疾病蕴含于维护健康，前者是手段，后者是目的；前者是标，后者是本。此外，驱除了疾病并不意味着获得了健康，尤其是仅仅驱除了身体上的疾病并不一定带来身心的健康。由于健康与疾病之间的界限不可以绝对划定，那么所谓维护健康最基本的意思就是"维持现状"，使人不得病。由此可见，维护健康可以通过两条途径获得：一是通过治疗疾病；二是通过不得病，或者维持一种不影响生活和工作的非进行性疾病状态。于是，以疾病为着眼点的医学和以健康为着眼点的医学视角就大大不同了。

人的生命存在包含着人的个性的体现，人的内在能力是本质力量的体现和人的价值的实现，而这一切都与人应当保持健康的存在状态具有着密切的联系。[①] 作为健康人应具备生理、心理和社会三个方面的基本特征。在生理方面：包括人的体格健全、器官功能正常和身体发育良好，或许还包括身材匀称和健美。在心理方面：要求人要精神饱满、性格乐观、充满活力、思维敏捷清晰、人格具有独立性，健康的人格不仅是身体健康的需要，也是保证人的良好的社会交往的基本条件；自以为是、自私、感情脆弱、神经过敏、冲动等负面的心理行为，必然会导致身体生理的失调。在社会方面：人生活在社会中并与其他个体发生着联系，健康的人应当拥有协调的人际关系，对社会政治、经济和思想文化的适应性良好。性格孤僻、害怕交流交往、灰心失望、麻木不仁等心理阻碍正常的社会交往，会使人成为脱离群体的孤立的人，

---

① 王良铭，王希凯. 健康对人的价值实现的意义 [J]. 医学与哲学（人文社会医学版），2007，28（2）：34-35，43.

也不利于人的身心健康。

在完整的健康观指导下，"我们如何看待自己生命的观点也可能发生变化。有的人可能在知道衰老是青年时期活力的代价而感到安慰。在知道不大可能出现能够把生命无限延长的医学进步之后既可能心安理得也可能失望。但是这可以让我们从研究把人类从衰老中挽救出来的药丸、保健食品和体育锻炼的无效劳动中解放出来，而是去研究怎样使我们在各个年龄阶段，包括老年时期过一种充满活力的生活。长生不老的幻想将被生活得更美好更丰富的实际所取代。"① 真正健康的生活应当是积极地预防疾病和建立健康的生活方式，而一味地指望医生修复损坏的零件是一种本末倒置的选择。健康不是通过治疗疾病来寻求快乐幸福、达到心灵的满足，而是通过身心的训练，通过心灵的净化与修养抵御疾病的发生。这种生活的更美好更丰富实际就是一种身心结合的快乐幸福的生活状态，就是"身体上、精神上和社会适应上的完好状态"。公众不仅要了解和学习医学保健知识，更重要的是要对与医学、与健康、与身心相关的一切现象有正确的价值观。

在社会适应方面我们应当看到，追求健康不仅仅意味着身体的无病与物质生活的富足。真正健康的人不是一个被动享乐的接受者，也不仅仅是为了一种物质需要的生活。完整的健康生活不仅仅需要有足够的食物、住所、技术设备，无限度地改善人的物质生活条件只是人的初级或基本欲望，而不是人的内在本性。除了收入、财富、物质的繁荣，人类数千年来积累和传承下来的丰富的物质和精神文明、高尚的道德价值观念乃是我们社会生活的核心，成为衡量人们的尊卑、贵贱、荣辱的标尺，也成为生命健康的核心内涵。而无度的消费、物质享乐和消遣是被我们所拒斥的，是不健康的生活方式。真正的健康需要通过积极向上的方法和实践，遵从人全面发展的理念，享受创造性的健康生活。

从这种价值观来看，世界卫生组织提出的人体健康的十条标准既全面又具有可操作性，应该是除儿童以外各人群均应当知道的。即：①有足够充沛的精力，能从容不迫地应付日常生活和工作的压力而不感到过分紧

---

① R. M. 尼斯，G. C. 威廉斯. 我们为什么生病——达尔文医学的新科学［M］. 易凡，禹宽平，译. 长沙：湖南科学技术出版社，2001：123.

张；②处事乐观，态度积极，乐于承担责任，事无巨细不挑剔；③善于休息，睡眠良好；④应变能力强，能适应环境的各种变化；⑤能够抵抗一般性感冒和传染病；⑥体重得当，身材匀称，站立时头、臂、臀位置协调；⑦眼睛明亮，反应敏捷；⑧牙齿清洁，无空洞，无痛感，牙齿牙龈颜色正常，无出血现象；⑨头发有光泽，无头屑；⑩肌肉、皮肤富有弹性，走路感觉轻松。①

（二）重视心理健康

医学科学的迅速发展使我们对疾病的发生和发展进程有了清晰的认识，使我们对健康和疾病的预测与预防变得越来越强大，对生理、心理以及社会全方位的预防也变得越来越现实。身体结构与物质结构对健康和疾病是决定性的因素，但不能说是唯一的因素。古人说，哀莫大于心死，心病还需心药医。人的疾病往往和心理状态、思想观念等密切相关。特别是现代，不少疾病都是由于压力过大、精神紧张、观念错误、生活方式不正确等引起的。"亚健康"现象相当普遍地存在着，一点一点地蚕食着人们的健康。从疾病的诊断和治疗来看，身体结构的改变决定着躯体健康的发展变化。衰老与疾病过程可以通过调节饮食或运动卫生等方式适度延缓，但这个过程不可终止。随着年龄的增长，皮肤会松弛、头发会稀疏变白、牙齿和骨头会软化、肺活量会降低、肠道运行会变慢、腺体会慢慢失去作用、脑部会逐渐萎缩，这些都是正常的生理现象。与此同时，我们知道，对于大多数疾病来说，基因和环境因素、心理因素共同作用使细胞发生改变，导致健康退化。人的心理状况和精神状态会间接或直接地决定着躯体健康的发展变化，而且随着年龄的增长这种影响会增大。正确认识心灵对于身体的"反作用"是十分必要的，是我们追求健康生活和健康状态的认识基础。

从医学发展史来看，也能得到很有趣的结论。我们知道，真正有效的医学成就只是近百年来的事，在这之前个人罹患了疾病如何治疗才能痊愈呢？这里有三种可能：一种可能是人自身具有强大的调节能力，人利用强壮的身体和强大的免疫系统抵御和抗拒疾病获得痊愈；

---

① 世界卫生组织提出人体健康十条标准 [J]. 中华护理杂志，1988（12）：736.

二是通过亲密的家庭、邻里和社会关系使患者得到关心与关怀，将人的天然的抗病能力调动起来获得痊愈；三是通过人的强烈的求生欲望，激发出人体的对抗疾病的潜能使疾病痊愈。如果没有这种天然的抗病能力和强大的意志，人很难从疾病中逃脱出来，我们也能看到身心之间密切的关系。

在人的健康构成中，既具有现代医学可见可查的一面，也有不可见、不可解剖的一面。不快乐、不满意、过度焦虑、睡眠问题、疲惫、肌肉酸痛、贪食、酗酒、过度消费、高度紧张、烦躁不安、没有耐心、莫名恐慌、过度情绪化、缺乏动力、缺乏斗志、厌倦情绪、缺乏自信、挫败感，这些都是"不是疾病"的疾病。也许在器官甚至分子水平上找不出致病的原因，但是它们却无时无刻不在影响着人们的生活。对于这些"症状"，单靠医学有时是无能为力的，这些现象提示我们应当给予心灵和精神更多的关注。进入 21 世纪后，对于各种慢性疾病、退行性疾病、成瘾以及精神疾病，我们还没有更好的药物或手术手段去根除，这种针对心灵的自我治疗和社会治疗更不可少。我们经常看到有一些得了"不治之症"的人，由于乐观的心态和健康的心理，有效地延缓了疾病的进程。与此相反，虽然现在生活水平较之 40 年前有了质的提升，人们也更加长寿少病，但人们并没有感受到更健康，倦怠、乏力、消极、无聊等各种情绪时常袭扰我们。一些年轻人通过对躯体的伤害性行为来寻求生活的刺激。因此，要获得真正的健康，就必须充分重视心理健康。

（三）主动提高健康素养

健康素养与健康素质既有区别又有联系。健康素养是指个体在不同环境下应对健康问题的能力，个体的健康素养基于受教育水平，但很大程度上受到文化、语言和环境的影响。而健康素质更强调一种结果或人的一种状态，最大的影响因素是自身先天的生理基础。

1. 健康素养的概念

健康素养概念最早出现于 20 世纪 70 年代的美国，最初是"拥有一定的技能完成健康相关的材料，如处方、预约卡、药方签和家庭健康护理"。进入 21 世纪以来，健康素养成为一个受到普遍重视的概念。2000 年美国国家医学图书馆提出了一个更为广泛的定义："个体获得、理解和处理基本的健康信息或服务并做出正确的健康相关决策的能力。"之后，2003 年美国全国成人素养评估和美国政府发表的 *Healthy People*2010 等采纳了这一概念，并把提高公众健康素养列为 *Healthy People*2010 计划的目标之一。综合健康素养的内涵可以认为：健康素养是指个体具有获取、理解和处理基本的健康信息和服务，并运用这些信息和服务做出正确判断和决定，维持和促进健康的能力。[①]

2. 健康素养不容忽视

经过数十年不懈的努力，我们的生活环境得到了极大的改善，很多不利于健康的环境都得到了治理，健康素养得到了极大的提升。人的健康素养体现在对健康习惯的认识上。健康习惯其实很简单，诸如坚持锻炼身体、不随地吐痰、饭前便后洗手等。调查发现，即便是在我国公共卫生与教育最发达的某一线城市，某些不良行为还是比较普遍。例如，洗手是最为简单的卫生习惯，该市外出回家洗手人群中每次都洗的仅为 58.5%，而有 2.9% 的人几乎不洗和从来不洗。[②] 吃涮肉时使用专门的筷子夹生肉的比例不足一半，而 51.5% 的人选择了"否"。[③] 而中国居民健康素养调查结果显示，全国居民不共用毛巾牙刷、不随地吐痰、正确洗手等行为具有率介于 43.7%~68.6%，总体上低于该市的水平。[④] 由此可见，我国公众的健康素养仍处于一个较低的水平，这严重影响着个人和公众的健康水平，也是健康状况令人担忧的一个重要原因。这也体现出个人对健康的认识还没有达到一定的高度。

对健康素养表示担忧的另一个理由是从我们对健康追求的意愿和强烈程度是随着年龄的增长而提高的。相对于老年人有钱、有闲追求健康的积极态度相反，年轻人包括青年学生对于健康知识的追求和实践并不显得有热情。2005 年 1 月，卫生部印发了《全国健康教育与健康促进工作规划纲要（2005—2010）》，使我国健康教育与健康促进工作有了指导性规划。2007 年，卫生部组织医药卫生各领域百余位专家，研究制定了《中国公民健康素养——基本知识与技能》，并于 2008 年 1 月以卫生部公告的形式公

---

① Daphne G. A. Critical look at health literacy [J]. Adult Basic Education. 2001, 11：67-79.
② 王全意. 北京市居民传染病健康素养现状与评价 [M]. 北京：清华大学出版社，2012：27.
③ 王全意. 北京市居民传染病健康素养现状与评价 [M]. 北京：清华大学出版社，2012：34.
④ 王全意. 北京市居民传染病健康素养现状与评价 [M]. 北京：清华大学出版社，2012：46.

开发布。包括"基本知识和理念""健康生活方式与行为"和"基本技能"三部分共66条。① 这些条文言简意赅且通俗易懂，概括了公众应当掌握的基本的健康知识与技能。然而，虽然该文件发布数年之久，之后还进行了中国居民健康素养调查，各地也进行了相应的宣传与调查工作。但该"技能"并没有深入人心。笔者曾在90余人各专业（包括半数医学类专业）和各年级大学生选修课的课堂上进行了调查，90人中只有两人回答知道这个文件（不排除现场"百度"）。由此可见，主动提高健康素养是一个长期坚持的过程，首先需要个人具有提高健康的需求，然后需要通过多方的努力才能获得。

（四）塑造健康行为

1. 从健康素养到健康行为

"健康素养"不仅体现在关于健康的知识上，而且体现在健康诉求与行动上，更体现在对提高健康素养的自觉性与主动性上。提高健康素养，首先要学习健康知识，树立科学的健康观念。一个人只有掌握了相应的健康知识，才有可能树立科学的健康观念，知道什么是健康的行为，什么是不健康的行为，进而养成文明、科学的生活方式和行为习惯。明白健康是人自身可控的自然、生态、环境、社会、人的行为综合体，才能使更多的社会成员更加自觉地以健康的行为维持、增进自己的健康，提高自我保健意识和能力。同时应虚心向医务、卫生和健康专业工作者学习健康知识，并鼓励和爱护这些专业工作者传授健康知识的积极性。

一般来说，理解健康、提高健康素养的基本途径是对科学健康知识的专门学习和研究，并通过从中所学所得的健康知识指导自己的健康行为，保持个体身心健康。应该说，虽然我们从小学教育到大学教育都提供了这种可能性，但是事实上学校的教育课程并没有提供这样的教育内容。而且，这样学来的只是知识，而并不能接受科学的解释方式、原则。此外，学习健康知识与健康方法是重要的，而将这些知识与方法相结合的理性方

---

① 李新华.《中国公民健康素养——基本知识与技能》的界定和宣传推广简介 [J]. 中国健康教育，2008，24（5）：385-388.

法更为重要，因为这样才可以脱离外界的指引而建立内心自主的健康方式，主动养成终身的健康行为。

2. 健康的生活方式

保持健康的生活方式是十分必要的。除自然与生理原因外，年龄、性别、种族、职业、社会经济地位等都是疾病形成与发展的要素。现在慢性疾病已经占据了现代疾病谱的前列，这些都与社会问题和生活方式关系更密切。我们知道，对于大多数肿瘤来说，基因和环境因素共同作用使细胞发生改变，导致疾病的发生。[①] 即便对于恶性传染性疾病的人，还是需要很多的社会管控手段（如隔离）作为主要的防控措施。而对于许多新的疾病我们还没有可靠的治疗手段，如艾滋病、埃博拉、非典等，但是可以通过调整与规范人们的生活方式得到有效的预防甚至可以消灭。正视心身健康、保持健康的生存状态，是公众最为迫切的实际需求，构成了生命质量的主要内涵。同时，良好的生活习惯是防治传染病的重要手段。一些不良习惯和行为与传染病的传播和流行密切相关，如 1988 年上海甲肝大流行，其原因竟然是因为生吃或半生吃毛蚶引起的；2015 年埃博拉病毒在非洲肆虐，很大程度上也与当地民众亲吻死者的尸体有关。

塑造健康行为意味着追求健康文明的生活方式。健康在于日常的生活行为和保养，一个人不能等得了病才想到健康的重要性。除了纯粹的遗传因素外，健康是通过文明的生活方式取得和保持的。

首先是"合理膳食"。俗话说"病从口入"，食物是健康的第一道关口。对于人类来说可以分为四个层次的需求，由低到高分别是：果腹、口欲、营养、文化。其中果腹是生存的需要，口欲满足个人对口味的嗜好（解馋），营养是保证健康的需要，文化则将饮食提高到一个新的文明的高度，也就是要有品位。例如，在对自然、环境和其他物种最小伤害、对资源最小浪费的前提下满足口腹之欲和营养需求。

"合理膳食"要求个人应当有营养计划，对食物（农产品、食品）营养功能及膳食营养知识有相当的了解。膳食结构因不同人群特点而有所不

---

① ［美］斯蒂芬·申弗．医疗大趋势——明日医学［M］．杨进刚，译．北京：科学出版社，2009：31.

同，个人应当根据自己的身体状态形成科学的膳食习惯，进而形成特定的健康饮食文化。营养不足与过剩均不可取，暴饮暴食和过度节食都是伤害健康的行为。

"合理膳食"还应当包括对烟、酒的控制。吸烟有害自己和他人健康已成为共识，烟民应尽早戒烟，任何时候戒烟都不晚。过度饮酒不仅伤害躯体的健康，而且造成精神的伤害，有时会造成二次伤害（如酒驾造成身体伤害）。

其次是杜绝不安全性行为和毒品危害。生理、心理和社会的健康，构成了人的生命质量。近40年以来，得益于信息化和全球化，人们的生活方式发生了急剧的变化，促使人们的生活和工作节奏大大加快。在快节奏、高效率的工作与生活下产生巨大压力，精神的进化难以适应物质生活水平的迅速提高，致使许多人患有这样或那样的身心疾病，对社会、家庭和个人的生活都造成一定的影响。随着现代生活节奏的加快，人们急需用各种手段减缓生活压力，包括无节制的性生活和吸食毒品。以发泄为目的的性生活无论对身体还是对精神的伤害都是巨大的，同时也是社会问题的导火索。性道德、性健康和性安全成为当今一个比较严重的社会问题，意外妊娠和性相关疾病传播危害人的身心健康。青少年对于毒品绝不可麻痹大意，不经意的尝试甚至是不慎，都会造成终身的伤害。

塑造健康行为，追求健康的生活方式需要在日常生活中一点一滴地进行。从衣着与健康来看，穿着天然织物、宽松透气的衣物有利于身体皮肤的自然呼吸，因而有利于健康。而不应当为了追求一种单纯的视觉效果而穿着一些"奇装异服"或者"美丽冻人"。从居室与健康来看，居室的朝向、温度、装饰都直接影响人的健康。保持自然通风、简单装饰的温馨居家环境也是身心健康的重要因素。从饮食来看，我们祖先早就有"病从口入"的教诲。无论是传染病还是慢性疾病都与不当的饮食有直接的关系。吃干净、卫生、营养均衡的食品，而不去猎奇那些"山珍海味"而满足"口腹之欲"，顺应自然是保持健康的基本要求。从起居习惯来看，顺应自然的变化根据时令"夜卧早眠"或"早睡早起"。尤其是年轻人，"不要总熬夜"。养成良好的有规律的生活习惯是塑造健康行为的基础。从环境与健康来看，在选择房屋建筑时干燥、向阳、寒暖适宜、接近流泉的地方是健康之地。房屋周围适当的绿化，避免噪声的侵扰，都是选择生活与工作环境的条件。此外，加强精神锤炼、积极防治疾病、加强养生、适当锻炼、加强艺术特别是传统艺术的修养，都是塑造健康行为、追求健康生活方式的重要方面。

3. 健康是一种伦理责任

应该说，一个人失去了健康首先是自己的责任。WHO 指出：许多人不是死于疾病，而是死于不健康的生活方式。在导致疾病的诸多因素中，环境、遗传等因素都是客观存在的，唯有生活方式是可以选择的。但是很多人选择了不健康的生活方式，日积月累，致使身体这台"机器"出了毛病。[①] 这从某种程度上来说属于"自作自受"。人只有保持健康的状态，具有强健的体魄、坚强的意志品质、积极向上的乐观精神，才能从事改造世界的活动，才能不畏任何困难和挫折，创造物质财富和精神财富，创造能满足人类生存和发展需要的价值，为人类和社会做出自身的贡献，获得社会价值；同时人也只有通过自己的劳动和贡献以得到他人和社会的肯定和尊重，获得个人价值。在社会实践中，人还必须保持健康的状态，具备较强的社会协调性，善于处理各种复杂的人际关系，才能在社会交往中不断改造社会和自身，在适合于自己存在、发展和完善的环境中，使自己真正得到自由全面的发展。

（五）"治未病"保持健康

在一个从健康到疾病再到健康的过程中，离不开预防、保健、诊断、治疗、康复五个程序。虽然医学发展已经可以为人类解除许多痛苦，延长人的寿命，但由于人是如此复杂的生物，它不仅涉及肉体的存在，更受着心灵、心理、意志、社会环境、文化等的影响，因此，对医学任何过高的期待都是不现实的。中国古代先贤特别讲究通过养生而不是治病保持健康，如嵇康讲"清虚静泰，少私寡欲"，葛洪讲"养生以不伤为本"，陶弘景说"人之寿夭不在天，善养生者长寿"，孙思邈认为"食疗不愈，然后命药"，养生需要"耳无妄听、口无妄言、身无妄功、心无妄念"。这些观点都强调疾病预防、养生保健的重要性。

社会的快速发展变化给人类生活带来了深刻的变化。现代人更健康，

① 白剑峰. 中国式医患关系 ［M］. 北京：红旗出版社，2011：37.

也更长寿了，医学的任务也发生了变化，由最初主要是保健发展到了治疗。而发展到现代，还包括预防。仅就疾病的预防来看，"预防传染病暴发流行的投入—产出效益比可以大于1∶100，甚至是1∶1000，同时也防止了暴发流行造成的社会不安定。预防慢性非传染病的投入—产出效益比可以大于1∶10，甚至是1∶50。预防慢性非传染性疾病是降低医疗费用飞涨及形成良性循环的最佳途径。"① 通过减轻社会压力，改善生活环境，戒除吸烟、酗酒等不良生活习惯所花费的成本和痛苦，远远要小于心脏病人做"支架"所要支出的成本和痛苦。减缓痛苦、治疗疾病、维护健康、延长寿命成为医学研究的主要方面。

因此，对于广大公众来说，与其得了病再去看医生，不如自己不得病。事实上我们本身就有优良的预防疾病的传统。"不治已病治未病"是中国传统医学核心思想之一，"预防为主"是我国历来坚持的卫生工作方针。这个方针是在辩证唯物主义指导下，正确认识和总结我国人民同疾病做斗争的宝贵经验中提出来的。在预防为主的方针指引下，全国范围内开展的除害灭病爱国卫生运动，使城乡卫生面貌发生了根本变化。天花、鼠疫、霍乱等一些烈性传染病已基本消灭，一般传染病、地方病、寄生虫病的发病率和病死率也有了较大幅度的下降，人民健康水平和身体素质有了很大提高。

最接近"治未病"内涵的现代表述是"预防为主"，而谈到预防则不可回避"保健"，因为有保健，也就有了"保健品"。市场上的保健品种类繁多，大致有保健食品与保健器械两种。关于保健食品，卫生部《保健食品管理办法》作出了界定："保健食品指表明具有特定保健功能的食品，即适宜特定人群食用，具有调节机体功能，不以治疗疾病为目的的食品。"现在越来越多的消费者群体，构成了巨大的保健食品消费市场，人们对自身的健康日渐重视，追求科学膳食和合理的营养保健促进了整个营养保健品行业的发展。

保健品市场巨大。日本从80年代初就成为营养保健食品的主要生产国，是最早研究保健食品的国家，约有300家企业从事营养保健食品的研究，年销售额在35亿美元左右。我国营养保健食品产业健康快速发展，截

---

① 郝模，主编. 医药卫生改革相关政策问题研究［M］. 北京：科学出版社，2009：133.

至 2013 年底，我国营养保健食品年产值已达 3000 亿元，通过 GMP 认证的保健食品企业达到 2100 余家。预计 2020 年我国营养保健品产值将超过 5000 亿元。① 综观当前我国保健品市场可以说是鱼龙混杂、泥沙俱下。目前我们的保健品市场可以归纳为以下几个特点：

一是爆红。保健产品近年来在社会上，特别是在中老年群体中迅速走红。人们对食品的要求从满足温饱到追求口味，然后慢慢转变为追求营养保健，促进了保健品市场的繁荣。

二是爆炸。表现为保健品企业迅速膨胀，保健品种类繁多，保健产品"适宜人群"也成为遍及生命"全周期"和不分贫富的"城乡人"。

三是"暴力"。通过广告以及各种产品推介会、宣传活动、体验店等方式，把服务送到炕头心头，通过长时间、不间断、铺天盖地滚动播放，将大量保健信息迅速植入消费者头脑。

四是"暴利"。保健食品行业的利润有多大？这可能是一个永远的谜。从众多企业以及相关行业研究人员对该行业趋之若鹜的态势来看，说它"暴利"还是有几分依据的。

有需求就会有市场，老年人经济能力的提高和保健心理的养成是促进这类产品市场快速发展的原因。应当说，各种保健品的功能是经过有关部门和专家认可的，对于维护和提高公众健康水平的贡献还是值得肯定的。

然而对于公众来说，保健品属于非刚需产品，何以能够迅速地风靡市场呢？与一般的商品不同，保健品厂商的营销活动除了产品和品牌战略外，其实更重要的是"消费者享受到的深度服务"，是不断提高"客户黏度"，与客户大打"心理战"。例如，保健品厂家自己或者联合连锁药店在一些中老年的社区以及目标人群中举办公益活动、线上路演等。再就是"抢滩药品用户"，根据消费者的购药记录以及相关产品的购买行为，通过一些直接的病症来找到消费者可能存在的保健品需求，比如心脑血管病人群，雇员就推荐鱼油等类似关联产品。其核心就是让会员对保健品厂家以及药店产生"依赖性"。②

① 荣智兴，戴智勇，张岩春，等．营养保健食品行业概况 [J]．食品工业科技，2015 (21)：30-32.

② 姜曼．保健品深度服务的营销之道 [J]．中国药店，2015 (19)：56-57.

由此可见，与一般的商品不同，保健品除了重视产品本身的质量和产品本身对人身体的生理健康的关注外，其成功的秘诀更在于其对公众健康心理的引导和对"心理健康"的关注。这是其成功的法宝，同时也造成了当前保健品行业信誉、社会评价不太高的现实。有专家认为，保健食品的安全隐患巨大，严重威胁中老年人健康，影响其生活质量。我国一些保健食品从生产到加工乃至最后的监管上都存在问题等。①

（六）理解健康经济与政策

制度是文化的重要元素，健康政策是健康文化的重要组成部分。

1. 健康保障困局

增加期望寿命，提高生活质量，是人人追求的健康目标。改进卫生公平，使全体人民能利用可持续卫生系统和服务，则是政府的责任。1998 年 5 月在日内瓦召开的第 51 届世界卫生大会上，审议通过了世界卫生组织提出的"21 世纪人人享有卫生保健"的全球卫生战略。但与之相对应的是，迄今为止，世界上还没有一种十全十美的卫生保障制度与政策。美国和其他西方一些国家在建立可持续发展的卫生保健金融支持系统方面的努力已经失败了：健康事业支出的绝对值上涨了，健康事业支出占国民经济总产值（GDP）的比例增加了，而且为不断增加的老龄人口而支出的健康护理费用也在增加。导致这种局面的原因：一方面是对有些负责任的个人选择性购买健康护理服务的行为不予奖励；另一方面是政府在特别利益交易中所扮演的角色以及政府通过某些政策对提供保健服务者授权不征税。②

自 20 世纪 80 年代开始，我国的历次医疗卫生体制改革都成为"人见人批"的对象。卫生系统改革应"以人为本""以患者为中心"，充分考虑公众满意度和医患的相互信任，平衡政府作用和市场作用。目前，中国的卫生系统改革尚未解决这些问题，仍有很长的路要走。我国所进行的基本医疗服务改革旨在保障和实现每一位公民能够获得基本医疗保健，其宗

---

① 杜娟. 刍议保健食品监管的问题及对策［J］. 中国卫生产业，2015（26）：68-70.
② 恩格尔·哈特，张殿增，刘聪. 中国卫生保健政策：对北美和西欧失误的反思［J］. 中国医学伦理学，2006，19（1）：10-15.

旨是广覆盖、低水平，体现公益性和公平性。只要参加基本医疗保险的人都可以获得基本医疗服务，即获得基本医疗的机会是公平的。这一改革结束了过去占人口少数的干部、城镇职工等享受公费医疗，占大多数人口的农村居民没有任何医疗保障的局面，是体现和促进医疗公平与健康公正的重要举措。[①] 2009 年 3 月国务院发布的《关于深化医药卫生体制改革的意见》中明确提出要把基本医疗作为公共产品向全民提供，实现人人享有基本医疗卫生服务，全体人民病有所医。2016 年前我国的基本医疗保险制度主要由三部分构成：城镇职工基本医疗保险、城市居民基本医疗保险和覆盖农村居民的新型农村合作医疗。2016 年 1 月 12 日国务院发布《关于整合城乡居民基本医疗保险制度的意见》（国发〔2016〕3 号），现在城乡医疗保险实现了并轨，为打破健康领域城乡"二元格局"向前推进了一大步。

2. 道德风险

绝对的公平公正是不存在的。卫生政策需要满足每个人要求，不论他是男人女人、富人穷人、城里人乡下人等，但真正做到人人满意却不是一件容易做到的事情。事实是政策制定者们对控制医疗保健支出束手无策。许多人认为在极为需要的时候应该采取不顾一切的措施。有人甚至认为他们有能力起草法律，就应该有能力制定供给和需求法。政府就在过去的数世纪里曾无数次试图修订那些法律，但均以失败告终。[②] 在任何医疗卫生保健体系中都存在着个人利益与社会利益的博弈。每个人在自己的有生之年都面临各种疾病与不幸的可能性，每个人都希望政府或人群之间能够分担疾病、不幸等带来的风险和后果，希望能够得到一定的补偿或互助以降低疾病或不幸所带来的负担。卫生保健政策的基础是共济，即大家花大家的钱。但每个人都希望花得更多些，希望自己花别人的钱而不是相反。这并非我国的特有现象。美国《华尔街日报》的一篇文章列举了一个说明花别人的钱如何扭曲决策过程的例子。一个 70 岁的老人患了破裂性胃部动脉瘤被送到医院。经过几个星期在特护病房接受所有现代技术的治疗后在医

---

① 刘俊香，阴津华. 正义论视域下的我国基本医疗服务改革［J］. 哲学分析，2013（2）：108－115.

② ［美］詹姆斯·亨德森. 健康经济学［M］. 向运华，钟建威，季华璐，等译. 北京：人民邮电出版社，2008：32.

院住了 3 个月，医药费的账单达到了 27.5 万美元（而病人一分钱也不用付）。病人的医生认为病人的不良咀嚼习惯（安装的很差的牙齿）使他恢复得很慢，于是要求医院的牙医给病人做必要的修整。之后，医生发现病人不准牙医修他的牙齿。问及原因，病人回答道："75 美元是一笔大数目。"看来医疗保险计划不会支付修牙的费用，所以会由病人自己掏腰包。当花别人的钱的时候，27.5 万美元看起来不是一笔大数目，但是当花自己的钱的时候，75 美元就很多了。①

这可能并不是个例，而是具有一定的普遍性。人人向往完全免费的公费医疗和高品质的医疗服务，这似乎都是正常的期许，符合人的本性。然而，由于医疗本身是一个物质和人力消耗的活动，总要有人出来承担医疗的费用。全覆盖人人满意的医疗卫生保健制度是不存在的，需要每个人的理解与支持，需要每个人的道德素养与健康素养的提高。公众认识水平是公众健康水平的基础，也是制订卫生保健制度的基础。从我国最新的卫生政策来看，我国基本医疗的界定主要是从人群所患的病种和就诊频数、诊疗项目、使用药物、费用等多个方面来确定，既考虑到减轻多数人的病患负担的多数人原则和受益面，同时又考虑到了经济的可及性，其出发点和理论构想是正确的。②

"目前，我们正在收获着历史发展带来的成果。随着技术的不断发展，卫生保健的费用也随之增长，并最终会失去控制。"③ 因此，有专家指出："为了承认对卫生保健财政问题的挑战，一个体系必须积极地接受：①对所有人最基本的护理但不是最好的；②认识到对卫生保健是不平等的；③让病人及其家属知道这些卫生保健服务的花费。为了获得卫生保健费用，必须学会与不平等共处，因为人们对卫生保健服务的需求不同，资金来源不同，为了其他目的节省资金而放弃一些保健服务的意愿程度

---

① 詹姆斯·亨德森. 健康经济学 [M]. 向运华，钟建威，季华璐，颜韬，译. 北京：人民邮电出版社，2008：5.

② 刘俊香，吴静，陈鸿君，等. 国内基本医疗服务界定研究述评 [J]. 卫生软科学，2012（7）：624-626，629.

③ [美] 帕特丽夏·盖斯特-马丁，艾琳·伯林·雷，芭芭拉·F. 沙夫. 健康传播：个人、文化与政治的综合视角 [M]. 龚文庠，李利群，译. 北京：北京大学出版社，2006：15.

不同。"①

（七）尊重和保障他人与公共健康

健康需求是一种与人类普遍具有的最基本特性相关的基本需求。而这种需要在不同人群中又有很大差异，例如"生命诚可贵，爱情价更高"与"留得青山在，不怕没柴烧"就表现出对"生命"的不同态度。这在很大程度上反映出人的文化差异，特别受到生活条件、文化背景或教育背景的影响。承认和保持这种差异性是健康文化的重要价值基础。

1. 社会健康是健康的题中之义

人的健康绝不只是身体的健康，它应该包括身体健康、精神健康、生活方式健康的生命健康。生命是一个过程，人的生命更是一个社会化的过程，健康的生命过程离不开健康的社会环境与社会提供的人文关怀。SARS危机给我们的启示是，健康绝不是纯粹个人的事情。个人"修身养性"的养生之道可能实现的只是延长寿命，而关注公共卫生，关注公众健康，学会健康的现代生活方式，才有可能获得真正的健康。载于《世界卫生组织宪章》的"健康"定义，提示人们健康不仅仅是没有疾病和虚弱，还需要具有良好的社会适应。一般情况下，身体健康可以表现为体格健壮、各个器官功能良好、各种生理参数在正常范围内等。而心理健康则指向正确的个人评价，有效地应对和处理家庭、生活和工作中的压力，能正常地参与工作和社会建设。

社会适应的完好状态，是指通过自我调节保持个人与环境、社会及在人际交往中的均衡与协调。但这种健康是相对的，有时虽然某些器官的完整性不能得到满足（如轻度的肢体残疾），仍然可以不影响心理和社会的"完满"。现实生活中，有的人没有健康意识，不重视自己的健康，甚至在浪费、践踏自己的健康，给自己生命的维护增添不必要的麻烦和困难。如果认为我们的健康是自己的，与他人无关，那么这种观念是十分错误的。实际上，健康不只是自己的，更是他人的和社会的。自己的健康同样具有深厚的社会伦理价值。关心自己的健康，是人们社会责任十分重要的

---

① ［美］恩格尔·哈特，张殿增，刘聪. 中国卫生保健政策：对北美和西欧失误的反思[J]. 中国医学伦理学，2006，19（1）：10-15.

内容。

2. 承认不同的健康需求

需求是"缺乏"的一种表象。由于人们在生物学、文化和个体上的种种自然基础和个体偏爱不同，其健康风险就有很大差异，因而就有各种不同的健康需要。由于健康不只是身体无疾病，更包括心理、情感、行为、思想的健康，而这些都是人与人之间通过社会媒介相互作用的结果，这就使得健康成为一种关系而不仅仅是一种状态。毫无疑问，在健康文化建设中，由于人与人所处的地位不同，对健康的权益需要也各异，矛盾与冲突是难免的，有时甚至可能是尖锐的对立。例如，在许多公众健康问题中，甲的权益可能恰恰是乙的利益，而乙在维护利益时就需要限制甲的权益，尤其是在疫病、传染性疾病防控时。在公共健康资源分配时，公共健康资金向哪里投放以及如何投放等都会产生各种对立，这就需要有伦理原则规范指导人们作出正确的选择。我们需要面对各种各样的权益冲突。对于公众个体来说，首先是认识自己的健康权益，也尊重他人的健康权益。

健康的人格是一个人保持健康状态的内在基本要求。健康不光是要有一个强健的体魄，还需要有健康的心理素质。同时还应当提高社会协调能力，改善人的存在环境，促进个体和社会的健康。随着经济社会的发展和生活水平的提高，健康在社会生活中的基础性地位越来越重要，这也是"将健康融入所有政策"的客观基础。

3. 主动为他人的健康造福

"文明人之所以与野蛮人不同，主要在于审慎，或者用一个稍微更广义的名词，即深谋远虑。他为了将来的快乐，哪怕这种将来的快乐是相当遥远的，而愿意忍受目前的痛苦。"[1] 而这正是人的伦理与责任。健康既是公众对自己的责任，也是对社会的责任。伦理的意义在于规定人的责任，尤其是道德责任。由于健康是人以及人类幸福的基础，是"幸福的载体和创造的手段"，"健康伦理"对于人的健康责任来说，就是一种具有终极意

---

[1] Russell B. A History of Western Philosophy [M]. NY: Simon and Schuster, 1945. 15.

义的道德价值。"健康伦理"最早的表述形式是"健康道德"。① 相对于传统的"医学伦理"与"生命伦理"，"健康伦理"有利于不同社会主体明确其健康道德责任，是研究在创造健康社会，维护健康群体方面的社会道德关系、道德责任和道德规范的一门科学。"调整人与人、人与自然、人与环境以及人与社会之间的关系，使之适应人类健康需要的行为准则和规范的总和。"② 它以人类健康与自然、社会、心理等因素之道德关系为研究对象、以揭示健康道德的本质及其发展规律为目的，集中研究"以人的健康为中心"的伦理问题。

尊重和保障公共健康需要每个人积极传播健康知识、倡导健康行为。由于人们的学历背景、家庭背景、社会经历不同，每个社会成员所具有的健康知识、健康行为是不一样的。这就要求具有较多的健康知识，较好的健康行为的人向周围的人传播健康知识、倡导健康行为。每个社会成员所从事的每项工作都直接、间接的事关自己、他人的健康。所以，每个社会成员都要有崇高的健康责任感和相应的健康知识，努力减少自己工作可能对他人健康产生危害，用自己的工作经验、工作结果促进人民健康。还要勇于同危害健康的言行做斗争，制止危害健康的事件发生。同时要积极参加社会主义精神文明建设，要自觉遵守社会公德，参加一切有益于人民群众身心健康的公益活动。③ 主动为他人的健康造福，克服和戒除给他人健康带来损害的不良行为，从个人健康推及他人健康，从社会健康推及人类健康，从健康责任推及健康事业。

四、余论

什么是健康？这是最基本、最重要的医学概念，也是一个非常复杂的

---

① 陈元伦. 一个亟待确立的新概念——健康道德 [J]. 中国社会医学, 1987 (5): 14-16. 石大璞, 李恩昌, 王宗浩. 试论社会经济发展中的健康道德 [J]. 中国社会医学, 1988 (5): 8-12. 陈元伦. 从健康道德到健康工程与健康伦理学 [J]. 中国社会医学, 1990 (2): 46-49, 54. 王东营, 高万祥. 建立以健康道德为核心的健康伦理学刍议 [J]. 中国医学伦理学, 1990 (4): 19-22, 33.

② 于景琮, 李瑞英. 健康伦理与道德特点 [J]. 中国公共卫生管理杂志, 1991 (7) 增刊: 313-314.

③ 李恩昌. 健康道德责任论 [J]. 中国医学伦理学, 2008 (3): 8-11.

问题。虽然我们有《黄帝内经》的启示，也有世界卫生组织的定义，但目前并没有一个共识。据世界卫生组织称：每个人、每个家庭、每个社区，根据自己对健康的认识，发展和改善健康，用自己的尺度来衡量健康。健康首先是个人的事情，因而存在对健康的认识以及个体行动——"健商"；因而存在个人的健康权益以及个人的健康责任。同时健康也不是存在于真空中的，它是一定社会、文化、经济背景下人们的价值观、利益、知识的集中反映。

实用化和政治化的科普需要进化为以人的全面发展为目标的公众理解医学活动。我国科学普及和健康教育促进活动开展60余年，之所以取得举世瞩目的成效，根本推动力之一在于传统的科普强调实用化和政治化，党和各级政府作为发起者和推动者的作用功不可没。例如，爱国卫生运动利用不到10年的时间彻底改变了我国落后的卫生状况，靠的就是国家的推动。数十年来我们得益于这种"举国体制"，同时形成了对这种体制的严重依赖，其副作用就是忽略了公众在健康文化建设中的主体作用。健康文化建设的目的是提高社会和公众的健康水平，提高人的全面能力和根本素质，建造公民终身的"健康大厦"，其终极目标则是促进公民的全面发展。当前，我国健康文化水平已逐渐赶超发达国家，健康从业人员数量质量也由"发展中"走向"发达"，甚至我们已经成为广大亚非国家医学教育的"输出国"，通过健康文化的建设，促进公民的"全面发展"已经成为医疗与健康系统一项重要的战略性选择。

"健康中国"将"促进和维护健康"从个人层面上升到社会发展和国家使命层面，从而使"健康"的道德价值和道德地位得到有力提升。它超越了医疗卫生的"手段善"层次，而提升到"内在善""目的善"和"自身善"的高度，从而成为整个国家和全社会的一种更终极性的价值目标和价值追求。"健康中国"必然要求重新确立健康道德，个人、组织、产业部门、国家都因之成为具有不同健康道德责任的健康文化主体。健康是促进人的全面发展的必然要求，是经济社会发展的基础条件。实现国民健康长寿，是国家富强、民族振兴的重要标志，也是全国各族人民的共同愿望。这样，健康文化的责任便指向了另一个非常重要的主体——国家。

第4章

"大健康"：国家的健康责任

　　"健康"已不单纯是医学的基本概念，而是社会学、经济学、人口学、环境科学等的基本概念，它不只限于某个个体，而要说明一定社会经济文化背景下的生命生活质量。它是社会文明程度的一种综合标志。[①] 就个体而言，健康指的是一个人生理上、心理上和行为上的全面康健及良好的社会适应；就群体来讲，指的是整个人群健康指标的统计学常态以及政治经济物质文化的良好水平。前者是个人幸福的载体和创造手段，后者是发展生产、繁荣经济的指标和目的。

　　医疗卫生是为了满足人类健康需求的带有极强功利色彩的事业。这种"功利"体现在通过医学技术手段和其他手段，达到人人健康、人人享有医疗保健，从而达到健康社会的目的，具有功利性与人道性共存的特点。现代"医疗卫生发展的趋势是：第一，健康由纯个人责任向个人和社会的共同责任转变；第二，政府统筹协调效率和公平的力度逐渐加大；第三，政府和市场的作用日趋融合；第四，医疗模式由治病向健康管理转变；第五，健康和社会经济发展的互动作用越来越重要"。[②] 得病不再是个人的"罪孽"使然，而是有着深厚的社会基础。这也说明健康问题是一个重要的社会化问题，从而成为国家和全社会的责任。其直接根据是：随着健康维护成本不断提高，一旦某社会成员的健康出了问题，除了需要寻求医疗机构技术上的帮助外，也需要其他社会组织和成员的帮助；健康的社会化使疾病的起因、疾病的传播、疾病的治疗不再是个人行为，也不是个人能够控制的行为。社会性或世界性的大规模健康维护活动，如消灭天花、脊

---

　　① 陈元伦. 从健康道德到健康工程与健康伦理学 [J]. 中国社会医学，1990（2）：46-49+54.
　　② 李玲. 健康强国——李玲话医改 [M]. 北京：北京大学出版社，2010：46.

髓灰质炎、强制性计划免疫、产前检查与护理、医疗保险等，已经成为一种"强制性"的全民行动，使健康具有了公共产品的性质，这种对个人选择权的适当限制不是建立在个人权利基础上的，而是为个人设定了义务，共同分享义务的必然结果应该是共同分享成果。

20 世纪后半叶，政府公共政策越来越多地关注公民健康，财政收入也越来越多地投入到健康事业。卫生保健成为基本人权的一部分，这也使医学责任成为一种社会责任，医疗保健事业成为政府执行社会责任的重要内容，更成为国家意识形态的一部分。我国健康文化的发展历程集中反映了健康工作由"先行后知"向"知行合一"的转变。

一、"一切为了人民健康"

健康作为国家的人力资源，是进行社会生产、创造历史的最基本的前提。在一个"以人为本"的社会里，人具有最高的价值，拥有健康体魄和心理的人既是公众个体自身的需要，又是社会发展的需要和目的，健康的人是社会、经济、政治、科学、文化成果的创造者、享用者和幸福的感受者。在国家发展的价值观中，健康处于核心地位，具有根本性和不可替代性。1949 年以后，在发展医疗卫生事业的过程中，逐步形成了以"一切为了人民健康"为核心的完整的医学人文思想体系。①

（一）思想起源

"一切为了人民健康"思想植根于革命和历史的实践中。在 1931 年井冈山时期，根据地就规定了洗澡、理发、烫虱子以及打扫环境卫生等基本卫生制度。在毛泽东亲自撰写的"红军纪律歌"中，将"上门板、捆铺草，房子扫干净"等群众卫生要求写进了军队的纪律中。② 1933 年，毛泽东在《长冈乡调查》一文中强调"减少疾病以至消灭疾病，是每个乡苏维埃的责任"。延安期间，毛泽东强调："卫生问题是边区群众生活中一个极

---

① 张雁灵. 一切为了人民健康是新中国医学人文思想的核心 ［J］. 中国医学人文，2018，4（9）：12-14.

② 陆江，李浴峰. 中国健康教育史略 ［M］. 北京：人民军医出版社，2009：39-40.

严重的问题""我们共产党在这里管事，就应当看得见，想办法加以解决"。① 毛泽东 1939 年 12 月为纪念来自加拿大的医生白求恩专门写了《纪念白求恩》一文。他用"毫不利己，专门利人"总结白求恩精神，现在这种精神已成为医务工作者乃至其他行业服务标准的写照。1941 年毛泽东给延安医大题词："救死扶伤，实行革命的人道主义"，成为当代医务工作者的工作方针。他还在不同场合提出了"开展体育运动，提高人民体质""体育是关系六亿人民健康的大事"等题词。毛泽东的题词代表了共产党人高度重视人民健康工作，把人民健康摆在革命与生产生活突出位置的思想。在实践中，解放区政权把卫生防疫工作及健康教育促进工作作为重要工作内容，保证了革命和生产的顺利进行，奠定了新时期健康工作的坚实基础。

（二）产生发展

1. 20 世纪五六十年代

1949 年后，国家把保障人民健康放在十分重要的位置。1954 年，毛泽东在《中央关于各级党委必须加强对卫生工作的领导的批示》中指出："卫生工作是关系全国人民生老病死的大事，是一个大的政治问题，党必须把它管好。"② 这些都标志着卫生与健康工作已不仅仅是个人问题，健康与体育运动、国民素质、国家命运联系在一起，进入国家意识中，成为国家意识形态的重要组成部分。紧密结合人民健康需求进行思想上的设计，提出了"新中国卫生工作的方针"，是新时代中国健康文化建设的重要思想渊源。

2. 改革开放时期

20 世纪 70 年代末期，党的十一大提出"动员全党建设社会主义现代化强国"的政策方针。到 20 世纪 90 年代，中国经历了 10 余年的以经济建设为中心的高速发展时期，人民健康工作重新进入党的核心文献中。在党的十四大报告中提出："加快改革开放和经济发展，目的都是为了满足人

---

① 胡新民. 毛泽东：一切为了人民健康 [J]. 党史博采（上），2018（10）：9-14.

② 张雁灵. 一切为了人民健康是新中国医学人文思想的核心 [J]. 中国医学人文，2018，4（9）：12-14.

民日益增长的物质文化需要。"把"文化生活更加丰富，体育、卫生事业进一步发展，人民健康水平继续提高"作为建设小康社会的内容之一。党的十五大报告中提出："营造良好的文化环境，是提高社会文明程度、推进改革开放和现代化建设的重要条件。"把"积极推进卫生体育事业的改革和发展，提倡健康文明的生活方式，不断提高群众精神文化生活的质量"作为精神文明建设的重要内容，把健康和文化紧密联系起来。党的十六大报告把"积极推进卫生体育事业的改革和发展，开展全民健身运动，提高全民健康水平"作为"积极发展文化事业和文化产业"的重要内容之一，实现了体育运动、健康、文化、产业的联系发展。

党的十七大把"建立基本医疗卫生制度，提高全民健康水平"作为一项重要工作，提出"健康是人全面发展的基础，关系千家万户幸福"，把健康工作提升到人的发展的高度，并重提"坚持预防为主、以农村为重点、中西医并重"的卫生工作方针，对公共医疗卫生的公益性质、完善国民健康政策、覆盖城乡居民的健康服务体系、重大疾病防控体系、农村三级卫生服务网络和城市社区卫生服务体系建设、国家基本药物制度、中医药和民族医药事业发展、医德医风建设、食品药品安全、计划生育的基本国策、爱国卫生运动以及发展妇幼卫生事业等进行了全面的阐述。标志着"一切为了人民健康"的理念进入全面系统的理论和实践阶段。

党的十八大进一步将十七大的"提高全民健康水平"改为"提高人民健康水平"，在其中提出"健康是促进人的全面发展的必然要求"，十九大则进一步作出"人民健康是民族昌盛和国家富强的重要标志"的重要论断，至此，党和国家对于人民健康的定位、层次、指导思想、原则、任务和实现途径都越来越深入，清晰地体现了现代中国健康哲学思想的发展历程，也逐渐构建了新时代中国健康文化思想体系的理论基础。

3. 新时代

新时代中国领导集体坚持和发展了以"人民为中心"的思想，使"一切为了人民健康"的内涵更加丰富。综合我国健康文化发展的成果，创造性地提出了"绿水青山就是金山银山""没有全民健康，就没有社会小康""把人民健康放在优先发展的战略地位""全周期保障人民健康""健康是促进人的全面发展的必然要求""推动全民健身和全民健康深度融合""努力减少公共安全事件对人民生命健康的威胁""履行国际义务、参与全球健康治理"等健康思想，对健康文化的本质、特征、价值、认识、环境等进行了全方位的阐释，不仅从历史逻辑、战略高度、系统角度全方位对健康文化进行了论述，而且将视角投向国际与全人类，构成了新时代中国健康文化思想的完整体系，是中国新时代健康文化的最新成果。

（三）观点探析

健康是人民的基本利益，是实现包括"以人民为中心""人民利益高于一切""人民的共同理想与最高理想"等的最基础、最基本和最重要的内容和体现形式。"一切为了人民健康"从价值观、核心价值、环境观、公共健康、全球责任等方面全面诠释了人民的健康理念。健康中国与"四个全面"发展有着有机的内在联系，从"健康是促进人的全面发展的必然要求"到"人民健康是民族昌盛和国家富强的重要标志"再到"没有人民健康就没有社会小康"是对人民健康重要性的不断提升，而"全周期保障人民健康"则是人民健康原则的实践部署与具体落实。

1. 健康文化的价值论

价值理论在健康实践中具有十分重要的意义，因为在现代社会，人的行为所依据的价值具有很强的个人和社会后果，常常涉及个人价值、集体价值、社会价值、国家价值、民族价值、世界价值乃至人类命运共同体的价值等问题。当这些价值产生冲突时，如个人价值与社会价值的冲突，国家与地区之间价值的冲突等，就需要全面、系统、历史地审视各种传统的和现代的道德观念，并根据相应的价值理论做出评判与抉择。从我国人民健康理念发展的路径来看，健康与人民思想有着密切关联且内在统一。"要完善国民健康政策，为人民群众提供全方位全周期健康服务"揭示了健康政策的价值取向，其服务对象是人民群众，服务内容是健康服务，服务宗旨则是"全方位、全周期"。

2. 健康文化的环境论

"天人关系"是传统健康文化的思维基础。早在两千多年前的《黄帝内经》中，中国传统医学就逐步确立了"天、地、人三才"的医学整体观。《黄帝内经》认为人与自然是一个统一的整体。《灵枢·岁露论》说：

"人与天地相参也，与日月相应也。"因此，我们要从自然和社会环境中去考察人体生命运动变化的规律。《灵枢·逆顺肥瘦论》说："圣人之为道者，上合于天，下合于地，中合于人事。"健康作为"人事"必须合于"天地"之间。

健康与环境、生态有着共同的内在逻辑，健康中国与生态建设有着内在关联。健康环境既包括自然环境，也包括社会环境。前者包括自然生态、人化自然、人工环境等构成，后者则包括社会意识、经济发展、人际关系以及个人的生活品位等。"良好的生态环境是人类生存与健康的基础。"健康中国以个体健康为出发点，以期建立"更加公平更可持续的社会保障制度"，生态文明则以个体健康为基础关注"社会持续健康发展"。健康哲学与生态哲学具有共同的思维基础、价值基础和实践基础。对于健康的社会环境而言，其重要影响因素包括国家的卫生政策、卫生体系、健康文化等。健康中国的建设不仅需要现代健康理念和技术的支撑，而且需要继承和发扬健康文化传统，树立文化和制度自信；需要合理的社会制度、政策体系和运行方式等精神文化的环境。

3. 健康文化的社会论

健康不仅是个人的责任，更是社会、国家和政府的责任。健康事件不仅关系到个人的生命安全，更关乎全社会的公共安全，从历朝历代"瘟疫"的流行与治理、现代中国"防痨""灭害""禁毒"、消灭"性病"、天花等传染病防治，再到 21 世纪"SARS""甲流"等流行，都说明健康可以构成重要的公共安全事件，影响经济的发展，甚至影响社会的稳定。在这些事件中既体现了个体健康与公众健康的内在关联、个人与国家健康责任深刻一致，也突出地体现了国家对健康的治理能力和建设。

4. 健康文化的人类论

健康文化与人类命运共同体建设也息息相关。由于传染病流行的迅速性、生态环境问题的全球性、经济全球化的发展，公众健康已经成为一个国际问题。联合国世界卫生组织及艾滋病防治机构、环境保护机构都在其中发挥了主导作用。我们一直积极参加全球健康行动，帮助欠发达国家的卫生健康是一个光荣的传统，每年数以万计的医务工作者工作在非洲等贫困地区，并为他们培训医务人员。在世界多极化、经济全球化、社会信息化、文化多样化发展的今天，健康直接关乎全人类的命运，而不再仅仅是一国内部的事情。我们健康文化建设的"中国模式"曾经作为"典范"被世界卫生组织推广。随着中国由站起来到富起来再到强起来，我国国力和国际地位的不断提高，中国对人类的健康责任也成为中国"大国责任"体系的重要组成部分。通过履行国际承诺、积极参与国际健康行动、开展国际健康合作、引领全球健康治理，既体现了我国的大国担当，也是建设"人类命运共同体"的重要举措和组成部分。

二、国家健康权力

国家健康方针与政策的落实需要通过社会治理活动来实现。社会治理是政府与社会力量通过面对面合作方式组成的网状管理系统，在很大程度上，治理是一个使利益差异甚至是相互冲突的利益群体得以调和并能够采取联合或一致行动的持续过程。这里既包括制度层面的，也有基于个人同意的感情层面以及临时性的利益趋同层面，其机制和方式受着文化的影响，也是构成文化的一部分。由于健康越来越多地被认为是一项"基本人权"，也是一种"公共产品"，因此国家在新型健康文化建设中起着主导作用。这通过国家的健康权力表现出来。

（一）健康定义权

从表面上看健康的定义是一个学术问题或科学问题。但是，由于人民健康关系到全面小康、民族昌盛和国家富强，对于健康的定义就需要通过一定的程序由国家认可。

首先，我们所普遍使用的健康定义是 WHO 的定义，这个定义也需要卫生行政部门代表国家在官方的资料中承认，并在标准的教科书和健康教育资料中给予传播。其次，健康标准的技术指标也是一个十分重要的基础性问题。例如，高血压的标准以及各种生理参数，也要通过国家行政主管部门根据行业专家的意见通过国家标准或准则的形式发布，作为判断健康与疾病的标准。在 SARS 流行期间，国家卫生行政主管部门发布诊断标准、治疗准则、预防方法等，指导公众防病治病，是国家在健康领域行使健康定义权的集中体现。再次，涉及健康的产业和产品更是如此。药品与保健品对于普通大众来讲区分不是特别清楚，这就需要国家卫生行政部门对二者进行定义和区分。又次，对于什么是恢复和维护健康的正确手段、方式，如何进行正确的体育锻炼等，国家也通过推荐的方式来指导公众实施这些健康行为。最后，对于国际专业组织通过的有关健康的规则、通则等，也需要由国家主管部门给予认可，通过法定程序将国际准则转化为国内准则才可以在我国实施。可见，国家对于"健康"首先应当具有定义权，因为并不是每一个个体都能够分辨正确的与错误的知识，而伪科学往往披着科学的外衣，甚至借用最新的科学概念把自己伪装成科学，以期达到不可告人的目的。国家掌握健康的定义权还有一个十分重要的功能就是有效地防止"伪科学"的健康观与健康活动对公众的健康造成危害。

（二）健康立法权

作为一个法治国家，党的各类政策、文化、报告都对人民健康做了深刻阐述，这些构成了我们的"人民健康观"。立法、执法、司法是国家管理活动的重要内容。医疗卫生与健康制度是人民健康的最直接因素，国家通过行使国家立法权，制定公正、公平的医疗卫生制度，公平分配医疗资源，保证广大公众享有公平、公正的医疗卫生服务。

第一，国家通过立法把公众的健康权益用法律方式固定下来。例如，《宪法》第二十一条规定："国家发展医疗卫生事业，发展现代医药和我国传统医药，鼓励和支持农村集体经济组织、国家企业事业组织和街道组织举办各种医疗卫生设施，开展群众性的卫生活动，保护人民健康。"第四十五条规定："中华人民共和国公民在年老、疾病或者丧失劳动能力的情况下，有从国家和社会获得物质帮助的权利。国家发展为公民享受这些权利所需要的社会保险、社会救济和医疗卫生事业。"我国《民法总则》则直接规定了公民的健康权："自然人享有生命权、身体权、健康权、姓名权、肖像权、名誉权、荣誉权、隐私权、婚姻自主权等权利。"

第二，国家通过一定的程序，把健康和医学的要求上升为国家意志，从而为健康文化建设提供最有力的支撑。我国 2015 年提出建设"健康中国"，2016 年中共中央、国务院发布《"健康中国 2030"规划纲要》是新中国成立以来首次在国家层面提出的健康领域中长期的战略规划。纲要明确了今后 15 年健康中国建设的总体战略，突出强调了三项重点内容：一是预防为主、关口前移，推行健康生活方式，减少疾病发生，促进资源下沉，实现可负担、可持续的发展；二是调整优化健康服务体系，强化早诊断、早治疗、早康复，在强基层基础上，促进健康产业发展，更好地满足群众健康需求；三是将"共建共享全民健康"作为战略主题，坚持政府主导，动员全社会参与，推动社会共建共享，人人自主自律，实现全民健康。这些都使健康文化建设有了国家权力的保障。

第三，国家通过法定程序把健康的规范上升为法律法规。在健康科学数以千年的发展过程中，形成了大量的有关健康与医学的规范。比如，古代《内经》《伤寒论》等学术著作，现代如各种健康教育、广播体操、预防保健、食品安全、公共卫生、传染病防治、医学操作等规范。通过国家意志的形式上升为法律法规，借助国家权力保障公民健康权利，"借助于法律强制性、严谨性的特点得以推广和实施"。再如，计划免疫，国家通过制定疾病预防控制规划、国家免疫规划以及严重危害人民健康公共卫生问题的干预措施，制定检疫传染病和监测传染病目录，以立法形式得以保证其"强制性"。国家通过经济政策提供健康所需要的营养物质。国家制定基本药物制度、食品质量与安全法律法规、特殊人群的营养规范，保证公众健康水平。通过制定医疗机构、医疗服务行业管理办法建立医疗服务评价和监督管理体系。通过制定卫生健康专业技术人员资格标准、医疗服务规范和卫生健康专业技术人员执业规则、服务规范提高服务水平。

第四，国家通过规章和制度，保护民族医药的健康稳定发展。国务院《中医药发展战略规划纲要（2016—2030 年）》提出了阶段性目标，到 2020 年实现人人基本享有中医药服务，中医药产业成为国民经济重要支柱之一；到 2030 年，中医药服务领域实现全覆盖，中医药健康服务能力显著增强，对经济社会发展做出更大贡献。通过各种措施保护和发展民族医药，最大限度地促进人民健康。2015 年国务院办公厅《关于促进医药产业健康发展的指导意见》通过优化应用环境、强化要素支撑、调整产业结构、严格产业监管、深化开放合作，激发产业创新活力，降低医药产品从研发到上市全环节的成本，加快医药产品审批、生产、流通、使用领域体制机制改革，推动产业智能化、服务化、生态化。通过中医特色健康管理、中医医疗机构服务模式创新、中医特色康复服务、中医药健康养老服务、中医药文化和健康旅游产业、中医药服务贸易等举措，发展传统中医药。

第五，规范健康产业的健康发展。例如，通过"促进投资增长、改善金融服务、落实完善相关财税政策、降低企业成本、改进综合管理服务措施"等促进民间投资健康发展。2016年国务院办公厅《关于加快发展健身休闲产业的指导意见》针对健身休闲产业发展现状和问题提出了六个方面的主要任务和政策举措：一是完善健身休闲服务体系；二是培育健身休闲市场主体；三是优化健身休闲产业结构和布局；四是加强健身休闲设施建设；五是提升健身休闲器材装备研发制造能力；六是改善健身休闲消费环境。全国爱国卫生运动委员会《关于开展健康城市健康村镇建设的指导意见》通过建设环境宜居、社会和谐、人群健康、服务便捷、富有活力的健康城市、健康村镇，实现城乡建设与人的健康协调发展。通过规章或指导性意见，促进"老年宜居环境建设""发展养老服务""放开养老服务市场""推进医疗卫生与养老服务相结合"等应对人口老龄化，最大限度地保障老年人的生活独立、功能维持和社会融入。在发展数字健康方面，国务院办公厅《关于促进和规范健康医疗大数据应用发展的指导意见》将健康医疗大数据定义为重要的国家基础战略资源，把应用发展健康医疗大数据纳入国家大数据的战略布局，为打造健康中国提供有力支撑。

第六，通过程序认可国际和国家与健康相关的各种节日，开展专题性健康教育与健康促进活动，提升健康服务的能力与水平，使健康成为与传统节日一样的文化纪念日。据不完全统计，我国认可的各种"卫生日"有近40个，[①] 如世界防治麻风病日（国际麻风节，1月最后一个星期日）、世界抗癌日（2月4日）、中国爱耳日（3月3日）、世界无烟日（5月31日）、世界献血日（6月14日）、全国爱牙日（9月20日）、全国高血压日（10月8日）、世界传统医药日（10月22日）等。通过这些"卫生日"的活动，将健康与文化紧密结合在一起，也使健康成为一种文化活动，寓教于乐开展健康教育活动，将健康更好地融入公众的生活、生产和工作中。

---

① 张建华. 新农村爱国卫生［M］. 银川：宁夏人民出版社，2007：223-237.

从目前我国健康立法情况来看，大量的卫生行政法规是主体，而国家卫生与健康行政部门是主要执行者。根据《国家卫生健康委员会职能配置、内设机构和人员编制规定》，国家卫生健康委员会贯彻落实党中央关于卫生健康工作的方针政策和决策部署，其主要立法职责包括：[①] 国民健康政策，卫生健康事业发展法律法规草案、政策、规划，制定部门规章和标准并组织实施；疾病预防控制规划、国家免疫规划以及严重危害人民健康公共卫生问题的干预措施，检疫传染病和监测传染病目录；应对人口老龄化政策措施；国家药物政策和国家基本药物制度，制定国家药典；医疗机构、医疗服务行业管理办法并监督实施，医疗服务评价和监督管理体系，卫生健康专业技术人员资格标准，医疗服务规范、标准和卫生健康专业技术人员执业规则、服务规范；计划生育政策；等等。正是通过国家健康立法权的实施，起到全国健康卫生工作一盘棋，合理配置健康资源，最终达到人人健康。

（三）健康资源配置调节权

健康资源的有效配置，既关系到健康资源使用的效率，又关系到公众健康的公平。发挥市场在配置资源中的决定性作用是市场经济的基本原则。那么，能否主要靠市场配置医疗服务资源呢？有观点认为，健康服务尤其是医疗服务应当靠市场配置资源，发挥医院的市场主体作用。也有观点认为，必须强化政府的统筹规划职能。其一，市场自发配置资源无法解决地域可及性问题；其二，市场自发配置资源无法保证层级结构的合理，具有奢侈品性质的服务例外。

导致居民健康状况分布不均的根本原因是社会经济状况不均，原因则是资源分配不均。现代社会学的大量研究成果表明，影响个人和群体健康的因素是多方面的，它既涉及个体层面，也包含国家和社会层面。因此，要提高个人和群体的健康水平，就必须协调和整合多方资源（包括资金、人力、物力）来满足个人和群体的基本健康需求。例如，在 SARS 流行期，由医疗行政和业务部门组成的联合指挥部，被政府赋予资金调配、人员任

---

① 国家卫生健康委员会官网：http://www.nhc.gov.cn/wjw/jgzn/201809/3f4e1cf5cd104ca8a8275730ab072be5.shtml，2019-06-14。

免、物资征用等紧急特权。通过"非典"斗争、汶川抗震救灾等积累丰富的经验，我国已建立了从中央到基层、从军队到地方包括医疗卫生在内的快速应急体制和机制，显示抗御灾害、呵护人民生命和健康的巨大威力，赢得国际、国内的广泛赞誉，形成新的"中国经验"和"中国模式"。正是这种行政高效性与健康业务部门专业性之间的有效结合，才在一个较合理的时间区间内有效地扼制了这种未知瘟疫的迅速蔓延，迅速恢复了社会正常生活秩序。

在常规时期，国家的健康权力体现在提供基本医疗服务以及对其资源配置的调节方面。基本医疗卫生服务既包括疾病预防和控制、计划免疫、健康教育、卫生监督、妇幼保健、精神卫生、卫生应急、急救、采供血服务及食品安全、职业病防治和安全饮用水等公共卫生服务，也包括采用基本药物，使用适宜技术，按照规范诊疗程序提供的急慢性疾病的诊断治疗和康复等医疗服务。[①]

在保障体制建设方面，国家承担公共筹资和分配职能。在服务体系建设方面，国家承担布局和结构调整职能，包括投入主体、激励机制、行业监管等。从数十年来的健康资源配置实践和历史逻辑来看，在传统的城乡"二元制"结构下，受健康资源短缺的限制能够享受医疗保障的人口数量比较少，这种体制是生产力发展水平低下的无奈之举。而以"市场为导向"的医疗卫生服务体系导致医疗卫生机构走向全面追求经济目标，使健康组织公益性质全面淡化，进而导致健康资源的可及性降低，使健康干预目标和干预手段选择出现严重偏差，反而加剧了健康不公平。从微观层面看，先进昂贵的医疗仪器设备占去了巨额的医疗投资，而使用的范围和受益面相当有限，加剧了医疗卫生保健普及与尖端医学技术发展和提高的矛盾。而单纯以高投入的方式解决疾病和健康，最终必然进入高投入、高消费的恶性循环。因此，寻求简洁、高效、个人可承受、国家可持续的健康之路既是国家的责任，又是国家的权力。

充分发挥我国政治体制的优越性，建设有中国特色的健康文化，是保障人民健康、全面建成小康社会的重要途径。但是大部分国家权力是通过行政机关来执行的，行政权力的行使往往受到手段单一性的限制，有时很

---

① 郝模，主编. 医药卫生改革相关政策问题研究［M］. 北京：科学出版社，2009：108.

容易打破市场规律和市场主体利益的平衡性。国家在健康文化产业管理中的主要目标应当是维护公众的基本健康权利，提供公共健康产品和服务，创造良好的健康产业发展的市场环境，这需要合理处理战略与策略、市场与"市长"的关系。

三、国家的健康责任

国家如果确立了正确的健康价值观，人民健康就有了国家核心价值观的保证，有利于人民健康的伦理原则、规范才能诞生，相应的有关健康的政策、法规的制定才有了正确价值观的指导。国家拥有立法、执法、政策制定、政策执行等管理国家、社会的最大权力，拥有税收、货币制造、财政分配等最大的资源，因此，国家对人民健康负有极大的伦理责任。我国《宪法》《民法》及相关卫生法规对保护人民健康做了明确而系统的规定，正是这种价值观的体现和扩展。①

（一）普及健康生活

"用健康指标来评估一个体系的好坏完全忽略了潜在人口和社会因素的作用。健康指标反映的不只是医疗保健提供的问题。预期寿命、婴儿死亡率都与环境、生活方式的选择以及社会问题有着很大关系。"② 由于个体所处的社会经济地位和其在社会关系网络中占有的资源不同，人的健康状况也会呈现出明显差异。通常，人对自身社会地位和角色的调适能力越强，对社会网络中的资源利用度越高，其健康水平也会相应提高。此外，教育、体育、科学、文化等社会精神文明因素的发展对健康也是必不可少的，因为社会精神文明的提高有利于创造良好的生活环境和健康的社会风气，能够促进人们相对积极的心态和健康的生活方式，从而实现身心健康和全面发展。普及健康生活的责任主体，一要有权威性，二要有组织力，这些在一定历史时期内都需要有国家权力的推动。国家通过健康教育、健康促进、健康传播活动，提高人群的文化素质和健康素养，普及健康生

---

① 李恩昌．健康道德责任论［J］．中国医学伦理学，2008（3）：8-11.
② ［美］詹姆斯·亨德森．健康经济学［M］．向运华，钟建成，季华璐，颜韬，译．北京：人民邮电出版社，2008.59.

活，培养健康行为。

个人健康生活来源于良好的健康和卫生习惯。但是，卫生与健康习惯并不是天然形成的，甚至也不都是"公用地灾难"，而是一种自然而然的非自律的习惯，如吸烟、酗酒、随地乱扔果壳、纸屑、烟头等，仅仅依靠普通的宣传教育是不够的。一方面它需要较长时间，甚至几代人的努力；另一方面，需要依靠包括惩戒在内的国家强制力量进行有力推动。后者往往是最有效的手段。国家通过加强健康教育，特别是学校和医疗机构的健康教育促进全民健康素养的提高；通过引导合理膳食、开展控烟限酒、促进心理健康、减少不安全性行为和毒品危害，塑造自主自律的健康行为；通过完善全民健身公共服务体系、广泛开展全民健身运动、加强体医融合和非医疗健康干预、促进重点人群体育活动，提高全民身体素质。

健康教育与健康促进以及健康传播是宣传健康知识的主要行动。由于国家具有健康的定义权与主导权，健康教育具有公益性特点，是健康促进的基础性工程。健康促进具有多主体性、服务性（可以是有偿性）、针对性和自愿性的特点。

健康教育与健康促进是健康文化建设的重要组成部分，健康教育不仅仅是我们一般认为的卫生知识宣传和传播，它的着眼点更重要的是树立正确的健康行为，改变不良健康行为，其目标是如何促使人们建立与形成有益于健康的行为和生活方式、消除危险因素，进而达到促进和保护健康的目的。而卫生知识的宣传与传播只是健康教育活动中的一个组成部分，其目的是促使人们吸收健康知识，改变健康知识结构和态度。由此可见，健康教育与促进是一个双向互动的过程，而不是信息流单向的流动。与此同时，健康教育与促进是一项专业性极强的工作，健康知识也在不断地增加、发展、变化和修正错误的过程中，这样，政府作为社会的管理与服务部门更重要的是行使行政管理权和指导权，不适宜作为健康教育与促进的实际执行者。

同健康教育与健康促进相比，健康传播的主体是信息传媒和媒体工作者，一般具有单向性、知识性的特点。传统的健康传播活动通过广播、电视、图书、展览、宣传单、讲座、电影、标语、报刊宣传、传单、宣传画等形式传播，具有直观、直接的特点。随着 21 世纪进入多媒体时代，互联网成为人们生活的重要信息来源，传统形式的健康传播手段受到一定的限制。例如，在农村地区，电影下乡活动中一般要放两三个知识传播性的"加片"，但是电影的观众特别少，甚至经常是放映员一个人因被"定位"而一个人"例行公事"。同样，对于大多数青少年，现在进入了"读图时代"，据说中国人读书的数量不足德国人的1/10。传统的健康传播遇到了实际的困难，需要我们调整观念与方式，充分发挥健康传播媒介广泛、灵活的特点，促进公众健康素养的提升。

健康生活方式的普及、"治未病"观念的深入可以有效减少疾病的发生；对于健康知识的充分了解可以减少很多盲目就医、过度医疗行为。这不仅可以减少家庭的经济和时间负担，而且有利于从整体上降低社会的健康成本。在健康传播的具体实践中，传播者需要将健康看作一个系统的整体，健康的科学知识、处理健康问题的科学精神和科学方法都是健康传播的重要内容，既要传播"健康知识"又要传播"关于健康"的知识；既要注重知识的传播，又要重视"事件"的传播；既要重视显性的知识和事件，又要重视隐性的知识和事件。具体到实践中，不仅要告诉公众"是什么""发生了什么"，还要告诉公众"为什么""怎么样"。在健康知识方面，除了告诉公众"吃什么""做什么""怎么办"之类的知识，更应当告诉公众这些都是"为什么"，提高公众"举一反三"的能力。健康科普图书、报纸、广播、电视、网络的使用上，应当将知识技能的系统性与碎片化相结合，注重连续性、趣味性等。在传播对象上，除了孕育妇女、幼儿、老年人外，针对中青年，尤其是青年学生的健康传播应当引起足够的重视，因为这个年龄阶段的健康问题是一生健康的基础和关键阶段。又由于这个年龄阶段的人思想活跃、接受新鲜事物快、具有一定的逆反心理，同时分辨是非的能力正在形成和提高，健康传播要取得很好的效果就要特别注重内容性和方式方法的统一和结合。而中年人是社会发展的骨干，也是家庭的顶梁柱，对于他们的健康知识传播也是十分必要的。

一个值得讨论的问题是，健康教育是否可以"市场化"？或者说，是否存在一个"健康教育市场"？本书认为，健康教育市场化的风险是非常大的。第一，由于健康教育直接为人们的健康服务，是以改善人们健康为目的的社会活动，是一项公益性极强的活动，不能产生盈利；第二，健康教育是一项专业性、技术性极强，关系到人民群众健康的特殊服务，服务方处于主导地位，这也决定了健康教育不能交给市场；第三，健康教育是科学技术密集的行业部门，其服务必须建立在厚重的专业理论和技术之上，需要极强的职业伦理来约束和调节。因此，健康教育应当由专业部门通过专门的方式进行，而不应当交给市场。例如，由于国家享有健康定义权，而且这些权力是不可让度的，因此国家组织健康专家编写健康教育的图书资料需要通过国家审定后、通过免费的方式交到普通公众手中，而不是流入图书市场由普通公众"购买"服务，这才是正确的运行方式。

（二）优化健康服务

国家有责任确保所有公众公平享有公共卫生服务和基本医疗服务。医疗保障的筹资方式仍主要利用现有制度基础，采取保险方式，政府财政予以支持。在基本医疗卫生制度建设方面，要全面缩小城乡之间、地区之间的差距。具体来讲，国家优化健康服务包括以下内容。

1. 覆盖全民的公共卫生服务

在"重大疾病"防治方面，根据危害我国人民疾病谱的变化，要实施对高血压、糖尿病、癌症、脑卒中等重大慢性病综合防控战略，实现全人群、全生命周期的慢性病健康管理。把早诊早治的适宜技术纳入诊疗常规范围。为了下一代的健康，通过各种途径加强学生近视、肥胖、口腔疾病等常见病的防治。国家通过监测预警机制、国家免疫规划、异常反应补偿保险机制等保障对重大传染病的防控。构建以生育支持、幼儿养育、青少年发展、老人赡养、病残照料为主题的家庭发展政策框架，引导群众负责任、有计划地生育。建立健全出生人口监测工作机制，维持全国出生人口性别比实现自然平衡。推进基本公共卫生服务均等化，使城乡居民享有均等化的基本公共卫生服务。

2. 提供优质高效的医疗服务

全面建成体系完整、分工明确、功能互补、密切协作、运行高效的整合型医疗卫生服务体系，实现人人享有均等化的基本医疗卫生服务，形成 15 分钟基本医疗卫生服务圈。在医疗卫生服务供给模式方面，建立专业公共卫生机构、综合和专科医院、基层医疗卫生机构"三位一体"的重大疾病防控机制，鼓励和支持社会机构作为医疗健康的补充，发展康复、护理、精神卫生事业，建设康复医疗中心、护理中心、健康体检中心、眼科医院、妇儿医院；发展连锁化、集团化经营的医学检验、病理诊断、医学影像、血液透析等。建立信息共享、互联互通机制，推进慢性病防、治、管整体融合发展，实现医防结合，同时不断提升医疗服务水平和质量。

3. 充分发挥中医药独特优势

与现代医学相比，传统中医药更接近健康模式。发展中医非药物疗法，使其在常见病、多发病和慢性病防治中发挥独特作用，需要国家通过各种政策措施来推动。发展中医特色康复服务对于维护健康具有基础性作用。充分发挥中医药在"治未病"中的主导作用、在重大疾病治疗中的协同作用、在疾病康复中的核心作用。发展中医养生保健"治未病"服务，将中医药优势与健康管理相结合，探索融健康文化、健康管理、健康保险为一体的中医健康保障模式，实现中医药健康养生文化创造性转化、创新性发展。同时实施中医药传承创新工程，推动中医药走向世界。

4. 加强重点人群健康服务

提高妇幼健康水平，向孕产妇免费提供生育全过程的基本医疗保健服务。构建覆盖城乡居民，涵盖孕前、孕期、新生儿各阶段的出生缺陷防治体系。促进健康老龄化，推动医疗卫生服务延伸至社区、家庭。维护残疾人健康，将残疾人康复纳入基本公共服务，实施精准康复，为城乡贫困残疾人、重度残疾人提供基本康复服务。加强对致残疾病及其他致残因素的防控。这些工作都需要国家有计划、有时序地推进。

（三）完善健康保障

医学组织化与建制化的一个重要表现和诱因是医疗卫生保健的全民化。二战后，各个国家都不同形式地实行了医疗保健的社会保险制度。到战后时期，美国与欧洲相似，均将医院视为现代化医学诊治的精华之地：

高技术、干预性的治疗，要求许多不同学科之间技术的密切配合。① 一方面，随着医疗水平的提高，很多不可治愈的疾病在新的技术条件下都有了治疗的可能，天花、脊髓灰质炎等疾病通过卫生运动彻底退出了历史舞台。而新技术与医疗卫生的共同行动是与高费用、高投入联系在一起的，对于个体来讲，很少有人能负担得起，个体疾病的费用就需要由全社会分摊。对于影响人类健康的重大行动则不得不动员国家甚至全社会的力量共同来完成。另一方面，个体疾病对社会的影响越来越受到重视，人们也越来越有能力控制个体疾病的蔓延。

社会保障的各个领域仅靠市场机制本身是无法实现的，完善健康保障是国家健康责任的主要职能。国家首先应当健全医疗保障体系，其中包括完善全民医保体系、健全医保管理服务体系和积极发展商业健康保险。医疗保障体系包括基本医疗保障（主体）、其他多种形式补充保险和商业健康保险（补充）。改革开放40年来，中国的社会保障事业得到了迅速发展，其中，社会救助在扶贫济困方面发挥了巨大的作用；社会保险的各个领域都进行了深刻的改革，养老、医疗、失业三大保险基本框架已经建立并正在完善之中。因此，社会保障以政府为主体，依据法律规定，通过国民收入再分配得以实现。

国际经验表明，一个比较完整的制度从设计到成型通常需要多年时间，不可能在短期内迅速形成。但是，我们国家有社会主义"集中力量办大事"的优势，2009年后城乡一体化的医疗保障已逐步成形，这极大地体现了我国医疗制度的优越性。在我国，城乡一体的医疗救助制度是基础，是整个医疗保障体系的最终安全网，负责为低于一定标准的人群提供医疗保障，并承载着我国城乡一体化进程逐步由分割走向城乡整合。基本医疗保险制度是我国未来医疗保障体系的主干，负责为绝大多数公众提供基本水平的医疗保障待遇。基本实现全覆盖。第一，制度结构上，将逐步走向整合，从城乡分割的二元制度逐步变为城乡整合的一元制度，最终形成统一的基本医疗保障制度。第二，制度提供的待遇水平将逐步提高，特别是针对贫困人口的各项保障措施十分有力。第三，基本医疗保险管理将不断

---

① Roy Porter. The Cambridge History of Medicine [M]. Cambridge：Cambridge University Press，2006：210.

完善，制度管理对人口流动性的适应不断提高，基金使用效率和管理水平不断改善。

完善健康保障还需要通过深化药品、医疗器械流通体制改革，完善国家药物政策，不断完善药品供应保障体系。

（四）建设健康环境

文明、进步的政治环境使国家可以把经济发展和社会发展的成果最大限度地惠及人民健康。数千年文明史表明，健康需要稳定和文明的环境（包括自然环境和社会环境）作为支持。从自然环境来说，秀美山水和没有污染的环境适合养生与保健，而空气、水源、土壤污染等则成为现代重要的致病因素。从社会环境方面来看，社会动乱、灾荒饥馑、战争动荡等都是影响健康的危险因素。国家通过统一协调的行动，发挥前瞻性，消除危害健康的各种不利因素，创造良好的健康环境。

生态文明建设与"健康中国"有着内在的联系。加强影响健康的环境问题治理既是生态文明建设的需要，又是健康中国、健康文化建设的必要保证。国家通过深入开展爱国卫生运动、加强城乡环境卫生综合整治、建设健康城市和健康村镇，把我国建设成为人居环境干净整洁、适合居民生活养老的美丽家园，实现人与自然和谐发展。保障与健康相关的公共设施用地需求，完善相关公共设施体系、布局和标准，把健康融入城乡规划、建设、治理的全过程，促进城市与人民健康协调发展。国家需要深入开展大气、水、土壤等污染防治、实施工业污染源全面达标排放计划、建立健全环境与健康监测、调查和风险评估制度来保证人类生存的良好环境，最终是为了保障公众的健康。

此外，安全生产和职业健康的保障、加强和促进道路交通安全、预防和减少意外伤害、提高应对突发事件的能力，也是促进人民健康的重要内容。同时，由于健康已经不再局限于一个国域之内，卫生健康事件往往具有全球性的特点（SARS 等疾病的流行就很典型），全球传染病疫情信息智能监测预警、口岸精准检疫的口岸传染病预防控制体系、进境动植物检疫风险评估准入管理等也是国家建设健康环境的重要工作内容。

就健康文化的社会环境来说，人、社会和自然都是存在于一个系统中，是整体的组成部分。个人与他人是须臾不可离的，个人只有通过与他人相互协作才能发展。个人与社会也是休戚相关的，个人的生存与发展离不开社会为其提供的各项物质与精神生活条件，而社会的发展亦离不开全体社会成员的全面健康发展。

（五）发展健康产业

产业离不开文化的支撑，文化本身也可以是产业。从健康文化的角度来看，健康产业不仅涉及经济行为，还是传播优秀健康文化，特别是传播中国传统健康文化的有效途径。

健康产业包括办医办药、健康服务产业、健身休闲运动产业等。与一般的医药产业相比，健身休闲运动产业具有专业性强、形式多样、公众喜闻乐见以及市场主体多元化、社会力量投入多的特点，是包括体育、健身、文化（融合）、娱乐、休闲、社交于一体的产业形式。与公众的日常生活紧密结合甚至是日常生活的一部分。对于健康休闲产业，应当充分尊重市场规律，国家通过优化市场环境、培育多元主体，引导社会力量参与健身休闲服务的运营。在一定时期推动特定体育项目的推广也是一个促进新型健康文化培育的重要手段。例如，利用2022年北京举办冬季奥运会的契机，大力培育冰上、雪上运动项目，推动基地建设、相关运动装备产业等，是一个促进健康、体育、文化、产业协同发展的良好机遇。

产业发展既需要科技支撑，也需要体制机制的创新。国家可以通过加强医药技术创新，完善"政产学研用"协同创新体系，推动医药创新和转型升级，提升健康产业可持续发展能力。通过提高具有自主知识产权的医学诊疗设备、医用材料提高健康文化的国际竞争力。通过构建创新驱动、绿色低碳、智能高效的先进制造体系，提高产业集中度，增强中高端产品的供给能力。大力发展医疗健康服务贸易，推动医药企业"走出去"和国际产业合作，提高国际竞争力，也是健康产业发展的重要内容。

以中医药为载体的中医药文化产业也是健康产业的重要组成部分。中药是我国人民数千年来在治疗和预防疾病的过程中积累起来的宝贵财富。国家旅游局、中医药管理局《关于促进中医药健康旅游发展的指导意见》提出开发中医药健康旅游产品、打造中医药健康旅游品牌、壮大中医药健康旅游产业、开拓中医药健康旅游市场、创新中医药健康旅游发展模式、培养中医药健康旅游人才队伍、完善中医药健康旅游公共服务、促进中医药健康旅游可持续发展八项重点任务。

从当前医疗健康产业，特别是保健品产业市场的发展来看，当代健康文化存在概念被消费、公众被误导、行为失范等困境，救治之方是将良好的健康文化付诸公众健康实践。而保健品行业很多都打着中医药、祖传秘方等旗号来误导公众，以达到商业目的，本质上是一种不利于健康的行为，也不利于健康产业本身的健康发展。因此，在行动层面推进健康文化的实践更强调个人与社会的共同责任。需要医学围绕健康、公众理解健康、社会关注健康、国家促进健康。

（六）维护健康公平

"健康是每个公民的基本权益，健康的公平是社会公平正义的重要内容，一个社会不能用个人贫富来决定生命的价值。保障和促进全民的健康，使每个人无论贫富都能够获得必要的医疗卫生服务，不仅是保障个人健康的要求，也是保护和发展社会生产力，实现经济发展、社会和谐的要求。"[①] 社会的医疗保健体系，不仅要考虑公众的可及性和经济的可负担性，还要保证健康产品与健康服务的公平性，即健康公平。

健康公平是现代社会广泛受到关注的问题，也是中国和谐社会建设中的基础性问题之一。医疗体制改革一方面要提高医学治疗水平，另一方面要保证医疗的公平，"这既是卫生保健体系结构性与系统性危机的外在表现形式，又是深化医药卫生体制改革的热点和难点，是公共政策与卫生政策议程优先领域，是制度安排、政策模式与制度本质属性的深刻反映"[②]。

对于健康公平的关注可以追溯到恩格斯著名的《英国工人阶级状况》（1845）。当代健康公平问题研究兴起于 20 世纪 80 年代，并受到医学社会工作者、健康问题专家以及健康政策制定者的广泛重视。1983 年，Gavin Mooney 提出健康公平的范畴包括人均的健康支出、人均占有健康资源、平等需要平等资源、平等需要平等机会、平等资源平等利用、平等的优先权范围以及平等的健康回报的健康公平原则。1992 年 Margaret Whitehead 指出，健康中的差别不仅是不必要的和可避免的，而且应当被视为是不公正

---

① 李玲. 健康强国——李玲话医改 [M]. 北京：北京大学出版社，2010：172.

② 刘继同，严俊，王明旭，等. 中国医学人文、医学职业精神的主要研究议题与制度化决定因素 [J]. 中国卫生政策研究，2009，2（10）：56-61.

的和不正义的。1996 年 Norman Daniels 和他的同事们发展了判断不公正的科学和艺术系统。2000 年，健康公平国际社会（International Society for Equity in Health）在哈瓦那国际年会上，采用了如下定义：健康中的公平是指在一个或多个横跨由人口或人口子群组成的社会，人口或地域中的健康因素不存在系统的和潜在的可矫正歧视。

关于健康公平问题研究和实践最集中的领域是初级保健（First Health Care），即现有健康资源尤其是医疗保健资源在不同地区和人群的分配。自 20 世纪 80 年代开始，我国所进行的基本医疗服务改革旨在保障和实现每一位公民能够获得基本医疗保健，其宗旨是广覆盖、低水平，体现公益性和公平性。只要参加基本医疗保险的人都可以获得基本医疗服务，即获得基本医疗的机会是平等的。这一改革结束了过去占人口少数的干部、城镇职工等享受公费医疗，占大多数人口的农村居民没有任何医疗保障的局面，是体现和促进医疗公平和健康公正的重要举措。[①] 2009 年 3 月国务院发布的《关于深化医药卫生体制改革的意见》中明确提出要把基本医疗作为公共产品向全民提供，实现人人享有基本医疗卫生服务，全体人民病有所医。

对于健康公平的重大实践工程，以消除绝对贫困为目标的精准扶贫中的重要内容——健康扶贫，可以说是健康公平的最大规模的实践活动。

针对贫困地区和贫困人口采取的政策性措施包括：加强贫困地区医疗服务体系提升建设，积极推进分级诊疗和医联体建设，加强贫困地区医疗卫生服务体系建设；深入开展对口帮扶，实施全国三级医院与连片特困地区县、国家扶贫开发工作重点县县级医院一对一帮扶；提高医疗保障水平，切实减轻农村贫困人口医疗费用负担；对患大病和慢性病的农村贫困人口进行分类救治；实行县域内农村贫困人口住院先诊疗后付费；统筹推进贫困地区医药卫生体制改革；加大贫困地区慢性病、传染病、地方病防控力度；加强贫困地区妇幼健康工作；深入开展贫困地区爱国卫生运动；加快推进家庭医生签约服务；强化贫困地区卫生人才综合培养；等等。

在公共卫生方面，以爱国卫生运动为引领，通过卫生城镇创建、环境

---

① 刘俊香，阴津华. 正义论视域下的我国基本医疗服务改革［J］. 哲学分析，2013（2）：108-115.

卫生整洁行动、统筹治理环境卫生、人居环境改善等行动，有效提升贫困地区人居环境质量。同时将农村改厕与农村危房改造项目相结合，实施农村饮水安全巩固提升工程，推进农村垃圾污水治理，综合治理各种污染。加强健康促进和健康教育，提升农村贫困人口健康意识，形成良好卫生习惯和健康生活方式。

四、从"大卫生"到"大健康"

健康的英文译文是"Health"，而这个单词也经常被译为"卫生"，因此，我们经常使用的"卫生"概念在很大程度上就是指的健康概念，但是更多被通俗地理解为"环境卫生"从而限制了其内涵的扩展。为了从整体上促进卫生事业的发展，新中国成立初期我国从国家层面上使用的卫生概念实际上更接近"大卫生"的概念。进入 20 世纪后，"大健康"又逐步取代"大卫生"概念，体现出主体更丰富、视角更多元、人本更突出的特点，更加顺应健康文化的实质与方向。

（一）从"卫生"到"大卫生"

"卫生和清洁在其他文明中并非闻所未闻，有哪个社区能够容忍邻边不尊重自身法律的社区呢？不过在我们的新生物技术经济中，卫生占据了一个支配性的地位，它不仅意味着公众对疾病的防御，也意味着采取积极的步骤来使整体环境有利于人类的健康、动物的愉悦，以及充足的日照。"[①] 虽然史书记载各朝代都重视健康卫生工作，皇帝通过发布命令等形式促进健康卫生，但实际情况也许并非如此，或者说执行的效果并不好，也没有"长效机制"。1945 年 12 月，陈嘉庚在《战后建国首要——住屋与卫生》中说"余前年代表南侨回国慰劳，经十余省所历城市乡村千数，见其街道及乡村屋宅之卫生状况，比新加坡 20 年前尚远不及"。事实上如前所述，大规模的公共卫生运动并取得成效已经是 1949 年以后的事情。

"卫生"观念的引入改变了中国人对疾病与环境关系的看法。原来中医理论认为疾病的发生只与不正常的天气、无节制的饮食等相关，而到了

---

① ［美］刘易斯·芒福德. 城市文化 [M]. 北京：中国建筑工业出版社，2009：454.

20世纪初期，"是否卫生"已成为评价城市文明程度的标准，疾病的发生与城市环境建立起了直接相关的联系。与此相应的是，"卫生"事务作为整个城市空间治理的一部分措施开始纳入警察监控的职责中，扮演着与地方自治组织争夺城市控制权的角色。20世纪以前的城市管理者在保证人民健康方面采取的是有限干预的态度，其职责主要是确保正常的粮食供应，劝告人们遵行中医预防疾病的合理箴言。国家没有权力或相应的组织去直接干预人民的健康事务，也不想这样做。进入20世纪以后，城市管理者以卫生的名义对居民日常生活的干预逐渐变得合法化。1920年，耶鲁大学温斯洛（C. E. A. Winslow）把公共卫生定义为："通过有组织的社会努力来预防疾病、延长寿命、促进健康的科学和艺术。这些有组织的社区努力包括改善环境卫生，控制传染病，教育每个人注意个人卫生，组织医护人员为疾病的早期诊断和预防性治疗提供服务，建立社会机构来确保社区中的每个人都能达到适于保持健康的生活标准。组织这些效益的目的是使每个公民都能实现其与生俱有的健康和长寿权利。"①

"大卫生观"是与过去那种传统的、狭义的对卫生工作的看法相比较而言的。②"大卫生观"的思想渊源则可以追溯至毛泽东对健康与卫生工作的重要论述。毛泽东关于卫生工作的基本观点和思想方法，代表了世界先进的卫生思想，引领中国卫生事业在新中国成立后40年取得了西方130多年实现的目标，是"大卫生"最重要的思想渊源。《国家卫生健康委员会职能配置、内设机构和人员编制规定》第十三条规定了卫生健康委员会的"职能转变"，将大卫生、大健康理念，以人民健康为中心等纳入国家卫生健康行政主管部门的职责范围，顺应了新时代人民健康发展的需求。"国家卫生健康委员会应当牢固树立大卫生、大健康理念，推动实施健康中国战略，以改革创新为动力，以促健康、转模式、强基层、重保障为着力点，把以治病为中心转变到以人民健康为中心，为人民群众提供全方位全周期健康服务。"

"大卫生观"概念是20世纪80年代末期开始使用的一个概念。何谓大卫生观？概括地说，就是要站在社会发展和人类进步的高度来看待卫生

---

① 黄建始. 什么是公共卫生？[J]. 中国健康教育，2005（1）：19-21.

② 张自宽. 学习毛泽东同志的大卫生观 [J]. 中国初级卫生保健，1994（1）：6-9.

工作, 并坚持动员和依靠全社会的力量进行综合治理, 即卫生工作的社会发展观和卫生工作的社会系统工程观。① 马爱群从卫生工作面对新形势的角度认为, "所谓大卫生观, 应包含这样几层意思: 一是卫生工作的社会观念; 二是卫生工作的商品观念; 三是卫生工作的系统观念; 四是卫生工作的综合服务观念; 五是卫生工作面向世界、面向未来观念; 六是卫生工作的法制观念"。②

1988 年春节前后, 中国最发达的城市——上海市甲型肝炎爆发流行。因大批患者眼珠和皮肤呈深黄色被人们称作 "黄子浪潮"。其原因是生食污染了甲肝病毒的毛蚶, 给这座大都市的经济活动和市民生活带来了严重影响, 也引起了全国的关注和反思。③ 这使我们重新对 "预防为主" 的卫生工作方针高度重视。结合当时卫生工作实际, 专业学者们从实践层面对大卫生观进行了阐述。20 世纪 80 年代与 90 年代之交, "大卫生观" 在传染病防治、基层 (农村) 卫生保健、预防为主的方针以及健康社会学领域开展了有益的探索, 特别是在健康伦理学领域展开了讨论, 其价值得到初步彰显。包括统一领导、部门沟通、群众参与、健康教育、健康传播在内的一整套 "大卫生" 体系的建设迫在眉睫。《中华人民共和国传染病防治法》在 1989 年 9 月 1 日正式实施, 标志着我国传染病防治工作从行政干预开始走向法制化、科学化轨道。这将有利于动员组织全社会的力量, 树立全方位贯彻预防为主、全社会关心和支持卫生防病的 "大卫生观"。④

从基层初级卫生保健来看, 大卫生观更具有其理论和实践价值。大卫生观强调卫生工作与经济社会同步发展, 强调国家和社会共同把健康作为基本人权保障的要素, 强调卫生工作的全方位综合治理, 是医学进一步社会化的产物, 也是现代卫生发展的必然趋势。因此, 初级卫生保健是实现 2000 年人人享有卫生保健的战略措施, 必须用大卫生观去正确地理解和指导初级卫生保健, 才能强化手段, 实现全球卫生发展战略目标。⑤ 同时, 农村卫生工作

---

① 张自宽. 学习毛泽东同志的大卫生观 [J]. 中国初级卫生保健, 1994 (1): 6-9.

② 马爱群. 试论树立大卫生观 [J]. 中国医院管理, 1987 (9): 24-26.

③ 张勘. 必须树立全方位贯彻预防为主的大卫生观——上海 1988 年春甲肝暴发流行一周年小祭 [J]. 中国公共卫生管理, 1989 (2): 1-2.

④ 张勘. 传染病防治与 "大卫生观" ——写在《传染病防治法》实施之际 [J]. 中国卫生事业管理, 1990 (1): 17-18.

⑤ 孙昭水, 李希乐. 用大卫生观念指导初级卫生保健 [J]. 山东医药, 1990 (S2): 11-13.

在近百年时间一直是中国卫生事业的重点。如果不改善农民医疗状况，就谈不上卫生事业的真正发展。这既是卫生工作治理整顿中必须解决的问题，也是 20 世纪 90 年代深化卫生改革的战略重点。要发展农村卫生事业，大卫生是必经之路。大卫生观顺应了无病防病、健康投资的社会需求和群众心理，深化了卫生服务的内涵，着眼于群体健康水平的提高，"在服务内容上从治疗扩大到预防、保健、康复服务；从病理扩大到生理、心理服务；从医院扩大到医院外服务；面向农村，从微观走向宏观，把视野扩大到社会上层，从而提高人民群众的健康水平"。① 此外，大卫生观还被认为是拓展卫生经济研究的有效途径，② 是医学进步的显著标志。③

用大卫生观指导医疗卫生工作，是新时期卫生大国的必然要求，这是卫生工作成为国家责任的一个具体体现。此观念具有以下几个特征：一是社会性；二是整体性；三是开放性；四是多样性；五是动态发展性。④ 因此，大卫生观也必然与"健康道德"的概念联系在一起。健康道德是关于人类健康的一种道德观念。它是医学道德向社会道德的扩展，也是医学道德向社会公德的升华。"人人为健康，健康为人人"是其基本原则。⑤ 在大卫生观视域下，健康是包括卫生部门在内的全社会的共同责任，所有部门、所有社会成员都要把自己的工作和行动与人民健康联系起来，防止自己的工作过程、工作结果以及行为过程、行为结果对人的健康产生危害，并以之努力维持和促进人民健康。⑥ "大卫生"是在医学的进一步社会化、进一步分化与综合和深化改革的过程中适应医学模式转换、健康模式转换的情况下提出的新观念。大卫生观已经远远不再仅仅关注微观的疾病与卫生，而是将人类健康置于生活环境—人工环境—人工生态—自然生态的大环境视域之下，使人类健康不仅需要关注自身的疾病、人类自身的自然、社会与生活环境，而是一个更为开放的体系，成为一个"自然资源—生态环境—人类健康"的整体，这就需要强调卫生事业的社会化与生产的社会

---

① 任锡岭. 大卫生是发展农村卫生事业的必由之路 [J]. 中国社区医师, 1990 (5)：44-46.

② 吕次录. 树立"大卫生"观拓展卫生经济研究领域 [J]. 中国卫生经济, 1990 (6)：4-7.

③ 李开兴. "大卫生观"是医学进步的显著标志 [J]. 中国社会医学, 1990 (4)：3-9.

④ 黄党发. 唤起"大卫生观"与健康责任的强烈意识 [J]. 中国医学伦理学, 1990 (5)：16-19.

⑤ 侯连远，李恩昌. 健康道德 [M]. 北京：科技文献出版社, 1991：10.

⑥ 李恩昌. 健康道德责任论 [J]. 中国医学伦理学, 2008 (3)：8-11.

化同步发展，以实现健康与生产相互适应与促进。反映在道德领域，这是对传统医学人道主义的扩展与升华，这个实质也正反映出健康道德特征的核心内容。① 从道德与伦理的角度审视大卫生观，必然引出个人、社会和国家的健康责任。

进入新时代，健康已处于人类发展的突出位置，成为国家软实力的重要组成部分。面对人口老龄化水平不断提高、流动人口增加给基本卫生服务均等化带来的挑战以及消除贫困给精准健康脱贫提出的新要求，继承和创新发展大卫生观，优先干预主要健康问题和复杂的影响因素，发挥政府主导、部门合作、社会参与的优势，继续贯彻预防为主、防治结合、中西医并重的方针，以农村为重点面向全体人民的卫生政策。②

"大卫生"与"大健康"有着内在的紧密联系，大健康是对大卫生的进一步深化。"健康是要达到消除疾病并实现包括生理、心理和社会能力等综合素质的完好状态。为了防治疾病并提高人们的综合素质。大卫生观念同样发展了健康的概念，这一概念考虑到了更广泛的影响健康的因素，并提出了实现保障人们健康的正确方针和策略，其核心是预防为主和动员全社会参与。"③ 这与大健康观的核心价值是一致的。不断提高公众对健康的参与度与内生动力，实现从"大卫生"向"大健康"的递进，正是"健康中国"所要求的。

（二）"大健康"解读

从个人健康的视角来看，"健商"本质上关注的是"一切与健康有关"的因素。这与进入 21 世纪另一个普遍使用的健康概念——"大健康"理念高度契合。"大健康"一方面与 20 世纪 90 年代出现的"大卫生"概念在着千丝万缕的联系，同时又是从现代"健康"衍生出的一个概念或者说是一种观念。与一般的身体健康相比，"大健康"体现出主体更丰富、视角更多元、人本更突出的色彩。

关于"大健康"思想的渊源，雷顺群认为大健康思想的雏形来自《黄

---

① 侯连远，王永维，翁燕玲，宋菊臣 . 大卫生观与健康道德探微 [J]. 中国医学伦理学，1990 (5)：20-22.

② 李滔，王秀峰 . 健康中国的内涵与实现路径 [J]. 卫生经济研究，2016 (1)：4-10.

③ 朱宗涵 . 强化大卫生观念，规划新时期预防保健工作 [J]. 中华医院管理杂志，1998 (6)：3-7.

帝内经》，或者说《黄帝内经》孕育和催生了古代原始大健康模式，故我国是"大健康"思想的发源地。[①] 就像西方科学思想都要追溯到古希腊一样，我们的健康文化的一切渊源都可以追溯到《黄帝内经》。《黄帝内经》孕育和催生了我国古代"大健康"思想的雏形。《素问·四气调神大论》论述人们要达到健康的目的，应当顺应四时气候的变化，用以调摄精神活动，使身体活动适应自然界生、长、收、藏的规律，从而达到养生防病、延年益寿的目的。如果违背了四时气候变化的规律，就会影响人体的健康，发生寒病、疟疾、泄泻、痿厥等疾病。

较早提出并使用"大健康"的说法是围绕 WHO 关于健康的定义展开的。杨眉提出"'健康'按世界卫生组织提出的定义，指包括身体健康、心理健康和社会适应在内的一种大健康状态"。[②] 在此理念指导下开设个性心理学课程，对学生开展"完善个性"的教育取得了良好效果。之后又提出大健康的内容包括：治疗、早期预防、健康促进。对于"大健康"，学者从不同的角度进行了解读。

1. 观念与价值视域下的大健康

"新理念"说。蔡青青等从影响健康的诸多因素出发，认为大健康即"以生理健康、心理健康、社会健康、社会适应、环境适应、健商、基因和智、美、乐、寿等因素构成现代人健康的新理念"。[③] 张立平则从时代发展、社会需求以及国家的健康政策等角度提出大健康追求的不仅是个体身体健康，还包括精神、心理、生理、社会、环境、道德等方面的完全健康。大健康是根据时代发展、社会需求与医学模式的改变，提出的一种全新健康理念。围绕人的衣食住行和生老病死，关注各类影响健康的危险因素和解决关系健康的重大及长远问题，提倡全民健康建设，是在健康服务全覆盖、优质公平可持续的健康理念指导下提出来的。提倡的不仅有科学的健康生活，更有正确的健康消费，实现健康与经济社会良性协调发展。[④]从中可以看出，大健康概念已不仅局限于个体健康的范畴，还是全民健

---

① 雷顺群. 大健康的核心思想和中心内容 [J]. 中医杂志，2017，58（2）：91-95.

② 杨眉. 青春期健康个性教育——一种促进大健康的模式 [J]. 北京经济瞭望. 北京财贸学院学报，1995（4）：41-43.

③ 蔡青青. 21 世纪大健康的理念与体育运动 [J]. 福建体育科技，2002；21（6）：22-25.

④ 张立平. 大健康概念的内涵与特征探讨 [J]. 人民军医，2017，60（1）：1-2.

康、社会健康的重要成分和因素。

"健康概念深化"说。从更广泛的意义上讲，海青山等认为"大健康是健康理念的深化和泛化"。① 大健康理念的深化体现为以下三个特征：第一，健康概念从客观化向主观化转变。大健康观提倡无病无弱、身心健全、社会适应和环境和谐的多维健康状态。② 第二，健康概念从标准化向个性化转变。第三，健康概念从医学向社会化转变。③

"全局性理念"说。这种观点认为大健康是指以社会需要、时代发展以及疾病变化等为依据，提出的一种全局性理念。大健康理念研究的内容主要为人的衣食住行、生老病死，也对各类影响健康的误区和相关危险因素有所关注。④ 黄惠勇从"时代发展、社会需求与疾病谱的改变"出发，认为大健康是一种全局的理念。它追求的不仅是个体身体健康，还包含精神、心理、生理、社会、环境、道德等方面的完全健康，提倡的不仅有科学的健康生活，更有正确的健康消费等。它的范畴涉及各类与健康相关的信息、产品和服务，也涉及各类组织为了满足社会的健康需求所采取的行动。因此，"大健康不是一种简单的理念，是多种理念的整合融合，它既有生活的常识，又有生存的理解；它既有理性的思维，又有哲学的思想；它既有感性的认识，又有实践的成果。它是社会的，更是人类的，它是发展的理念、需求的理念、消费的理念的总和。"⑤

"价值观"说。闫希军认为，"健康中国"建设是大健康的实践活动，而在健康中国的建设过程中，特别需要能够统摄国家、社会和个人三个层面的价值观来引领大健康事业之实践，这一价值观即大健康观。大健康的谱系是全要素的，包括身、心、社、德、生态；健康应当是全方位的，覆盖健康—亚健康—疾病、衰老、失能、残障，从个体健康到群体健康，从健康的生活方式到健康危险因素之控制，从健康的生活环境到培育健康的

---

① 海青山，金亚菊．大健康概念的内涵和基本特征［J］．中医杂志，2017，58（13）：1085-1088．

② 刘德培．人民共建共享"大健康"［J］．中国卫生，2016（10）：26-27．

③ 海青山，金亚菊．大健康概念的内涵和基本特征［J］．中医杂志，2017，58（13）：1085-1088．

④ 竺静，王崇宇．大健康背景下护理人才培养模式探析［J］．中国现代医生，2016，54（31）：146-149．

⑤ 黄惠勇．谈大健康产业创新发展模式［J］．湖南中医杂志，2017，33（3）：1-4．

生态环境，从体育健身到美育、德育、修身；健康也应当是全流程的，照应到人的生、老、病、死整个生命历程。"大健康"是经过价值启蒙所凝结的健康价值共识在健康价值实践活动中的表现，即表现为生活方式、身体能力、个人修为、对健康的理念和态度、社会习惯和文化。其中所谓的"价值启蒙，所凝结的健康价值共识"，反映的就是一种健康价值观，其在现实上具有明确的实践指向性。大健康观就是以人类的健康、民族的健康为根本的健康价值存在论；以人、社会、生态和谐为特征的健康价值本质论；以追求天人合一、形神和通，遵循健康生活方式为特征的健康价值方法论；以实现躯体健康、心理健康、履行社会责任的能力健康、道德健康，以及提高生命质量在内的整体的、全面的、全社会健康的健康价值目的论。①

"时代背景"说。张琰认为，党的十八届五中全会通过的《国民经济和社会发展"十三五"规划》中，首次明确提出了"建设健康中国"的新目标，要求在"十三五"时期医疗卫生事业发展中全力推进健康中国建设。2016年8月26日审议通过的《"健康中国2030"规划纲要》中则提出了建设健康中国的总体战略和详细策略。大健康的时代背景与健康中国建设的国家战略对医疗卫生事业发展、医药卫生体制改革等提出了新的要求。②

"战略靶点"说。金琳雅认为"将健康融入所有政策""共建共享、全民健康"的战略主题，将医疗卫生战略靶点从疾病观转向"大健康观"。在健康关口、目标以及重心上做出改变并从社会、行业与个人三个层次对实现健康中国战略进行了总体规划。①关口前移："以诊治为主"转变为"以预防和健康促进为主"。②目标上移：关注疾病转变为关注健康。③重心下移：医院下移至社区及家庭。

2. 产业与实践视域下的大健康

大健康概念的提出最早是与健康产业紧密结合在一起的。2003年，天士力集团提出"天士力集团是以大健康产业为定位的"，并提出"新型大

---

① 闫希军，吴迺峰，闫凯境，等. 大健康与大健康观［J］. 医学与哲学（A），2017，38（3）：9-12.

② 张琰，张海涛，葛建一. 大健康时代背景下县级公立医院的定位与发展［J］. 江苏卫生事业管理，2017，28（3）：4-7.

健康产业体系"的说法。① 许多学术研究从一个侧面支持了这种说法。

"模式+产业"说。大健康产业是指以维护、改善、促进与管理健康，预防疾病为目的，提供产、学、研产品与相关健康服务的行业总称。② 大健康产业是以健康行业为主导的产业融合。大健康的核心思想和中心内容主要包括三个方面：一是以人类的生存、健康、长寿为宗旨，这是大健康的全球战略目标；二是以"自然—生物—人体—社会—思维大健康模式"为核心，大健康的一切问题都是围绕这个核心进行探讨和研究的；三是以大健康产业为根基，大健康产业是国家经济建设的新引擎。

大健康产业具有三个基本特征：①大健康产业的物质性。它的主体、对象、手段、结果都是物质的，能被人感觉到的。例如，在大健康产业的生产过程中，人是生产主体，原材料是生产对象，技术和工具是手段，产品是结果，所有这些都是看得见、摸得着的物质客体。②大健康产业的能动性。它有着明确的目的和意义，根据市场需求，积极主动地研究开发、生产制造符合社会需要的各种产品。③大健康产业的社会性。产品的研究开发是在前人的基础上不断深化，产品的生产需要许多人共同协调才能完成，产量的多少受社会需求的制约。③

"管理模式"说。这种观点认为大健康首先是一个产业概念，而大健康产业的首要特征是规模大，以健康概念为主导的产业融合更是其主要特征，众多的产业形态聚集进而凝聚为一个庞大的产业集群。大健康是数据化的健康管理模式。

"医养结合"说。大健康的内涵包括三个方面：第一，要将医疗服务前移。包括健康宣传、健康教育、健康服务，贯彻预防为主的方针。第二，要将医疗服务后延。配合分级诊疗的实施，鼓励患者在大医院接受治疗后，到基层医院进行护理和康复，而不是占着大医院的床位过度医疗。第三，切入健康养老体系建设中，将医疗和养老相结合，"医养结合"是大健康理念的核心。④

---

① 刘辉，老方. 将"现代白酒"进行到底 [J]. 中国酒，2004（1）：10-11.
② 王秀华. 发展大健康产业培育新的经济增长点 [J]. 法制与经济，2015（10）：120-122.
③ 雷顺群. 大健康的核心思想和中心内容 [J]. 中医杂志，2017，58（2）：91-95.
④ 戴伟，张霄艳，孙晓伟. 大健康理念下的"医养结合"模式 [J]. 中国社会保障，2015（10）：82-83.

3. 理念与产业综合说

"消费观"说。李金玉认为，所谓大健康就是围绕人的衣食住行，关注影响健康的各类因素，提倡自我健康管理，追求自身身体健康和心理健康，提倡科学的健康生活和正确的健康消费观。它的产业涉及各类与健康相关的信息、产品和服务，如医药产品、医疗器械、保健用品、营养食品、健康咨询、健康管理、休闲健身等。消费观集合了"产业"与"观念"两种因素。[①]

"多种理念的整合融合"说。黄惠勇认为，"大健康"是根据时代发展、社会需求与疾病谱的改变提出的一种全局的理念。它追求的不仅是个体身体健康，还包含精神、心理、生理、社会、环境、道德等方面的完全健康，提倡的不仅有科学的健康生活，更有正确的健康消费等。它的范畴涉及各类与健康相关的信息、产品和服务，也涉及各类组织为了满足社会的健康需求所采取的行动。因此，大健康不是一种简单的理念，是多种理念的整合融合，它既有生活的常识，又有生存的理解；它既有理性的思维，又有哲学的思想；它既有感性的认识，又有实践的成果。它是社会的，更是人类的，它是发展的理念、需求的理念、消费的理念的总和。[②]

4. 传统文化与医药视域下的大健康

雷顺群认为：世界物质运动变化的时空观是大健康理念萌芽的奠基石。多学科的交叉和渗透是大健康理念草创的重要条件。《黄帝内经》孕育和催生了我国古代大健康思想的雏形。可见大健康思想的雏形来自《黄帝内经》，或者说《黄帝内经》孕育和催生了古代原始大健康模式，故我国是大健康思想的发源地。[③]

大健康与传统医药的关联：随着社会与经济发展，居民疾病谱发生重大变化，国民疾病负担日趋加重，医学本源已经回归到预防为主、保障健康，新的服务模式不断涌现，服务内容和服务边界也在不断扩展和延伸；

[①] 李金玉，刘英. 服务于大健康产业的人才需求分析［J］. 中国经贸导刊（理论版），2017（20）：65-66.

[②] 惠勇. 谈大健康产业创新发展模式［J］. 湖南中医杂志，2017，33（3）：1-4.

[③] 雷顺群. 大健康的核心思想和中心内容［J］. 中医杂志，2017，58（2）：91-95.

与健康相关的多学科、多领域、多部门之间已经出现交叉与融合。胡孔法认为, 近年来国家高度重视人口健康和中医药信息化的发展, 先后颁发了《中医药健康服务发展规划 (2015—2020 年)》(国办发〔2015〕32 号)、《中医药发展战略规划纲要 (2016—2030 年)》(国发〔2016〕15 号)等,① 这些都揭示了"大健康"与传统医药具有内在的深刻关联。

"本土化"说。从健康人文学的角度, 段志光认为大健康是一个本土化和中国特色的概念。"大健康人文是对人的健康境遇和生命过程优化中的影响因素, 给予个体或群体全方位、全流程、全要素的健康促进及凸显人性的关怀。它是一个比医学人文和健康人文在严格意义上更好的概念阐释; 是后二者的拓展和未来, 更富有包容性、开放性、实践性和时代性; 是一个本土化概念, 一个中国特色概念, 可以打造成'健康中国'和全球健康中的标志性概念。"②

由以上论述不难看出, "大健康"还远远不能作为一个"概念", 而只能说是一个与个体健康、社会健康、健康管理、健康产业密切相关的"观念", 或者是一个概念群。它发端于 WHO 的健康概念, 既具有中国特色又具有世界意义。如果想准确定义它看来是不可能的, 现在唯一可以确定的是大健康是"与健康相关的一切"。然而, 这并不能否定"大健康"提出的重要意义, 它将健康提到了一个我们生活中至高无上的地位, 有利于"健康"成为我们生产、生活和一切活动的目的。如果要给"大健康"下一个描述性的定义, 似乎可以这样说, 大健康是基于 WHO 关于健康的概念, 契合于传统中医药文化基本思想, 适应医学观和医学模式的"健康"转向因"人民健康"的现实需求而产生的一切"与健康有关"的价值观、管理模式和产业实践活动的总和。

五、余论

从有文字记载的周朝一直到现在, 中国传统医学一直是作为一种有组

---

① 胡孔法. 大健康时代中医药信息工程应用型创新人才培养模式的研究与构建 [J]. 时珍国医国药, 2017, 28 (3): 718-719.

② 段志光. 大健康人文: 医学人文与健康人文的未来 [J]. 医学与哲学 (A), 2017, 38 (6): 6-9.

织的社会化知识创造性活动而存在的。《周礼》中已经有医学分科的记载，《周礼·天官》中将从事医学的人分为"医师""疾医""食医""疡医""兽医"，并说"医师掌医之政令，聚毒药以供医事"。"疾医掌养万民之疾病……凡民之有疾病者，分而治之。"① 人的健康既有生理的健康，也有心理的健康，还有社会及道德的健康。个人的健康会与他人的健康相互影响，或者是通过健康的传递，或者是通过一种亲属的纽带关系。同时，个体健康是建立在全社会健康基础之上的，没有一个健康的生产、生活和交往环境，个体健康也无法得到保障。因此，个体健康也并不完全是"个人的事情"，而是社会的一个组成部分，而作为现代社会管理与服务者的国家就将健康纳入社会管理系统，成为国家职责的一部分。一般认为，国家（由政府代表）代表大众的意志，要为公众的利益服务，同时要借助公众的力量。要使公众避免贫弱病的侵袭，公共卫生保健便成为一个政治上的命题了，依托国家也就理所当然了。

全社会对于健康的持续而有力的关注是晚近的事情，与人类历史相比是一个极为短暂的时期，甚至与人类文明史相比也是微乎其微。我国健康文化建设的优势在于：一是两千年绵绵不绝的中医药文化，为我们提供了健康的概念和维护健康的有效模式；二是同样绵延两千余年的以中央为推动力的"集中力量办大事"的体制优势。正是这二者的有机结合构成了我们健康文化的特色之处。健康本身的一般规律性是可以研究和总结的，其变化因素则可能更聚集于文化的绵延和进化。对于健康我们越来越不能仅仅考虑个体的身体，而是范围越来越大，是一个扩展到心理、社会、生态，甚至扩展到宇宙的综合体。当今社会，大部分人的健康并不是依赖于获得医疗保健服务，而是更依赖于卓有成效的与健康有关的生产、服务和分配的公正、社会的安定以及人与自然、人工环境的和谐。而从社会管理的制度文化来看，它又是一个集政治、社会、经济和各种文化形态于一体的综合体。从世界范围来看，健康事业几乎是唯一一个比较一致地对国家干预采取积极态度的事业和领域。所以就有了"大健康"的概念。"大健康"体系构成了"人民健康"和"把健康融入所有政策"的观念和产业基础。

---

① 孙中堂. 中医内科史略［M］. 北京：中医古籍出版社，1994：20.

关于健康的知识包括预防、保健、养生、医疗、康复等林林总总,问题庞大难以估量。要完成它在保健养生、预防疾病、保障健康等方面的使命,不可能离开国家的支持。国家作为健康文化建设的主体,在健康文化建设中起主导作用:"社会医学和卫生管理的研究都说明,卫生事业的发展,人民健康水平的提高,一是依赖于技术突破,即医学诊断、治疗、预防手段的更新和提高;二是依赖于社会突破,即取得国家政治和社会认同、支持力度的加强。"① WHO 在其《2000 年人人健康策略》一书中指出:"整个国家,而不是单单卫生部门承担政治义务,是实现人人健康所必不可少的。"② 只有国家才能协调经济发展与社会包括卫生事业发展在内的各种关系。国家的作用是"把科学知识变为一种社会行为和一种广泛的社会行为体系"。依靠国家的力量,"把健康权作为人的基本权利"。③ 从健康文化的角度讲,国家在公众个体的健康方案和政策制定过程中,应当把各种取向整合起来考察,尤其是要考虑和尊重社会成员中不同的价值观、信仰和文化,把人民健康的要求上升为国家意志和意愿。

政府是国家职能的有效执行者但不是唯一执行者,在健康文化建设中,政府与其他主体相互分工、相互作用、相互配合,构成健康文化建设的主体。在健康文化建设中应当避免这种情况的发生:政府财政卫生"重医轻防"、卫生投入"利富弃贫"、贫困人口受益较少。④ "将健康融入各种政策"使医学的标准、卫生的标准、健康的标准逐渐被引入各行各业,无论是工业、农业还是服务业,健康的标准都已经或正在被纳入其中,成为其必须遵守的强制性规范。

---

① 李恩昌,王多劳. 论科学健康观 [J]. 中国医学伦理学,2005:18 (2):30-34.
② 曹燕,姜卫. 浅析发展观与健康内涵的演变 [J]. 医学与社会,2010,23 (4):13-15.
③ 李恩昌,张登科. 政治的医学功能 [J]. 医学与社会,2004,17 (5):4-6.
④ 郝模,主编. 医药卫生改革相关政策问题研究 [M]. 北京:科学出版社,2009:85-86.

第5章

"健康人人"：健康文化建设发展的主体与路径

在我国，"一人得病全家愁、一人治病全家贫"曾经是一个突出的民生问题。公众对幸福生活的追求，首先就是对健康的追求，他们不但希望看得上病、看得好病，更希望少得病、不得病，这就需要全面梳理健康与医药卫生体系，把健康问题与文化问题通盘考虑，把健康管理制度与健康产业发展系统进行。随着社会经济发展水平的不断提高，公众生活水平也不断提高，"吃饭讲营养，穿衣讲式样，住房讲宽敞，购物要高档，健康有保障"。而对健康需求不仅追求长寿，而且要求高质量的生活。社会治理需要有人人健康的社会群体；经济活动需要健康的劳动者，其最终目的也是促进人的健康发展；精神文明建设、教育、科学活动最终也是为了促进人类的健康。

《"健康中国 2030"规划纲要》指出："健康是促进人的全面发展的必然要求，是经济社会发展的基础条件。实现国民健康长寿，是国家富强、民族振兴的重要标志，也是全国各族人民的共同愿望。""全社会要增强责任感、使命感，全力推进健康中国建设，为实现中华民族伟大复兴和推动人类文明进步作出更大贡献。""把健康融入所有政策"是一项意义深远的战略性决策，它表明了健康在国家各项事业中的核心和基础地位，同时也把健康文化提升到前所未有的高度。健康作为一种公共产品，普遍的观点是不能像普通商品一样交给市场，由市场在配置资源中起"决定性"作用。由市场主导的健康资源配置必然会将医疗健康资源（包括人力资源、科研资源、产业资源以及伦理资源等）引导到消费性需求和非医疗需求，如医疗奢侈品、高级保健、整容整形、基因设计等，使发展不平衡加剧，进一步扩大城乡、收入群体、地区间的差异。

健康文化是中华文化的重要组成部分, 是以协调人与自然、人与疾病斗争为核心, 在防治疾病、维护和增进健康的实践过程中所形成的精神成果与物质成果的总和。然而, 目前我国健康文化建设的理论研究及实践尚存诸多不足。为此, 有学者提出以政府为主导, 基层医疗机构、学校为主力, 社区共建的建设路径, 发展健康文化, 提高居民健康意识。① 事实上健康文化的建设主体远远不仅如此。既然健康文化关系到千家万户, 从理论上讲, 国家、全体公众、所有社会组织 (包括企业、事业单位、民间组织) 都应当参与到健康文化的建设中。也就是说, 健康文化不仅仅是卫生医疗部门的事, 从根本上讲, 所有的社会活动都是围绕着提升人类健康这一主题来开展的, 国家也应当 "将健康融入所有政策"。由此可见, 建设健康文化是全社会的责任。而作为 "全社会" 的各个单位和个人主体, 由于所处的地位与所掌握的卫生知识与资源不同, 在健康文化建设中承担着不同的责任。

一、政府及专业部门

国家承担的健康责任主要是通过政府各机构和社会各部门的作用来具体体现的。在我国, 除政府有关部门负责组织协调健康活动外, 各种组织包括经济组织、文化科学组织、群众组织等都可以立足健康事业, 为健康文化的建设贡献力量, 都是健康文化建设的主体。由于健康是人的基本权利, 国家健康事业的主体就是一项公益性事业, 而公益性的责任主体是国家和政府。其中, 政府是国家责任的实际承担者和组织者。

(一) 政府机构

政府及其所属组织代表国家行使健康事业的建设与管理职权, 而且地位与作用极为突出, 这是基于多重原因的: 一是从历史传统来看, 数千年的传统国家管理体制形成一种 "历史的和文化的惯性"。我国传统中强调 "上行下效" "民以吏为师" "上梁不正下梁歪" 等。商朝便将卫生事业纳入国家管理, 这种自上而下的传统体现了公众对于国家公权力和政策律令

---

① 王尚. 健康中国战略背景下的健康文化建设 [N]. 中国人口报, 2019-03-01 (3).

的信任与依靠。二是基于健康资源的不平衡，多年来形成的传统是，越是
行政上层掌握的健康资源越丰富，包括物质资源、学术资源、人力资源、
信息资源等。如果在市场自由发展的情况下，会造成资源卫生健康资源自
下而上的自然流动而形成新的不公平现象，从而不利于国家健康伦理责任
的发挥。要消除这种不公平的现象，需要通过具体的部门和组织来实现。

1. 卫生健康行政机关

卫生健康行政机构的职责，就是为健康从业人员如何更好地实践健康
人道主义提供法规、规章和具体可行的政策，提供人道主义的实际界定。
不仅要有一般性的原则，更要有具体的实行措施。根据《国家卫生健康委
员会职能配置、内设机构和人员编制规定》，国家卫生健康委员会贯彻落
实党中央关于卫生健康工作的方针政策和决策部署，主要职责包括：①

健康立法：包括健康政策、健康事业发展、疾病预防控制、应对人口
老龄化、国家药物政策和国家基本药物制度、医疗机构、医疗服务行业管
理的法律法规草案、政策、规划、部门规章和标准、目录、政策措施、管
理办法。

资源配置：统筹规划卫生健康资源配置。

推进改革：协调推进深化医药卫生体制改革、组织深化公立医院综合
改革、老年健康服务体系建设。

监督管理：职业卫生、放射卫生、环境卫生、学校卫生、公共场所卫
生、饮用水卫生等公共卫生。

人才管理：卫生健康专业技术人员资格标准、执业规则、服务规范。

特别值得注意的是，该职能第十三条规定了卫生健康委员会的"职能
转变"，将"大卫生""大健康"理念，"以人民健康为中心"等纳入国家
卫生健康行政主管部门的职责范围，顺应了新时代人民健康发展的需求。
该职能指出："国家卫生健康委员会应当牢固树立大卫生、大健康理念，
推动实施健康中国战略，以改革创新为动力，以促健康、转模式、强基
层、重保障为着力点，把以治病为中心转变到以人民健康为中心，为人民
群众提供全方位、全周期的健康服务。一是更加注重预防为主和健康促

---

① 国家卫生健康委员会官网：http://www.nhc.gov.cn/wjw/jgzn/201809/3f4e1cf5cd104ca8a8
275730ab072be5.shtml（2019-06-14）。

进，加强预防控制重大疾病工作，积极应对人口老龄化，健全健康服务体系。二是更加注重工作重心下移和资源下沉，推进卫生健康公共资源向基层延伸、向农村覆盖、向边远地区和生活困难群众倾斜。三是更加注重提高服务质量和水平，推进卫生健康基本公共服务均等化、普惠化、便捷化。四是协调推进深化医药卫生体制改革，加大公立医院改革力度，推进管办分离，推动卫生健康公共服务提供主体多元化、方式多样化。"

地方卫生健康行政机关是国家卫生健康政策的执行者，也是地方卫生健康文化建设的规划者和操作者。从传统上看，地方卫生健康部门往往把主要精力投入到医疗机构的管理。从健康文化的视域来看，地方卫生健康行政机关的职能转变显得更加必要和迫切。

2. 爱国卫生部门

把爱国卫生部门单独列为一个健康文化建设的重要主体基于如下考虑：一是从历史上看，爱国卫生运动可以说是70年来中国健康文化建设的特色，是"中国模式"的核心，而且是在实践中取得了举世瞩目成效的；二是爱国卫生运动仍是新时代健康文化建设的重要部分，与卫生健康的其他部门相比，爱国卫生部门更具有综合性、协调性、系统性的特点，具有广泛的号召力和感召力。为加强新时期爱国卫生工作，国务院曾于2002年发布《国务院关于加强爱国卫生工作的决定》；2014年，国务院《关于进一步加强新时期爱国卫生工作的意见》（国发〔2014〕66号）指出，"爱国卫生运动是党和政府把群众路线运用于卫生防病工作的伟大创举和成功实践，是中国特色社会主义事业的重要组成部分。长期以来，在党和政府的坚强领导下，爱国卫生工作始终以解决人民群众生产生活中的突出卫生问题为主要内容，将我国的政治优势、组织优势、文化优势转化为不断增进人民群众健康福祉的具体行动，有力推动了全民族文明卫生素质的提高，不断满足了人民群众日益增长的身心健康需求，赢得了广大群众和国际社会的高度评价"。

面对健康影响因素日益复杂、城市卫生管理面临严峻挑战、群众健康素养有待提升等情况和问题，新时期爱国卫生工作方式亟须改进。爱国卫生工作在法制化水平、协调功能、群众工作方法等方面都有待创新，基层能力有待进一步强化。新时期爱国卫生工作的职能包括创造促进健康的良好环境、全面提高群众文明卫生素质、积极推进社会卫生综合治理等。这要求："各级人民政府要将爱国卫生工作作为一项重要民生工程，纳入经济社会发展规划，列入政府重要议事日程，定期研究解决爱国卫生工作中的重大问题。各级爱国卫生运动委员会要研究制订爱国卫生工作规划，每年召开会议，制订年度工作计划，研究部署重要工作任务。各成员单位要加强部门联动，按照职责分工落实年度工作计划和重点工作任务，形成推进工作的整体合力。各地要加强爱国卫生运动委员会建设，健全爱国卫生组织体系，特别要加强基层工作能力建设，确保事有人干、责有人负。中央财政继续通过现行专项转移支付方式给予必要支持。加强人员培训和队伍建设，推进目标管理和责任制考核，不断提高工作水平。"

爱国卫生运动在健康文化建设中的主体地位和历史作用不用赘述。爱国卫生工作内容丰富，涉及面广，各成员单位的齐心协力、密切配合是推进爱国卫生工作的重要保证。在实践操作中，从目前地方爱国卫生工作的管理机构来看，爱国卫生运动委员会都是一个重要的部门，一般由卫生健康行政部门的副职担任主任。在各地，爱国卫生运动办公室的设置各不相同，有的是作为一个独立的职能部门存在，如爱国卫生运动委员会办公室，与医政、防疫等处室并列设置；有的将爱卫处与疾病控制处合署办公；有的爱国卫生机构与卫生监督合署作为"爱国卫生监督处"；有的则是设立"爱国卫生综合科"。共同存在的问题是爱国卫生运动委员会职能弱化，基本被吸收于相关的卫生行政职能部门，其职能也与其他行政职能相混淆，不能突出爱国卫生运动的特点，从而也不能充分发挥其在健康文化建设中的积极作用。由于没有对爱国卫生工作机构的强制性规定，长期以来，在城市管理上由于条与条、块与块、条与块之间存在一定职责的交叉，导致相互推诿、相互扯皮，有利争着管，无利不愿管的现象时有发生。我们认为这是一种历史割裂、功能割裂的管理模式，是需要进一步改进的。

3. 地方政府

树立"将健康融入所有政策，人民共建共享"的卫生与健康工作方针，将维护健康的公益性责任主体明确为国家和各级政府，而非仅仅各级卫生健康部门、组织和医疗卫生单位。"将健康融入所有政策"明确了各部门、各方面的健康道德责任。除医药卫生部门外，至少还应该包括环境与生态保护、食品卫生、劳动保护、社会保障、民政、旅游、财政人事等职能部门。地方政府部门制定社会卫生健康措施，从政治、经济、文化、卫生等方面着手，共同为保护和增进公众的身心健康和社会活动尽责任。例如，创建"健康城市"是各地方政府的重要工作之一，各地也把创建"健康城市"作为提升城市形象、打造城市名片的重要环节。

健康城市的理念是为了应对快速城市化带来的健康新问题、推进城市的可持续发展应运而生的。它是地方政府的一项关于人民健康的重要职责，体现了将市民的心身健康放在社会发展的首要位置，体现出一种全新的执政理念和人文关怀。世界卫生组织于 1996 年根据世界各国开展健康城市活动的经验和成果，建议各国城市参加由世界卫生组织发起的"城市与健康计划"，并公布了"健康城市十条标准"，[①] 包括："①为市民提供清洁安全的环境；②为市场提供可靠和持久的食品、饮水、能源供应和具有有效的清除垃圾系统；③通过富有活力和创造性的各种经济手段，保证市民在营养、饮水、住房、收入、安全和工作方面的基本需求；④拥有一个可依靠的强有力、相互帮助的市民群体，其中各个不同的组织为了改善城市健康而能协调工作；⑤能使其市民一道参与制定涉及他们日常生活，特别是健康和福利的各种政策规定；⑥提供各种娱乐和消遣活动场所，以方便市民之间的沟通和联系；⑦保护文化遗产并尊重所有居民（不分其种族或宗教信仰）的各种文化和生活特性；⑧要把保护健康视为公众决策的组成部分，赋予市民选择享受有利于健康行为的权利；⑨做出不懈努力争取改善服务质量，并能使更多市民享受到健康服务；⑩应是一个能使人们更健康长久和少患疾病的城市。"并且从人群健康、生活方式及预防行为等12 个方面制定了 338 项指标，作为创建健康城市的努力方向和衡量标准。

2016 年 7 月，经国务院同意，全国爱国卫生运动委员会印发了《关于开展健康城市健康村镇建设的指导意见》，在全国全面启动健康城市健康乡村建设，将其作为推进健康中国建设的抓手深入推进。2018 年 4 月，国家卫生健康委员会组织制定了《全国健康城市评价指标体系（2018版）》，一级指标对应"健康环境""健康社会""健康服务""健康人群""健康文化"五个建设领域，二级和三级指标着眼于我国城市发展中的主要健康问题及其影响因素。使我国健康城市建设有了"适合我国国情的健

---

① 健康城市的十条标准 [J]. 中国卫生法制，1996 (3)：11.

康城市建设指标和评价体系"。①

健康城市是一项高标准、国际化、涉及社会方方面面的系统工程，任何一个城市都不可能在短期内取得成功。但是，在健康城市的创建过程中，可以通过政府行为系统普及健康知识、更新健康理念，让全体市民得到健康教育，提升城市的健康文化品位。同时也可通过这个载体，按照健康城市的创建要求，从制度层面上制定相应的社会发展目标、健康行为规范和激励约束机制，将具有健康生活方式的个体行为推广到全社会，成为多数人的群体行为，并固化为一种社会习俗。② 由此可见，"健康城市"是健康文化建设的一个重要载体，它强调健康城市建设应当秉持"大卫生、大健康"理念，实施"把健康融入所有政策"策略，坚持"共建共享"，发挥政府、部门、社会和个人的作用，共同应对城市化发展中的健康问题。同时强调预防为主，全方位、全周期保障人群健康。强调了健康作为文化的一部分，既要从器物文化着手，更要着手观念文化的传承与构建。

事实上，由于我国数千年的政治文化传统，政府在很多事务中起着主导作用。在健康文化建设中，由于政府具有资源拥有者、资源使用者和资源协助者的作用，而且政府具有高效率、高权威的特点，在推动健康文化建设中居于核心地位。

（二）专业公共卫生机构

根据我国"卫生健康统计公报"的统计口径，专业公共卫生机构包括疾病预防控制中心、专科疾病的防治机构、妇幼保健机构、健康教育机构、急救中心（站）、采供血机构、卫生计生监督机构、计划生育服务机构等。③

专业公共卫生机构一般为卫生行政主管部门下属的事业单位，承担卫生健康事业的技术与服务性工作。例如，中国疾病预防控制中心为国家卫生健康委直属事业单位。主要职责为：开展疾病预防控制、突发公共卫生

---

① 全国健康城市评价指标体系（2018 版）解读 [OB/OL]. http://www.gov.cn/fuwu/2018-04/10/content_5281213.htm，2019-06-18.

② 陈文杞. 弘扬健康文化 推行健康管理 [A]. 浙江省医学会. 浙江省医学会健康管理学分会第二届学术年会论文集 [C]. 浙江省科学技术协会，2009：5.

③ 参照 2018 年我国卫生健康事业发展统计公报.

事件应急、环境与职业健康、营养健康、老龄健康、妇幼健康、放射卫生和学校卫生等工作；承担实验室生物安全指导和爱国卫生运动技术支撑工作；开展健康教育、健康科普和健康促进工作；开展传染病、慢性病、职业病、地方病、突发公共卫生事件和疑似预防接种异常反应监测及国民健康状况监测与评价，开展重大公共卫生问题的调查与危害风险评估；开展疾病预防控制、突发公共卫生事件应急、公众健康关键科学研究和技术开发，推广疾病预防控制新理论、新技术、新方法，推进公共卫生科技创新发展；开展全球公共卫生活动和公共卫生领域的国际交流与合作，执行有关国际援助任务等工作。[①]

专业公共卫生机构在健康文化建设中承担着重要的角色，在健康危害因素监测（生活饮用水、食品安全风险监测、职业病报告）、行为危险因素干预（烟酒控制、不合理膳食与体育锻炼不足）、网络成瘾等方面提供专业化的服务与管理工作。涉及医药广告、医疗废物、消毒隔离、疫情报告、血液保障、职业健康、饮水安全、学校卫生、放射安全、卫生场所等方方面面的工作，是健康文化建设的核心环节之一。

（三）医疗卫生机构

医疗卫生机构包括医院、基层医疗卫生机构、专业公共卫生机构和其他机构。医院又分为公立医院和民营医院。[②]

医疗机构是履行健康职能的重要场所，也承载着传播和重构健康文化的重要功能。医疗机构健康文化的构建可以更全面科学地为人们健康服务，控制疾病的发生及发展，提高人们的健康水平。患者看了一次病，就对该病有了粗浅的认识，同时对健康也有了了解。医院在诊疗过程中把与患者相关的健康知识传达给患者，让患者受到了健康教育。而医生们尽可能把有关疾病的发生发展过程、治疗方法、预后判断以及注意事项——向患者陈述清楚的过程就是一个健康文化传播的过程。各级各类医疗机构可以成为医疗卫生公益性的载体。将"公立医院回归公益性"医改政策调整为"通过公立医院实现医疗卫生事业的公益性"，从而使"公益性"的价

---

① 节选自中国疾病预防控制中心网站。
② 参照 2018 年我国卫生健康事业发展统计公报。

值目标最终得以实现。

从健康文化来看，虽然医院被认为是治疗疾病的场所，而且现代大医院的主要职责也是治疗疾病（尤其是严重的疾病）和科学研究，但医院仍然是服务健康的专业和专门机构，健康文化建设是医院建设的题中之义。医院健康文化建设应从"构建健康文化系统服务行动框架、推进医院健康管理发展、加强医院日常健康宣教、多种媒体传播健康文化和营造健康氛围环境"等多方面为健康中国战略、健康文化发展及全民健康提供理论和实践基础。① 应当牢固树立患者为中心、防重于治的健康理念和以人为本的服务理念，并将二者有机结合起来，顺应健康管理发展；整合医院品牌形象、建筑景观、交通节点、信息功能等系统化设计以营造别具一格的服务环境；根据社会发展和客户需求，依托医院强大的专家资源、先进的检测设备、"互联网+"技术手段，搭建完善的健康体检、疾病风险筛查与评估、健康促进、跟踪随访、绿色就医等多元化健康管理服务体系；利用各种场所开展多样化的健康宣教；开展健康导向的职工培训等。② 作为疾病治疗和健康恢复的重要专业化机构，医疗卫生机构应当激励患者的生命发展，创造精神文化的氛围，建设良好的医德医风。用人道主义精神来指导医学实践活动，教导医务人员，建设医院文化、医学文化。在这个层次上，医务人员的职责就是在医治患者疾病时，不仅要医治患者躯体的疾病，同时要帮助患者有一个远离疾病的精神状态。这些都是医院"微观"健康文化的重要组成部分。

从医疗文化来看，对于医疗机构及其工作人员来说，他们承担着保护公众生命和健康不被疾病所侵袭的责任，所谓"健康所系、性命相托"。对于他们来讲，不仅要关心患者各项指标的变化或异常，而且要关注隐藏在各项临床指标后的社会和心理刺激，提出全面的预防、治疗和康复的措施。既要解决患者的治疗和康复问题，又要解决疾病预防和控制；既要关心患者的健康，也要关注健康人的行为；既要进行健康的维护，也要关注健康教育与促进，为改善公众的生活方式、提高生命质量尽到自己的责

① 石慧，唐玲，唐月红，等.健康中国战略背景下医院健康文化建设及思考［J］.医院管理论坛，2018，35（12）：18-19.

② 王育珊，木胡牙提，刘波，等.医院健康文化建设的探索与实践［J］.现代医院，2016，16（11）：1706-1707+1711.

任。帮助人们树立正确的生死观、生活观、工作观、休息观、健康观、价值观等显得尤为重要。所以，医务人员的重要职责，就是帮助患者树立生活的信心、健康的信念、创造的意志，养成乐观、豁达、上进的精神状态。即使是身患绝症的患者，也要让他在平静的氛围里，安详地度过生命的最后时刻。

从制度文化来看，以全民健康促进全面小康，首先要让医改红利惠及全体人民。要实现这一目标，医药体系、医保体系、医疗体系必须统筹改革，做到"三个回归"，即让公立医院回归公益性质、让医生回归看病角色、让药品回归治病功能，最终使公众健康得到更好维护。在医疗卫生系统，公立机构的主导地位不可动摇：利益目标冲突无法避免，垄断并非都有害，医疗服务的特殊性决定了竞争难以充分发挥作用，医疗服务要讲效率，但需要对"效率"有明确认识，公立机构微观效率也并非一定低下，当前公立机构出现的问题是管理问题，不能因其存在问题就否认其存在的意义和价值。私营医院与公立机构的关系只能是补充关系，更多地承担公众"发展性"的健康需求，在工作中同样履行着传播和塑造健康文化的义务。

从科技文化来看，随着高技术不断在医学领域内应用，医学工作者也需要充分了解其他学科的知识，以激发高度的创新，正确理解和使用科学技术。医学科学技术自古以来就是人类文化和智慧的财富与结晶，无论过去、现在还是将来，都不能只作为人类文明殿堂中的神位而被人们珍视和景仰。从知识论角度讲，医学科学和技术知识应当摆脱曲高和寡的境况，医学知识的传播也不应再是简单的移花接木，而可以成为通俗易懂、公众乐于接受的东西。没有热心的专业工作者对医学科学技术的广为传播，医学将永远搁置于普通公众可望而不可及的高尚领地，公众将永远对医学心存误解，从而使医学更加脱离大众，脱离社会。

除公立医疗卫生机构外，"社会办医"也是卫生健康工作的重要主体。根据国家卫健委等十部门联合发布的《关于促进社会办医持续健康规范发展的意见》（国卫医发〔2019〕42 号），社会办医是我国医疗卫生服务体系的重要组成部分，是满足不同人群医疗卫生服务需求并为全社会提供更多医疗服务供给的重要力量。并规定，"各地在新增或调整医疗卫生资源时，要首先考虑由社会力量举办或运营有关医疗机构"。地方政府支持和补贴"社会力量在医疗资源薄弱区域和康复、护理、精神卫生等短缺专科领域举办的非营利性医疗机构"。"规范和引导社会力量兴办康复医疗中心、护理中心、健康体检中心、眼科医院、妇儿医院等医疗机构和连锁化、集团化经营的医学检验实验室、病理诊断中心、医学影像中心、血液透析中心等独立设置医疗机构"。这些都是与健康密切相关的健康行业，与医疗行业有紧密的关系。可以预见，凡上述鼓励社会医疗机构所做的领域，都可能是未来公立医疗机构要逐步退出的。未来公立大医院的主要职能将集中于大病的治疗、科学研究和人才培养领域。

（四）基层医疗卫生机构

从卫生与健康服务角度来看，"人人健康"是全社会中每个人都享受医疗卫生保键，而实现"人人健康"的必要措施关键是加强基层卫生保健，因为卫生健康保健处于人类健康的第一道关口。人的绝大部分健康问题可以通过基层卫生保健解决，我国当年卫生事业取得巨大成就的主要经验也是突出基层卫生保健服务的作用。

基层医疗卫生机构包括社区卫生服务中心（站）、街道卫生院、乡镇卫生院、村卫生室、门诊部、诊所（医务室）。[①] 它们承担着最大范围内公众的基层卫生保健工作，是健康文化的第一道关口。基层卫生保健（Primary Health Care，PHC），也被译作"初级卫生保健"，是指应用学术上可靠而又受到社会欢迎的方法与技术，社会中每个人、每个家庭普遍享受的，费用能负担得起的一种基本的卫生服务。[②] 一般认为，基层卫生保健的内容极为丰富，主要包括卫生宣教、食品与营养、安全用水、预防接种、地方病防治、常见病伤处理、妇幼卫生、基本药物供应等。基层卫生健康服务符合人人享有基本卫生服务的目标以及建设社会主义和谐社会的要求，把好了这道关口就可以有效地减少甚至消除某些危害健康的因素，不可避免的疾病也可以做到早防早治。从健康文化建设主体的原则来看，新时期基层卫生组织在以下几个方面应当有所作为。

1. 健康教育

健康教育（Health Education）是指通过有计划、有组织、有系统的教

---

① 引自《2018 年我国卫生健康事业发展统计公报》注释。

② 顾杏元. 卫生服务研究进展［J］. 国外医学（社会医学分册），1984（1）：12-15.

育活动，促使人们自愿采用有利于健康的行为，消除或降低危险因素，降低发病率、伤残率和死亡率，提高生活质量，并对教育效果做出评价。[①] 美国健康教育专家 Greene 等（1984）指出："健康教育和一般教育一样，关系到人们知识、态度和行为的改变。一般说来，它致力于引导人们养成有益于健康的行为，使之达到最佳的健康状态。"由此可见，健康教育提高人们自我保健的意识和能力，使人们实行符合健康要求的生活方式，增进人们健康水平的一种重要途径。[②]

健康教育既包括宏观的面向不特定公众的健康教育，也包括具体的微观的面向患者或个别公众的健康教育。根据世界卫生组织近 30 年来的文献分析研究，健康教育发展有以下四个趋势：[③] ①由中央计划转向地方计划。更强调按地方需要确定健康教育计划，只有这样，才能更好地动员社区参与，当地政府的资源才有可能持久、有效地用于发展健康教育事业。②由单项目标转向多项目标。健康教育不只限于为防治某种特定的疾病规划服务，也不是执行某种规划的从属工具。健康教育应当与生活方式、生命发展和质量联系起来，根据地区的需要确定目标。这种目标不一定是卫生系统的既定任务，健康教育应当介于各部门之间，并与各部门合作采取集体协调的行动以解决主要的生活与健康问题。③单一的健康教育内容和技术模式，转向传播扩散、社区参与、行为改变和行政干预的解决问题的立体模式。④由重视个人的行为改变，转向影响健康生活方式、促进健康的政治、经济等社会环境因素的改变，以支持接受健康信念，改变行为达到"人人健康"的目的。可以看出，健康教育需要"全过程、全周期"的"社区参与"才能深入人心，取得效果。实践证明，最好的方式是健康教育工作者与公众"面对面、心贴心"，而且时时不断地教育、交流。举一个反例：现在很多老年人宁愿相信"保健品"也不相信食品和药品，不信任医生和儿女而信任保健品经销商，在很大程度上就是保健品经营者"长时间、大强度""温柔"地进行"保健品教育"的结果。相反，最普及的

---

① 健康教育的目的和任务及其与健康促进的关系 [J]. 化工劳动卫生通讯，1994（4）：7-8.

② 吕维善，叶占奎，曾尔亢，等. 老年健康教育的研究 [J]. 老年学杂志，1989，9（8）：133-137.

③ 全国爱国卫生运动委员会印发《关于参加第十三届世界健康教育大会情况及今后工作建议的报告》的通知。

广播电视和互联网的健康教育节目由于时间空间所限，而且没有体验和参与，并不能吸引公众的目光。这种方式与成效很值得我们健康教育工作借鉴，而基层医疗卫生机构无论是从地理上还是心理上都是最接近公众的专业工作者，是进行健康教育最直接和最重要的群体。

2. 便民门诊

"人性化的医疗服务是医院管理和发展的永恒主题，医院应以医疗质量和患者安全为前提，不断改进门诊服务方式。"便民门诊是"综合医院通过开展简易门诊、周末和假日门诊、午间门诊、晚间门诊、夏时门诊、老年门诊等多种形式的服务，以满足不同患者就诊需求"。[①] 大医院开设便民门诊，为一般患者开常用药物、常用检查等可以给患者提供方便快捷的服务。但是，它同时也带来一定的副作用。比如，某三甲医院某日门诊量约3500人次，其中便民门诊号就有700多个，这就加剧了本来紧张的医院挂号资源，延长了一般门诊的等候时间，加剧了"挂号难"，也不符合"分级诊疗"的改革原则。其实，很多便民门诊的工作完全可以由基层卫生组织代替，唯一需要解决的是医院管理系统与基层卫生组织管理系统的对接。

3. 普通健康体检

健康体检是以健康为中心的身体检查，其目的是通过医学手段和方法对受检者进行身体检查，了解受检者健康状况、早期发现疾病线索和健康隐患的诊疗行为。经常性有规律的体检是保持身体健康的重要手段，可以达到对疾病"早预防""早发现""早治疗"。而一个人经过体检得到躯体健康的结论又可以打消个人的心理疑虑，心身愉快地投入生活和工作。健康体检作为一种产业业态已经有数十年的历史。人们需要健康，就需要及时了解自己是否能够耐受得住各种疾病的侵袭。要保持身体的健壮就不能只考虑患病后的被动诊治，而是应当主动找医务工作者检查。于是一个受到欢迎的体检行业就应运而生了。为了保证身体健康，建议每个35岁以上的人，每年应做一次全面的体格检查。

随着人们对健康认识越来越重视，健康体检已经成为"健康产业"的

---

① 姚峥，刘力松，张育，等. 大型综合医院开展多种便民门诊实践探讨［J］. 医学与社会，2010，23（8）：47-49.

一块大"蛋糕"，各级医疗机构都利用各自的优势发展健康体检项目，表现为项目越来越多、程序越来越复杂。与此同时，社会上各种专业体检机构也应运而生。由于大医院的医疗水平得到比较多的认可，大医院的体检项目比较受到一般公众的欢迎。然而，对于一般性的体检来说，特别是对于慢性患者常规的体格检查，基层卫生组织是完全可以胜任的，而且由于方便快捷，更能达到保护最基层民众健康的目的。同时可以节约大量大医院和全社会的医疗资源。

4. 健康咨询

基层卫生组织是以社区医疗机构、农村乡镇卫生院等为载体，以全科医师为主体，在一定地域与社区范围内向公众提供卫生健康服务的基层公共卫生体系，具有综合性和连续性的特点。近年来，随着"新医改"的深入，社区医疗和基层卫生组织得到快速发展，推动现行医疗模式转型，通过健全医疗分流、转诊机制，明确社区卫生服务机构具体承担的公共卫生服务任务。健康咨询是对个人或群体的健康进行全面监测、分析、评估，提供健康咨询和指导、干预危险因素的全过程。[1] 对亚健康、慢性病患者进行健康咨询等一系列服务，可以有目的地指导居民进行健康管理。降低患病率，改善健康状况。[2] 通过建立档案，能全面掌握社区内居民的健康状况，提供合适的健康咨询服务，方便对慢性病、高龄、康复中的居民进行随访和指导。同时，有助于详细了解居民身体状况，对日后诊疗、保健均有重要意义。[3] 由于居民与社区、基层医务人员处于一个相对平等的环境中，是以信任为纽带的，可以克服大医院"陌生人"社会带来的不便，也可以免去一般患者进入大医院产生的"恐惧感"。

5. 签约服务

家庭医生签约服务是以维护居民健康为宗旨，为居民提供综合、连续、便捷的基本医疗服务，提高和保障人群健康水平、生活质量，合理控

---

① 张晓云. 社区定点健康咨询模式在慢性病防控护理中的应用研究 [J]. 黑龙江医学，2014，57（8）：987-988.

② 朱裕兵. 应用社区定点健康咨询模式做好慢性病管理控制 [J]. 解放军预防医学杂志，2012，30（6）：457-458.

③ 邓咏诗，郝中琦，王晓东. 广州市社区医疗健康咨询服务分析 [J]. 临床合理用药杂志，2016，9（17）：153-154.

制卫生费用快速上涨，有效利用卫生资源的模式。[1] 家庭医生签约不仅解决了医院的扩容问题，而且大大方便了患者；减轻了患者的经济负担，节约了国家开支；提高治疗的效果，减轻病人的痛苦；增强了医务人员"阶级感情"等。[2] 一般来说，医生在签约服务中负责检查诊断以及开展中西医结合的治疗，如针灸、封闭、点滴、超声、换鼻管、换药等。同时还向患者和亲属进行卫生宣传教育，普及医疗常识。通过大医院和基层医疗单位、街道卫生院等相结合，工作范围也越来越宽。家庭签约医生有利患者、方便群众，可以减轻家庭负担、节约医疗资源，还有利于培养医务人员的服务意识与能力，调动医务人员采用有效的治疗措施和调动患者的主观能动性相结合的"两个积极性"，改善和密切医患关系，有利于开展疾病预防和疾病的群防群治。[3]

目前我国医疗资源分配不均，优质医疗资源主要集中在大城市、大医院和发达地区。只有吸引优质医疗资源下沉到农村、城市社区和欠发达地区，才能让人人享有均等化的医疗卫生服务。其中，最核心的问题是基层要有合格的全科医生，这是体现医疗资源均等化、全民公平共享医疗健康服务的基本前提。在分级诊疗体系设计中，大医院主要提供急危重症和疑难复杂疾病的诊疗服务。但现实中，不少大医院却"大小通吃"，造成优质医疗资源的浪费，也加剧了百姓看病难。大医院的"塔尖"定位已是各方共识，但转型之路却走得缓慢。当前，迫切需要建立和完善政策制度，提高岗位吸引力，合理调配专科和全科医生的比例，让更多优秀的医学生愿意加入全科领域，让合格的全科医生愿意到基层去工作。解决医疗卫生服务的可及性只能以社区为基础，因此发展社区卫生意义重大。提高卫生投入绩效意义重大（发展中国家的基本国情决定了我们的卫生资源投入必须重视效益），基本国情决定了中国在卫生干预重点方面必须立足于预防、立足于常见病、多发病诊疗和干预，这也只能依靠社区卫生服务体系。以社区为基础的卫生健康服务突出公共卫生服务和常见病、多发病诊疗，低

---

① 薛秦香，雷梦微，孙彦，等. 社区家庭医生签约服务面临的问题及相关政策研究 [J]. 中国医学伦理学，2017，30（01）：105-108.

② 抚顺市立中医院. 一人"辛苦"，千家方便——开设家庭病床，服务到病人家里 [J]. 辽宁医学，1966，2（2）：61-62.

③ 北京宣武医院神经内科护理组. 坚持开门办院方向巩固和发展家庭病床 [J]. 护理杂志，1977（2）：72-73.

投入照样可以获得良好的诊疗结果。

针对我国当前基层医疗卫生机构资源严重不足，不足以完全承担公众基本医疗健康服务需求的现实，根据国家卫健委等十部门联合发布的《关于促进社会办医持续健康规范发展的意见》（国卫医发〔2019〕42 号）规定："按照公平竞争择优的原则，支持向社会基层医疗机构购买服务，为社区居民提供家庭医生签约和有关公共卫生服务，通过开展养老照护、家庭病床、上门诊疗等服务方便居民。"

当然，当前基层卫生组织存在人员少、水平低、信任体系未完全建立等问题，在健康问题上绝大多数居民还是宁愿相信大医院。通过国家不断加大全科医生和基层健康服务人才的培养，未来基层卫生组织的水平将会有很大提高，构成公众健康的第一道防线，成为普通公众健康的"守护神"，所以"应该像重视义务教育一样重视社区卫生服务"。

（五）教育部门

文化教育促进科学和社会的发展：第一，为人类健康提供丰富的物质基础和优裕的环境条件；第二，良好的教育使人们有较强的社会适应能力，使健康更有保证；第三，文化教育有利于人们养成文明、健康、科学的生活方式，并具有较多的卫生知识；第四，文化教育通过科学技术的进步和人们健康要求的提高，促进医学卫生事业的发展。由于文化教育与健康之间联系密切，因此可以把文化教育水平作为衡量人群健康水平的一项指标。从根本上讲，教育的基本职能可以归纳为两点：一是传授知识和技能；二是传播思想意识和社会行为规范。其目的都是把个人转变成社会中合格的一员，即社会化。学校教育是由社会提供的正式社会化活动。德国社会学家 Weber 认为，决定一个人在社会等级中的定位取决于其收入水平、受教育程度及职业地位三种因素的综合作用。在经济水平差别不大的情况下，受教育水平不同的人可能会采取不同的行为与生活方式，由此对健康产生的影响也是不一样的。一般说来，一个人受教育的程度越高，其理性化也会越高，可能会更偏重于生活、工作条件的改善及精神生活的丰富，把闲暇时间作为增长知识的机会，能采用比较健康合理的方式安排其生活。教育程度较高者，由于获取信息的渠道更多，相较而言，获取健康知识的能力就越强，也就容易采取促进健康的行为。

对于医学专业教育部门来说，培养合格的健康医务人员是其直接目的，是健康文化建设的主体。医学教育机构的职责，就是通过教育培养和提高学生的审美文化品位，为医学生传授最先进、最科学、最有效的医学知识和技术，让他们掌握履行人道主义职责的本领。使他们形成正确的世界观、人生观、价值观；理解人的本质和人的多方面需要，以及使人的本质和需要得以实现的途径和方法；理解现实的人，是一个有形与无形相结合的复杂的系统存在，是这个系统的变化发展过程；理解医学的本质是一门人学，是关于人的生存和发展的科学。同时对医务人员进行医学知识和技术的再教育，让他们不断更新，不断进步，不用淘汰过时的医学知识和技术来医治患者的现代性疾病。

在美国，很多高校都设有健康教育专业，对在校学生进行健康专业知识教育。在医学类许多专业都设有健康教育专业课，并且颁发学士、硕士、博士学位。学生毕业后大多数直接从事中小学健康教育工作。1~6年级小学的健康教育分别达到8个目标，即理解有关促进健康和预防疾病的相关理论知识，了解家庭、同伴、文化、传媒对健康行为的影响，学生具备获得健康信息和服务的能力，学生具备避免和减少健康风险的沟通能力，学生具有做出健康行为的抉择能力，学生具有制定健康目标的能力，学生能够实践健康行为，学生能够影响和促进他人形成健康行为。[1] 20世纪80年代，为了适应健康教育发展的需要，我国有河北职工医学院等几所成人医学高等院校也分别开设了健康教育专业，采取多层、多渠道、多形式办学，培养健康教育专业人才。[2] 如受全国爱卫会和卫生部委托，河北省教育厅正式发文，批准河北省职工医学院开设卫生宣传教育专业，招收具有高中文化程度的在职人员，学制两年（脱产，大专），从1985年起正式招生。1986年更名为健康教育专业，这是新中国成立以来在医学院校创建的首个健康教育专业。[3]

对于承担九年制义务教育的中小学来说，学校不仅是培养青少年学习科学文化知识的重要场所，还是促进他们身心快速发育、学习健康知识、

---

① 向好. 美国小学健康教育的实施主体与课程内容 [J]. 浙江外国语学院学报，2011（6）：85-88.

② 健康教育专业教学工作座谈会纪要 [J]. 中国健康教育，1989（5）：1.

③ 陆江，李浴峰. 中国健康教育史略 [M]. 北京：人民军医出版社，2009：112.

培养健康素养、掌握健康技能、保护和促进他们健康成长的场所。对于普通学校，特别是义务教育阶段的学校来说，加强"健康教育"是最有效的促进青少年健康的手段。事实证明，在青少年时期确立正确的健康观念，养成健康的行为习惯，打下健康基础，可以影响其一生。我国对在中小学开展健康教育提出明确的要求。1990 年 3 月，国务院颁布《关于加强血吸虫病防治的决定》，要求"要把血防知识纳入疫区中小学课本"。① 2008 年教育部关于印发《中小学健康教育指导纲要》的通知（教体艺〔2008〕12 号）中指出："认真落实健康第一的指导思想，把增强学生健康素质作为学校教育的基本目标之一，促进学生健康成长""健康教育是以促进健康为核心的教育""要通过有计划地开展学校健康教育，培养学生的健康意识与公共卫生意识，掌握必要的健康知识和技能，促进学生自觉地采纳和保持有益于健康的行为和生活方式，减少或消除影响健康的危险因素，为一生的健康奠定坚实的基础"。② 国家通过将健康教育纳入国民教育体系，把健康教育作为所有教育阶段素质教育的重要内容。

在我国目前的义务教育和中等教育阶段，由于受应试教育的影响，课程设置中的《健康教育》课往往形同虚设，不仅影响学生的个人健康，而且影响全民的体质，不得不说是一个十分严峻的现实。因此，国家推动以中小学为重点，建立学校健康教育推进机制。构建相关学科教学与教育活动相结合、课堂教育与课外实践相结合、经常性宣传教育与集中式宣传教育相结合的健康教育模式。培养健康教育师资，将健康教育纳入体育教师职前教育和职后培训内容。在学校健康教育中，不仅是传播健康知识，更重要的是传播健康理念。健康理念涵盖了健康知识、健康心态、健康习惯、健康行为、健康环境等诸多元素。应确立传播（健康文化）与分享（健康感悟）的理念。通过探索学生健康管理方式，开展健康状况调查，开展丰富多彩的健康传播活动实现小学生对健康文化的深刻认识，提升学生的健康素质和健康理念。

从政府及主管部门、医疗机构和教育机构在健康文化建设中的关系来看，由于健康文化属于准公共产品，需要政府发挥建设的主导和

---

① 陆江，李浴峰．中国健康教育史略［M］．北京：人民军医出版社，2009：127.
② 参照《中小学健康教育指导纲要》。

引领作用，充分认识新时期加强健康文化建设的重大意义，建立健全政府主导、多元参与的工作机制，从治理健康影响因素入手，推动将健康融入所有政策，统筹规划，为健康文化建设主体即基层医疗机构和学校提供政策、人力与资金方面的保障，同时鼓励、扶持社区和个体积极参与。①

二、健康文化产业

随着新时代公众物质生活水平不断提高，人民生活总体上将达到小康水平。这使公众对健康文化生活提出了新的更高的要求，人们更加关注健康、崇尚健康、追求健康。健康产业紧密围绕公众日益增长的健康需求，特别是老龄化社会中中老年人对健康的迫切需求，将健康文化运用于促进健康产业的发展。例如，体育产业是朝阳产业，体育的健康功能和社会经济化为健康文化提供了物质条件，而健康文化具有丰富的内容和广义的内涵；人们对健康文化的追求加速了体育产业的发展，产业与文化互相交融和促进，② 体育产业使体育、健康与产业相结合，可以使健康文化在实践中得以发展和提升。随着新时代的到来，健康文化对于保健行业、文化旅游、健身行业等的促进作用以及这些行业反过来对健康文化建设的促进作用和成效也越来越显著。对于健康产业部门来说，其基本职能应当是使其产品或服务成为为公众多造福、不造祸；多为益、不为害；多发展、不放毒；多洁净、无污染的健康产品与服务。

目前我们的健康产业市场呈现百花齐放的局面，在很大程度上满足了公众的健康需求，但不可否认的是，各健康产业鱼龙混杂，不乏伪科学骗取钱财甚至危害健康的现象。健康文化产业林林总总，下面仅就中医药文化产业和休闲产业做简要讨论。

（一）中医药文化产业化探讨

中国传统医药在我国基本医疗卫生制度建设中发挥了重要作用。中医药

---

① 王尚. 健康中国战略背景下的健康文化建设 [N]. 中国人口报，2019-03-01 (3).
② 刘剑荣. 体育产业化与健康文化化 [J]. 西南交通大学学报（社会科学版），2004，5(1)：28-31.

学是世界上理论体系成熟、临床疗效卓著、养生方法丰富的传统医学。我国健康文化产业的创新，不应当丢掉数千年的传统，而应当以中医的复兴为前提。中医药是我国独特的卫生资源，独具整体观、系统论和辨证论思维，是祖先留给我们探索中国式健康文化模式的一条独特捷径。在深化医疗与健康体制改革中就应当坚持中西医并重，进一步发挥中医药在治未病、重大疾病治疗、疾病康复中的重要作用。推进公立中医医院改革，需要探索建立发挥中医药特色优势的政策机制，完善中医药服务提供和利用的鼓励政策。

现代中医药学不仅仅是经验医学，不是"一根针、一把草"式的原始疗法，也不是现代的西医学观念与方法可以代替和改造的。只有在综合性哲学思维的基础上牢牢把握中医药理论科学体系，才能够创造出举世瞩目、独具特色的中国健康文化产业。社会各界应携起手来，努力开发和弘扬中医药学的特色与优势，共同推动健康文化产业的发展与繁荣。① 中医受到西医的冲击，但并不表明中医就没有市场。一方面得益于随着公众生活水平的大幅提高对健康提出了更多的要求，另一方面得益于传统中华优秀文化的强势复兴与回归，近年来中医或者打着中医旗号的健康产业得到了长足发展。同时借助高度发达的现代科学技术手段，使中医药产业伴随着中医药文化快速发展起来。

1. 中医药是文化

众所周知，中医学植根于中国传统文化沃土，在理论基础、思维方式等方面都与中国传统文化有着天然的一致性，指导中医实践的理论体系都是以中国文化的范畴为核心的。可以说，中医药学是中国传统文化的重要组成部分，中医药学的心态结构、价值观念，承载着中华文明的血脉、民族传统和精神。中医文化"仁、和、精、诚"的内核"完美地展示了中医学对人类健康的认识"，② 中医药文化是构建中国式健康文化的核心。中医药文化的载体丰富多样，包括：

历史人物：如扁鹊、张仲景等古代名医，其生平、故事、事迹都蕴含着丰富的文化元素。

文字载体：表现形式为海量的中医古籍，是文化传承的主体。中医文

---

① 李致重. 中医复兴与健康文化产业 [J]. 文化软实力, 2017, 2 (2)：70–75.
② 徐雪莉. 中医文化构建中国式健康文化 [N]. 中国中医药报, 2011–12–28 (2).

献以文图的形式，记录下中医学术数千年来积累的丰富理论知识和临床经验。这在大量的历史文献中，除大量关于诊断、治疗、本草等医学专著外，大量的医案是重要的医药文化资源，是以文字语言记录各种文化与科学知识文章的特有形式。在中医文献中还包括各种来自民间或文人之手的各类文体，各种散在历史资料的医林人物传记、日记、小品等，以及诸如诗歌词赋、散文公文，甚至以医学为内容的小说、寓言等，不仅形式繁多，而且颇具时代特色。

药物器械：常用的 8000 余种中药材、各种中医专用工具如针灸针、罐、骨科工具、药物粉碎、炮制工具等，构成了具有特色的中医药文化载体。

技术方法：民间的各种保健方法如针灸、按摩、推拿、刮痧、气功、中药炮制等，是中华医药文化传承的重要载体，饱含着传统文化的精髓。

2. 中医药文化的特点

首先，中医药文化具有大众化的特点。中医药文化作为中国传统文化的重要组成部分，与传统文化一脉相承，具有通俗、简便、易懂、能普及的特点。如果能充分利用多媒体进行传播，会收到十分显著的效果。例如，《论语》《庄子》《三国演义》等在电视、书籍出版领域取得了成功，"国学热"的成功为"中医文化"热提供了很好的借鉴。

其次，中医药文化具有集约化的特点。中医药文化具有很强的地域性和专业性，如河北的安国药都、肃宁特色医疗（骨科）既具有历史传统，又具有现代形式，都形成了特色的中医药文化产业群，集医疗、商业、教育、科研、文化展示为一体。

最后，中医药文化的第三个特点是生态化。现代人"崇尚自然"与中医药文化高度契合。中医从整体的观点出发看待人、自然及社会，不能忽视任何一方的发展。只有把人类生活的社会和人类依赖的自然融合在一起，才会为人类创设一种完美的生存空间。这突出地表现为传统的健身方法普遍应用，各种保健食品、保健用品、保健创新产品层出不穷。事实上，中医不仅能够依据自己的优势在市场竞争中取得一席之地，还可以发展壮大。中医药产业重视消费者的选择，发挥其药副反应可控、价格低廉、长于养生的优势，特别是针对许多慢性病、功能失调、内分泌紊乱、老年性疾病、诊断不明的疑难疾病开发出效果显著的疗法。以中医药为主题的各种药物园集药物种植、采摘、加工、炮制为一体，在展示中医药文化的同时获得身心娱乐和经济效益。

3. 中医药文化特色旅游

旅游集文化、休闲、健康、娱乐于一体，是现代生活方式的典型代表。旅游业的发展，是在当代人生活水平不断提高和对健康文化不断追求中兴盛起来的。在旅游发展过程中，人们的旅游需求丰富多样且在不断变化，自然风光、名胜古迹、革命圣地、特色体验、科学文化、徒步探险等都具有不同的需求群体。而以各种文化为载体的旅游项目正在成为一种新的旅游需求。[①]"中医药旅游作为生态旅游的分支之一，是一种探索性的、尚未被开发和享用的集旅游与中医药为一体的交融性产业，是中医药的延伸和旅游业的扩展。"[②] 正是这种不断变化的旅游需求和消费潮流，使中医药旅游应运而生成为可能。

在人类漫长的历史发展过程中，植物与人的关系十分密切。一方面，植物对人类的生活具有极其重要的使用价值；另一方面，人们往往由植物的形态、习性等特点而产生种种联想，并借植物来表达思想观点、寄托感情和理想，这样，植物就有了不容忽视的文化色彩和美学价值。[③] 植物药是中医药的重要来源。一方面它出自山野，纯净天然，是绿色健康食品之一；另一方面，作为保健食物而固化为人们的精神文化，即把人与植物的关系付诸文化的表现形式时，植物就产生了非凡的文化意味。不仅有其美妙的传说，而且当地百姓及宗教人士还赋予它们特有的文化色彩及美学价值。野生动植物是生态旅游的对象之一，在这些野生的动植物中，因某些部分和器官具有祛病强身的医疗功能，因而对游客产生了吸引力。中医药专项旅游正是以具有药用作用的动植物为旅游对象，让旅游者在旅游过程中获得中医药药物知识和体验的活动。[④]

---

① 黄凯，俞双燕，孙汉，等．我国中医药健康旅游发展研究综述 [J]．世界中医药，2018，13 (2)：508-512.

② 王景明，王景和．对发展中医药旅游的思考与探索 [J]．经济问题探索，2000，12 (8)：85-86.

③ 杨梅，覃文勇．植物文化内涵在园林景观中的应用 [J]．安徽农业科学，2016，44 (24)：181-183.

④ 王景明，王景和．对发展中医药旅游的思考与探索 [J]．经济问题探索，2000，12 (8)：85-86.

（二）休闲农业提供健康环境

城市与乡村是一种空间性的同时存在，同时又是一个历史的过程，代表着历史的不同年代。现在大家的生活水平越来越高了，对生活品质也有了更高的要求，周末或者是放假的时候都想去郊外放松身心亲近大自然。当公众生活水平提高后，城市人到乡村旅游、体验，在很大程度上是一种对历史和过去的追溯与回归，对已失去的怀念和追忆。"原住民民俗风情，田园养生体验"是对一种健康生活方式的怀念。漫步乡间田野，如小山般隆起的丛林，别致淳朴的农家小院，茅檐青青的院门，大小适度的天井，宽阔的檐廊，规整有序的堂屋厢房，蓝天白云，偶然掠过的飞鸟，田园生活的宁静美好瞬间定格。沃野环抱、密林拥簇、小桥流水，千树万树同吐蕊，万亩桃园共争春。培育乡村景观自然演化的良性机制，最终引导、推动系统健康的自组织演化，使景观自发呈现完善、有机、多样的特征。

休闲农业是体现生产、生活、生态、生命和体验"五位一体"的农业经营方式，吸引消费者前来观赏、品尝、购物、劳作、体验、休闲、教育、养老、度假等。休闲农业围绕"农"字开展相关经营活动，是一种集生理健康、心理健康和社会适应于一体的产业活动。休闲农业有机地将第一产业（农业）和第三产业（旅游及服务业）相结合，吸引了大批的投资者涌入这个行业。休闲农业是一个推动村民参与、自发、自觉、互助合作的家乡建设的过程，也是一个社会整合的过程。中国乡村聚落材料取自身边，样式根据自然，环境遵从方便，是我们祖先遵从"天人合一"的朴素生态观的体现。我们的乡村聚落强调以自然为根本，关注人与环境的关系。人类只有选择合适的自然环境才有利于自身的生存、健康、繁衍、发展。人们通过赋予住所及其周围一定的意义，才使住所与自然环境结为有机整体，形成"天人合一""天人互补"的意象。

休闲农业不仅仅是产业，产生经济价值，其社会价值尤其是健康价值更是不可估量。农业部会同14部门联合印发的《关于大力发展休闲农业的指导意见》旨在进一步提升休闲农业服务质量、优化政策措施、推动产业健康发展。未来休闲农业社会效益明显提高，从业农民收入、发展质量、服务水平有较大提升，成为拓展农业、繁荣农村、富裕农民的新兴支柱产业。从产业角度来讲，休闲农业具有五大"吸金模式"。

一是都市田园。都市田园是指通过土地流转，在城市周边形成规模化、产业化种植、养殖区域，并融入休闲、娱乐等元素，同时打造田园风光以吸引受众。这种模式满足现代都市人亲近自然的心理；带动乡镇区域经济发展，拓展城市功能，是发展休闲旅游、度假的一个很好载体；有效解决了当地农民的就业问题。

二是农家乐。农家乐是指农民利用自家庭院、自己生产的农产品及周围的田园风光、自然景点，以低廉的价格吸引游客前来吃、住、玩、游、娱、购等旅游活动。主要有农业观光农家乐、民俗文化农家乐、民居型农家乐、休闲娱乐农家乐、食宿接待农家乐等。

三是田园综合体。田园综合体是指在农业基础上延伸产业链条，增加服务功能，以农业为依托，集合工业、旅游、创意、研发、商贸、储运、地产、娱乐、会展、博览等多种相关产业为一体，在进行农业生产以及产业经营的同时，展现农业文化和农村生活，从而形成多功能、复合型、创新型产业综合体。

四是国家农业公园。在农业内涵中融入城市公园的元素，将农业生产场所、农产品消费场所和休闲旅游场所结合为一体，从而使农业具有旅游观光、科技示范、休闲购物、怡情益智等多种功能。游客可以在游览风景的同时获取农业知识，甚至可以参与农业生产过程，体验农家生活，感受乡土文化。它的设计更具景观性与布局性，将公园建设与该区域农业资源紧密结合起来，在展示农业文化的同时创造了收益，休闲娱乐大众的同时促进农业的发展，可谓一举多得。

五是"休闲农业+农产品加工"。农业从来都是一个微利行业，将休闲农业与农产品加工结合起来，不仅能助推农村经济的发展，更能开拓农产品的销路。休闲农业从视觉、听觉、触觉、味觉和嗅觉等方面满足旅游的感觉体验，通过"农作物观赏""园艺习作""特色农艺"等，制成产品或体验过程，形成身心愉悦的特色健康文化。通过"日常体验""农村节庆体验"挖掘农民生活资源；通过农村气象体验、农村地理体验、农村生物体验和农村景观体验发挥农村生态资源优势，可以形成以健康休闲为主的文化旅游项目。

总之，无论是中医药文化游，还是农村休闲游，共同特点都是提供健康的生活和娱乐方式，它既符合"把健康融入所有政策"，又适合全过程全周期、全方位的健康追求，是健康文化产业的重要组成部分。发展中医药文化产业和休闲农业能有效调整农村产业结构，促进农村经济发展。在城乡多层面的交流中，促进城乡之间的相互融合，促进城乡和谐发展。中医药文化产业和休闲农业产业都要通过制定科学发展规划、坚持以"农"为本、打造旅游品牌、重视乡村生态保护和文化传承，防止对生态环境和景观的破坏性开发，走资源节约型、环境友好型的可持续发展道路。①

三、社会组织

在社会管理与社会建设中，政府无疑起着核心作用，特别是在我国国情下。但是，如果某些政府机构及其官员缺乏活力和责任感，官员利用权力寻租、创租，政府合法性降低，就会应验了诺斯的"国家悖论"，即国家既是经济发展的动力，又是人为阻碍经济发展的根源。② 健康是国家和政府的责任，但这并不意味着国家和政府是健康的唯一责任主体。

现代社会生活呈现多元化的特点，社会分工使社会中远远不再是"360行"。社会分工的专业化促使各种专业社会组织在社会管理与文化建设中的作用越来越显著。而"大社会"的属性也使传统公共行政转型成为必然。专业社会组织是社会事务管理体系中不可或缺的重要因素，它为社会事务管理的全面运作提供了动力基础和体制化支援。专业化社会组织可以把分散的个体利益组织转化成集体利益，构成了政治过程的重要行动单位。另外，全球化带来的世界性问题更促进各种非政府组织、非营利组织、公民社团以及非政府国际组织迅猛发展，其具有灵活性、多样性、回应性的优势。它们或是独立承担社会的某些职能，或是与政府机构合作，共同行使某些社会管理职能，在国际舞台和国内经济社会生活中发挥了无可替代的作用。在社会治理中，人们在寻求解决某些社会问题和满足某些社会需求的过程中发现政府与市场都有其自身的局限。因此，需要有一种组织的创新。而 NGOs（非政府组织）在解决这些社会问题和满足这些社

---

① 本部分内容参考了"中农休闲农业智库"公众号内容。
② 夏建中.中国城市社区治理结构研究 ［M］.北京：中国人民大学出版社，2012：31-32.

会需求时可以发挥其独特的不可替代的作用。①

在健康治理过程中，无论哪个组织都不能拥有知识和资源两个方面充足的能力来独自解决一切问题。许多有关健康集体行为的问题如果只通过个体的行为是无法进行解释的，也不能够顺利解决；而依赖国家调节或直接干预则是不可能的而且是效率低下的。如果依靠社群组织的自我调节，结合国家政策和基层政府机构的组织权威以及专业健康组织的专业指导，往往容易使事情取得进展。于是，以一般基层自治组织为主体的社会群体自治网络可以作为一种合作性的共同体使个人利益在群体中得到很好的维护，从而使群体利益也得到保障，达到个人与群体的平衡与互补。

在健康文化建设中，国家更多地承担方向决定、政策制定、资源调配等的职能，而公众个人在健康能力提升过程中还需要专业化组织和群众性团体的帮助，这些组织包括诸如医疗图书出版机构、医疗媒体、健康相关的社会组织以及与健康相关社会活动群众组织等，它们在传播健康文化教育与健康促进中起着重要的作用。本节通过云南省健康与发展研究会和沧州博爱爱心社两个案例，探讨社会组织在健康文化建设中的地位与作用。

（一）专业团体

健康促进是健康中国建设的重要手段和必经途径。"健康促进是一个增强人民控制和改善自身能力的过程，它要求各个国家采取一种合适的策略增进人们与自然社会之间的协调，平衡个体对健康的选择与社会责任之间的关系。"（WHO）健康促进是现代健康伦理的基本要求，也是国家的重要卫生职责，国家既是健康权力的代表者，也是健康政策的制定者，当前还是政策的执行者。卫生行政部门以及其所属的各级各类疾病防控与健康教育机构是健康促进活动的主要组织者及承担者。而科技社团因其专业性、学科交叉性、开放性、协同性、集成性和广泛的组织性、机制的灵活性等，在非健康危机的状态下，更容易成为健康促进工作的有效主体。

---

① 邓国胜. 阅读 4：中国非政府组织发展的新环境 [J]. 领导文萃，2002（10）：25-31.

云南省健康与发展研究会（YHDRA）① 前身为成立于 1994 年的我国首个研究生殖健康的非政府公共组织，2007 年更现名。研究会是世界卫生组织生殖健康合作中心，国家流动人口生殖健康资源中心，中西部地区计划生育优质服务示范工程项目、川滇藏人口健康促进项目、西藏及四省藏区优生优育项目的指导机构。该研究会组织机构和制度体系较为健全，运行 20 余年来，在我国著名健康教育与促进专家张开宁教授带领下成为在云南省有重要影响的科技社团组织，其健康促进工作辐射整个西南地区，并产生了很大的国际影响。其健康促进功能的探索与实践可以称为科技社团承接政府职能转移的范本。

研究会植根云南独特而丰富的多元文化，坚持医学与社会科学相结合，致力于健康与发展领域的学术研究、人才培养与社会服务，为决策部门与相关组织提供信息咨询和技术支持，促进大众健康和社会和谐发展。该研究会 20 多年来通过推进中央财政项目、地方健康项目、国际合作项目、个人慈善项目等，在生殖健康、健康老龄化、预防艾滋病、健康生存环境等方面开展信息咨询、技术支持、社区健康促进和志愿者社会服务活动，开展多学科应用性研究和专题培训，编写相关书籍、编印《通讯》《译丛》等出版物进行信息交流与健康传播。

研究会是一个集科学研究、社会服务、专题培训、学术交流等为一体的非营利性组织。研究会坚持项目和参与性小组两大活动形式。在项目推进方面，承担国内外各种组织和部门委托的健康和社会发展项目的设计、实施、评估和技术支持等。在社会服务方面，开展不同层面的社会工作，为相关组织和部门提供信息咨询、技术支持，开展社区健康促进活动和志愿者社会服务活动。在应用研究方面，开展多学科应用性研究，包括理论研究、田野调察、学术讨论等活动，以理论研究指导社会实践和支撑社会发展项目。在专题培训方面，承接国内外相关组织委托的健康与发展领域的各种专题培训，组织多学科专家队伍，运用参与性等教学方法开展形式多样的培训。在信息交流方面，通过编印《通讯》《译丛》等出版物、开发各种 IEC 材料、举办各种专题研讨会和论坛、开展公益性科普讲座等多种形式传播健康信息。

---

① http://www.yhdra.org/index.html.

研究会关注弱势人群的生殖健康权益和大众健康需求，倡导卫生服务公平性、公共服务均等化和生殖健康权利，积极支持我国公共健康事业的发展。优先发展领域是以性与生殖健康、环境与健康两大领域为重点，结合传统文化、中国国情和社会实践，开展多学科的研究和行动，优先领域包括青少年性健康、妇女生殖道感染、性病与艾滋病、流动人口生殖保健、妇女权益与健康等。其活动的主要特点可以概括为：

1. "四多"：多学科、多元化、多样化、多层次

多学科：会员专业背景涉及医学和社会科学的多个学科，包括人类学、社会学、历史学、伦理学、民族学、女性学、法学、预防医学、临床医学、社会医学等，多学科的交流、合作与研究是 YHDRA 的一个显著特点。多元化："和而不同"的组织文化有利于学术创新、学术民主，提倡不同学科、不同观点、不同年龄的学者平等交流、相互包容、相互尊重，搞百家争鸣，不迷信权威，不搞"一言堂"。多样化：研究会开展的活动包括理论研究、田野调查、实证研究、项目实施、项目设计、项目评估、社会工作、宣传倡导、信息咨询和贫困救助等，活动的形式也包括参与性小组、社会发展项目、科学研究课题、学术研讨会、培训班、志愿者社会服务、宣传品开发、社区示范等多种形式。多层次：研究会既承办大型国际会议和国际学术培训、开展国际合作项目，也承担国家级、省级的项目和各级基层组织委托的技术支持项目，还在农村和城市社区开展直接面对人群的服务，既跟踪国际学术前沿，也密切注视中国相关学术领域发展动态，更关注大众的需求和弱势人群的状况。

2. "四个结合"：医学与社会科学结合、理论与实践结合、国际理论与中国实际结合、理论研究与社会服务结合

在张开宁教授的领导下，会员在国家级核心刊物发表中国首篇生殖健康论文。出版了生殖健康、健康社会科学方面的专著和译著，包括《生育健康及其研究：理论与实践》《传统文化与生育健康》《以妇女为中心的生育健康》《以社区为基础的生育健康》《多学科视野中的健康科学》《亚太地区健康新挑战与新对策》《生殖道感染全球现状及研究动态》《应对艾滋危机的公共管理与公共服务》等。研究会还成功举办第六届亚洲太平洋地区社会科学与医学大会等国际性学术会议。被确定为中国中西部地区计划

生育优质服务示范工程项目、川滇藏人口健康促进项目、西藏及四省藏区优生优育项目的指导机构。被遴选为世界银行生殖健康培训的合作中心、世界卫生组织和世界银行生殖健康亚洲培训中心、亚太地区健康社会科学网络顾问机构、国务院艾滋病防治办公室的流动人口艾滋病防治技术支持中心、国家计生委和国家卫生部生殖健康服务项目合作机构、云南省红十字会心理援助中心技术部。

从云南省健康与发展研究会的成功经验与成就可以看出，非政府组织具有专业性、自发性、自治性、松散性、多元性、非营利性等多个特点。它们具有一定的组织与章程、一定的层级结构、一定的组织体系。它们一方面与国家甚至国际专业组织有着专业化的联系，接受其指导，可以将国家健康政策很好地在生活中实践，又可以把握国际健康文化的大趋势从而为国家出谋划策。同时，由于其不仅仅是依靠行政权力而是利用专业化知识与技能进行健康推广的"亲民性"使其在推广健康理念、促进健康行为、进行健康组织等方面具有先天性优势。可以预见，专业化的社会团体在未来健康文化建设中将起到越来越重要的作用，甚至可以承担文化建设的主体责任。

在专业社会组织运作过程中需要注意以下可能产生的问题：专业组织以学会或协会的名义工作，性质上属于民间团体或组织。学术活动与产业之间会产生矛盾和冲突，如学术著作《寂静的春天》的发表直接影响了化工企业的利益，从而使部分化工企业利润降低甚至破产。一般情况下，专业组织会向公众推荐相关的健康产品或服务，这对公众的选择具有极为重要的影响。不可否认的是，健康产业、推荐机构和学术界之间的关系错综复杂，有相关的利益机制存在。产业为了自身的利益和发展需求可以通过各种途径得到学术机构科学公信力的支持，由此可以保障其产品或服务的销量，并通过推荐机构的宣传间接占有市场。专业组织常常会得到企业资助的经费和资金，得以维持自己的学术地位。这种情况下受害一方可能是广大群众，同时也造成医疗健康资源的浪费，或者给健康产品和服务的购买者造成额外负担，甚至错过接受有效的健康产品和服务的机会。健康相关企业影响专业组织的研究工作，研究结果又会反过来影响健康企业的产品和服务。健康产业资助专业组织的研究项目，有时是为了研究成果能够支持自己的产品或服务的应用。健康产业也会通过赞助学术会的方式来影响学术研究团体和个人。更直接的情况是健康企业的专家直接参加专业组织的工作，或者本身就是研究专家。最终的结果是损害专业组织的声誉，甚至对科学失去信心和信任。如何调整专业组织与产业之间的利益关系是一项复杂的事情。

（二）社区草根组织

与专业化的社会组织不同，有一种存在于社会最基层的非营利社会组织，它们不以专业化为依托，而是具有慈善性质的社会公益事业。"社区草根组织是指符合国家法律、政策规定，由居民自愿成立的非政府组织和非营利组织。"① 这些组织的产生与市场经济发展和社会民主化进程有关，是公民有组织地参与经济社会乃至政治过程的产物，其主要社会资源，包括资金、信息、志愿者等大多来自市场、社会、海外等开放的竞争世界，具有转型期典型的多样性、自发性和随意性。② 中国草根组织起源于环保领域，经过数十年的发展，草根组织的活动范围遍及艾滋病防治、妇女保护、打工维权、社区服务等领域，扶助弱势群体，提供公共服务。如果为这些林林总总的草根组织总结一个关键词，那就是"健康"，几乎所有的草根团体的终极目标都指向人的健康，包括身体健康、生活健康以及社会交往的健康发展等。因此，在健康文化建设中，草根组织由于亲近自然、亲近社会、亲近个体，其成员就是我们身边一个个普通的个体，其活动也最容易获得认同和接受，成为健康文化建设不可或缺的主体力量。沧州市博爱人生爱心社就是千千万万个群众性"草根组织"中的一个。

沧州市博爱人生爱心社③由企业爱心人士设立于 2009 年 4 月。当时沧州北环社区发布了一对孤寡老人需要社会爱心人士帮助的信息，正是这一"孤立事件"开启了博爱人生爱心社助老工作的旅程。伴随着助老工作的有序开展，参与工作的志愿者越来越多，爱心助困的范围也越来越大，参与人数与日俱增。10 年来，该社 2000 余人次参加各种爱心活动，开展公益爱心活动 1000 余次，出动志愿者 2 万余人次，常年有 300 余人活跃在爱心第一线。该

---

① 刘志昌. 草根组织的生长与社区治理结构的转型 [J]. 社会主义研究，2007 (4)：94-96.
② 徐宇珊. 中国草根组织发展的几大趋势 [J]. 学会，2008 (1)：5-9.
③ 感谢博爱爱心社资深会员、沧州市人民医院刘立新高工提供资料。

社成员来自个体经营者、出租车司机、政府和企业事业组织职员、退休职工等，每名成员都有一个属于自己有编号。目前其主要职责围绕着大病救治、助学、敬老、扶残、助困、捐衣、义务献血、公益宣传等主题。

该社以"帮助他人，快乐自己"为宗旨，以"奉献爱心，传播爱心"为理念，利用成员的业余时间，尽最大努力去帮助那些需要帮助的人。该社分为五个部（助老部、助学部、助残部、无偿献血服务部、大病救助部）、两个培育公益志愿者的平台（便民服务部、爱心传递家园）、一个后勤保障平台（爱心互助车队）、两个行政事务管理平台（财务部、博爱办公室助老部），形成了完整管理体系。其中，助老部定期安排活动看望老人们，为老人资助生活用品、医疗用品，购置合适的衣物；助学部给贫寒学子以经济援助，同时注重帮助学子们树立自强不息的信心和努力学习回报社会的思想；助残部关注特教学校及福利院的残障人士，定期探望残障人士，为其排忧解难，围绕残疾人群体与特教学校开展丰富多彩的活动，捐助生活必需品，组织出行开阔眼界，为其联系专业学校，帮助其就业与创业；无偿献血服务部成立于2014年9月，在原有两三位固定捐献人员的基础上增加到七八位，另有部分待捐待命人员、宣传人员等；大病救助部针对的受助人群主要是因病致困的患者，救助范围是：肾移植、先心病（超过国家救助年龄的）、骨髓炎、先天手足发育不良等各种通过有效治疗方法能够治愈的疾病；便民服务部于2012年9月创设，每周日上午（寒冬和炎夏活动暂停）在人民公园西门开展医疗咨询服务、免费理发、法律咨询、心理咨询、营养膳食咨询、家庭教育咨询等。

爱心传递家园成立于2013年11月，是一处收集爱心物资、发放爱心物资的平台，汇集人们捐助的各种衣物、米面油、学习用具、日用品，然后由志愿者们发放到有需要的人群手中。每个周末，都有热心志愿者前来对捐赠物资进行登记、整理、消毒和发放。爱心传递家园在市区共设立了爱心收衣点4个，在各县、镇、村，设立了6个物资分发点，不定期地将爱心物资运送到分发点上进行发放。爱心传递家园还走出沧州，在沧县、盐山、孟村、南皮、青县等各县下属数个村庄设立了"爱心点"。

爱心社在每一个与健康有关的活动日中开展主题活动。例如，每年五月第三个星期日是全国助残日，这一天社员们相聚植物园共同庆祝全国助残日。残疾人是社会大家庭的一分子，也是社会的弱势群体，我们应该给予他们更多的关爱。

该社还重视宣传和文书档案的管理工作，群内宣传各部门的活动，通过各种媒体、报纸对博爱人生进行宣传；档案则包括各媒体的纸质资料、影像资料、图片资料、证书奖杯等的分类归档管理，记录下爱心活动的各个瞬间。

草根组织的特点是专业化程度低、组织松散，其优势是深入群众，因此更具"亲民性"，像是社会的"微循环"系统，其所从事的活动都是围绕群众身边的"小事"，为公众提供更加方便快捷的服务。通过草根组织把闲散的社会力量集中起来，对于排除健康的干扰因素、及时化解健康风险以及进行及时的健康救助等都起着不可替代的作用。更重要的是，通过各种草根组织的工作，可以将一种文明、健康的生活理念与思维不经意间渗透到广大公众心中，使健康文明的生活成为其习惯，这与自上而下的推广行动相比，往往会起到事半功倍的效果。

四、群众性基层组织

从单位到家庭，人们对预防疾病、讲究卫生、增进健康越来越重视，它带给人们的震撼尤其是健康观念的转变和健康意识的提高都是空前的。这不仅给健康文化注入了新的动力，还是全面推进健康文化建设的历史机遇。坚持以人为本，加快推进健康文化建设，不断满足人民群众日益增长的多层次的健康文化需求，全面提升中华民族的健康意识和健康水平，已成为我国现代化建设的一项重大而紧迫的任务。对于政府机构来讲，要充分认识新时期加强健康文化建设的重大意义，将其提上重要位置，"融入所有政策"，把全民健康教育特别是全民健康促进活动纳入健康文化建设整体规划中，用健康文化来丰富、发展和提升健康促进活动；对于社会组织来说，应当利用专业化知识与技能，把健康科学知识转变为群众能够理解接受、愿意参与、易学易做、实际有效的良好行为习惯，从而达到增进健康、提高生活质量的目的。[①] 而要真正使健康文化走向全社会各个阶层、

---

① 杨劼，卢祖洵. 健康的文化视角与健康文化的基本内涵 [J]. 医学与社会，2005（1）：19-20+23.

各个群体和个体，既要具有一定的管理职能又需要具有一定"自治"职能的基层组织的积极参与。如果说国家是健康文化的"大脑"，那么基层组织就是健康文化的"细胞"。根据我国的政权组织构架，基层群众组织包括城市的居民委员会和农村的村民委员会，其中城市的"社区"是构成居民委员会的基础和主要单元。

（一）城市基层组织

在现代社区治理中，除政府之外，社会上还有一些其他机构和单位负责维持秩序，参加经济和社会调节。其中，城市的邻里网络是由居民自发成立，以某种共同利益、共同需要、共同兴趣或共同文化传统，以及为提供社区公共物品和公共服务而成立的社区组织。它有助于社区成员将个体利益整合为集体利益。居民一旦加入社区自组织，就实现了"由个体向集体的转变"。① 一般社群组织具有地域性、互动性和共同情感三个典型特征，是基于有限地域和地理上的相互关系而构建起来的。在比较固定的长期的共同组织中，以城市居委会为代表的城市基层群众组织具有共同利益、共同情感以及共同价值观等，在此基础上构成不同人之间的生活共同体，有时也是利益共同体，其中情感与人情因素起着黏合剂的作用。

1. 社区（Community）

社区是以某种经济的、文化的、种族的社会凝聚力，使人们生活在一起的一种社会组织或团体。② 在中国语境下，社区组织并不完全是自发形成的，其前身可以是单位组织，例如，若干年前，在城市里绝大多数机关、企业事业单位承担着"办社会"的职能，聚居也一般以单位为主。随着经济体制改革的深化，单位体系逐渐进入社会体系，社群组织也逐渐代替以单位为主的组织。这是一个演化的过程。

社区的有效治理基于域内居民安全的生活、公平的对待、谋生和为自己谋福利的机会，通过和平的手段界定、维持人们之间的争端，参与各级治理，平等地分享人类共同利益的权利。同时要推动共同利益，考虑自己的行为对他人安全和福利的影响，促进平等，包括性别平等，追求可持续

---

① 夏建中．中国城市社区治理结构研究［M］．北京：中国人民大学出版社，2012：282.
② 田本淳．健康教育与健康促进实用方法［M］．北京：北京大学医学出版社，2015：343.

发展，保护人类共同资源，以此保证未来世代的利益，保护人类的文化和知识遗产，积极参与治理，这是对全球社会中各行动主体履行全球责任的现实要求。

在政府的领导和指导下，社区居委会是社区的执行层，一般由社区居民会议或居民代表会议选举产生，按照"自我管理、自我服务、自我教育、自我监督"的原则处理社区公共事务。由于这种组织迎合中国传统的人情社会和熟人社会，这种社区自发性组织在健康文化建设中起着不可替代的作用。其发展方向是自治性组织，通过不断加强组织的制度设计，逐渐深化为一种正规的、制度化的社区组织。通过制定章程、建立组织结构和管理制度，使松散的群众团体过渡到正式的社区组织。

2. 社区的基本功能

社区关系网络的培育关键在于居民之间互动、沟通的发展，而居民参与则为互动、沟通的发生提供了渠道、途径和进行公共生活的公共空间。从功能上讲，社区一般承担"生产—分配—消费功能、社会化功能、社会控制功能、社会参与功能与相互支持功能"。这些功能是社区及其成员的存在所必需的，社区通过正式或非正式的组织和群体模式来发挥这些功能。作为社会系统的社区系统地进行功能的运转，同时其各功能实体相互作用、相互影响，并和制度结构一起作用、影响和贡献于社区共同的目的，相互支持以完成各自的社会功能。一个贫困的社区对于相互支持和社会福利有更多的需求，而一个富裕的社区有能力满足这些需求，但是，只有其社会化的共同价值观支持公共福利和义务给予才可能实现。[①]

在以单位制为主体的社会管理体制下，社区往往处于边缘地带；随着市场经济体制的确立和国家与社会的分离，社区的功能得以复归，但在科层管理体系的实践中社区往往会演变为"准政府组织"。社区的具体工作职责综合起来主要有八类：社会治安、人民调解、青少年教育、计划生育、妇女工作、老龄工作、社会福利、公共卫生。

改革开放 40 年来经济快速发展，城市居民劳动条件和生活条件得到改善，闲暇时间增多，城市居民的休闲体育健身及体育文化娱乐消费需求日益增长。社区居民强身健体的生活意识普遍增强，广大城市居民迫切要求提高

---

① 夏建中. 中国城市社区治理结构研究［M］. 北京：中国人民大学出版社，2012：79.

自己的健康素质和健身生活方式。① 这都为拓展社区的功能提出了课题。

3. 社区健康促进

社区是科层制管理体系中最小的细胞，也是健康文化建设实践最基础的执行者。社区在健康文化建设中一般是把健康和文化包含在一起的。现代健康城市的七个"人人享有"：人人享有基本医疗保障、基本养老保障、15 分钟卫生服务圈、15 分钟体育健身圈、安全食品、清新空气、洁净饮水，无一不是在社区中落实的。对于社区促进健康的建设一般包括"建设健康细胞，健康场所、健康家庭双促进；开展健康传播，打造全民参与的健康文化氛围；巩固建设成效，实现健康促进区成效延伸"。②

随着公众对健康需求的多元化，社区文化建设是健康文化建设的重要支撑，邻里网络形式多样，功能各异，集文娱活动、体育健康、志愿活动、维护权益、学习教育于一体，其中也不乏共同特征。其一是组织成员多由退休的老年人组成，他们身体尚好，有一技之长，有一定的组织能力和爱心，能够凝聚相当一部分志同道合者。其二是绝大多数网络是与健康和健身相关的，至少建立之初是这样。这同样与这些组织的构成有关。随着物质生活水平的提高，人们越来越长寿，闲暇时间也越来越多，通过各种社区网络组织的建立，真正可以实现"老有所乐"，集娱乐、健身于一身，形成具有中国特色的健康文化形式。其三是将个人的健康与社会的文明紧密结合在一起。社区网络组织通过个人的文明行为，带动社会、社区的文明发展，将公共卫生与个人卫生紧密结合，精神文明活动又反过来促进个人的身心健康。某城市街道的党工委、办事处，在大力推进经济建设的同时，积极探索社区文化建设。他们的理念是"文化进社区、文化汇市民"，目标则与15 分钟一样，是"15 分钟文化圈"。全方位推动社区文化建设的路径是"完善基础设施、加大协会扶持、传承文化遗产、打造品牌文化"等措施，使文化工作成为和谐社区建设的有力抓手。③ 通过对社区

① 庄丽坤. 居民休闲运动健身与健康文化生活方式研究——基于哈尔滨市的调查 [J]. 边疆经济与文化，2018（1）：10-11.

② 魏晓敏. 上海市健康促进区建设结果分析及建议 [J]. 健康教育与健康促进，2018，13（3）：196-199+209.

③ 陈珊珊. 健康文化促和谐社区建设——深圳市龙岗区坂田街道社区文化建设实践与启示 [J]. 大众文艺，2016（6）：6-7.

健康文化现状进行调查与评估显示：虽然社区卫生工作人员对社区健康文化内涵的知晓率较低，但认同度较高；社区卫生服务制度和社区文化共建策略和力度仍处在浅表水平。因此，应当正确引导员工的价值取向，加强社区健康文化培训，改善社区人本管理，积极参与社区文化共建，促进社区健康文化建设。① 例如，在健身需求方面，社区应当整合体育场地资源，合理利用；加快培训社会体育指导员；充分发挥体育活动站点的聚集效应等。

4. 社区健康服务

强化社区卫生服务是卫生体制改革的突破口，从经济发展与社会实践来看，在医疗卫生领域从社区服务开始，可以实现联动，并对二三级服务及其他相关体制改革形成冲击作用。从健康扶贫的实践来看，中国有足够能力通过社区（城市+农村）卫生服务体系向全民提供免费的公共卫生服务和基本免费的基本医疗服务。当前，社区卫生服务发展有了新机遇。国家近年来高度重视社区卫生事业发展，连续召开了一系列会议，先后出台了"城市社区卫生服务指导意见"和"农村卫生服务体系建设与发展规划"，强调社区卫生的重要性，强调社区卫生服务的公益目标，强调社区卫生发展中政府的规划和投入责任。新的医改方案高度重视社区卫生服务，不少地方在社区卫生发展方面也进行了很多有益的探索，社区卫生事业发展呈现出良好势头。从某种程度上讲，社区卫生服务发展可以认真对照和借鉴义务教育发展的经验。要进一步明确服务属性，认识到健康是基本公民权利，也是基本政府责任；在组织方式上应当坚持政府主导规划、投入、监管和服务，同时强化一般性转移支付或实施分项分担。

同时需要注意的一个重要趋势是，随着城市化的发展，传统社区内的具有"熟人社会"性质的关系网络已经遭到破坏，邻里关系的疏离、淡薄以及社区自组织的缺乏已经成为现代城市社区的一种普遍现象。面对人际非社区化，如何培育社区关系网络就成为一个重要的话题。

（二）乡村基层组织

农业农村农民问题是国家的基础问题。直到 21 世纪的第一个 10 年，

---

① 王建军，缪旭东，黄宇，等. 南通市社区健康文化现状调查 [J]. 医学与社会，2013，26（8）：48-50.

农村环境卫生状况依旧令人担忧，严重威胁农民的健康。虽然经历了 20 世纪 50 年代起的爱国卫生运动，对改善农村环境、降低居民的疾病发生率起到了重要作用。但总体来看，中国农村环境卫生条件较差，部分地区环境严重恶化，对农民的健康造成了直接影响。其中包括清洁水源相当匮乏（在部分地区，饮用水的安全性依然没有保证）、土壤污染形势严峻（包括重金属污染、农药和其他化学品污染）、空气污染日益严重（包括农民生活燃料燃烧不充分、工业污染、畜禽养殖污染排放、污水等）、农村厕所卫生条件依然较差（卫生厕所普及率低、粪便无害化处理率低）。特别是在贫困地区，高发性慢性病、传染病、居民失能率都居高不下。[①] 世界卫生组织报告表明，环境以不同方式对心血管病、腹泻、下呼吸道感染、癌症、慢性阻塞性肺病等 80% 以上的主要疾病有显著影响。5 岁以下儿童中 33% 以上的疾病是由环境暴露造成的。[②]

2005 年十六届五中全会对"建设社会主义新农村"提出了"生产发展、生活宽裕、乡风文明、村容整洁、管理民主"的要求；2018 年乡村振兴战略对未来农村的要求是"产业兴旺、生态宜居、乡风文明、治理有效、生活富裕"，远期目标包括：乡风文明达到新高度，乡村治理体系更加完善；农村生态环境根本好转，美丽宜居乡村基本实现。没有全民健康就没有社会小康，由此可以推知，没有农民健康就没有乡村振兴。实现农村健康战略，必须要加强村落健康文化建设，其核心是制度保障是前提，科技创新是原动力，可持续发展是目标，道德自律是助推器。[③]

与城市文明中健康文化建设拥有专门和专业的组织管理机构的现状不同，乡村（包括规模较小的城镇）一般没有专门的机构、专门的组织、专门的人员和专门的行动。"上面千条线，基层一根针"，群众基层组织发挥着完全的职能，既是决策主体，又是执行主体。因此，乡村健康文化建设是与乡村生产、生活和生态同步进行、同时开展的，往往一个行动具有多重功能。乡村文明建设与健康文化建设是分不开的，很难说哪种行为是专

---

① 韩俊，罗丹. 中国农村卫生调查 [M]. 上海：上海远东出版社，2009：11-22.

② 世界卫生组织. 通过健康环境预防疾病——对疾病的环境负担的估计 [EB/OL]. http://www.who.int/mediacentre/news/releases/2006/pr32/zh/index.html，2019-06-01.

③ 冯书娥，王婷. 青海民族村落健康文化建设的思考 [J]. 青海师范大学学报（哲学社会科学版），2019，41（1）：61-64.

门的健康文化建设的内容。其生态建设、环境美化、乡村文明、经济发展、治安治理等都与健康有着密切关系。围绕健康文化至少应强化三个方面的工作：一是建设健康环境；二是发展休闲农业；三是提升乡村文明。

1. 建设健康环境

广大农村是健康生活的重要源泉，农村也是健康文化建设的重要主体。首先，食品是健康的第一道关口。农业生产食粮，可以满足人的口腹之欲，同时也可能"病从口入"。其次，农业经济的发展创造优良的生活环境，净化空气，充分利用阳光、风等自然资源，"三废"污染少而低。再次，绿色生活是人们所提倡的，而绿色食品排在首位。农业提供优质营养，糖果蔬菜肉食等。复次，农村土地资源丰富，居住宽阔舒适，可陶冶性情。最后，回归自然，回归传统，回归乡愁，感受历史，体验自己。

围绕提供健康产品的功能，农村地区的公众应当首先提高健康意识，通过改善居住条件创造健康环境，这是提供健康产品的最基础环节。其中，"改厕"又是农村健康文化中的一项基础性工作，可以说是一个农村卫生健康的"牛鼻子"。从影响人类健康的角度来看，粪便、饮食和饮水与肠道传染病关系最为密切，是控制肠道传染病的关键和突破口。从经济角度来讲，加强粪便管理可以大大提高有机肥利用率，提高农业的质量和效益。从乡风文明角度讲，厕所卫生是乡风文明的重要窗口。因此，改厕是一项集健康、经济、生态文明于一体的工作。

此外，对农村的生活废物治理、化肥农药污染防治、畜禽饲养卫生处理也都是健康环境的核心环节。

2. 发展休闲农业

乡村文化中的物质文化指为了满足乡村生存和发展而创造出来的物质产品文化，包括自然景观、空间肌理、乡村建筑、生产工具等与人们的衣食住行息息相关的物质要素；乡村文化中的非物质文化就是指人类在社会历史实践过程中所创造的各种精神文化，包括节庆民俗、传统工艺、民间艺术、村规民约、宗族观念、宗教信仰、道德观念、审美观念、价值观念以及古朴闲适的村落氛围等。精神性景观如耕作文化、民俗文化、风水文化、民风淳朴、安居乐业也构成乡村文化的重要组成部分。所谓休闲农业，是指利用田园景观、自然生态及环境资源，结合农林渔牧生产、农业经营活动、农村文化及农家生活，提供国民休闲，增进国民对农业及农村之体验的农业经营。

休闲的直接目的是促进健康，包括身体健康：新鲜的空气、无污染的食物、有机食品健康食品等；心理健康：视觉享受、听鸟啼虫叫、犬吠鸡鸣，悠然放松之心情，赏怡人美景、减缓工作和城市生活压力；社会健康：新的人际交流环境、方式，建立新的无功利的生活交友圈，找回乡愁，找到艺术灵感；回归乡村自然、健康的生活方式。

对乡村来讲，休闲农业不只是一种新兴的农业经营方式，更在于他们所界定的休闲农业的经营范畴，除农产品产销与加工制造外，还包括农村景观与农业文化等具有乡土特色的产品和服务。消费者要消费这种产品或服务，必须亲自到休闲农场才能完成交易，它具有无形性、无法移动的以及乡土旅游的服务业特性，强调农村生态景观与农村生活文化为诉求的乡土资源特色。

美丽乡村的总体要求应该既包括能充分体现乡村外在美的"规划科学布局美和村庄整洁环境美"，也涵盖了能健康展现乡村内在美的"创业增收生活美和乡风文明素质美"。同时，与之相对应的具体措施是"四个行动"即生态人居建设、生态环境提升、生态经济推进、生态文化培育。①

3. 提升乡村文明

健康与文明相伴相生。乡风文明是随着历史的演进和社会的发展，在农村地区形成的一系列生活方式、语言、艺术、文化、爱好和观念等的总和，具有显著的地域性特征，同时也展现出一定的时代精神、文明健康的生活方式、资源节约的消费习惯。乡村文明从某种程度上讲是"健康文化"。文化不完全归属于意识形态，而是与万物一样需要土壤、阳光和水。城市的幻化生活与生态没有关系，有的就是一种破坏，而乡村则不同，乡村景观是以自然为本、敬天求地、天人合一，希望虫与鸟能像人一样拥有尊严。乡村文明是乡村居民与乡村自然相互作用过程中所创造出来的所有事物和现象的总和。在农村，几乎所有的文化建设都或多或少、或直接或间接地与公众健康相关，包括生理健康（少得病或不得病）、心理舒适以

---

① 卢伟娜，李华，许红寨. 农业生态环境与美丽乡村建设［M］. 北京：中国农业科学技术出版社，2015：68.

及社会交往的顺畅。随着农村生活水平和城镇化水平的提高, 发源于城市社区社群的组织已逐渐扩展到广大农村地区。

在地方基层政权指导和基层自治组织的组织下, 广大农村也逐渐成立以各种文化娱乐活动为载体的群众性组织, 通过开展喜闻乐见的文化活动, 挖掘传统的历史文化资源, 将身体健康与心理健康以及社会健康紧密结合, 促进农村精神文明建设, 提倡文明的生活方式, 提高公众的健康水平。围绕健康文化建设乡村文化 (因为健康是人人关注的、人人需要的, 容易作为切入点) 并不需要特别富有, 与快节奏"挣钱"的活动相比, 人们更愿意回归到闲释的原始的健康身心状态。

环境 (包括自然环境和人文环境) 对人的身心影响是潜移默化的, 并具有导向、动力和感染的功能。良好的自然和文化环境使人们的思想受到积极的熏陶和感化, 使人的身心得到健康的滋养。乡村景观、人文环境不仅是农村劳动者劳动生活的场所, 而且是修养、娱乐和个性发展重要阵地。优美的自然环境、景观和文明的生活方式对于个体健康和群体健康文化是一种"无声之教"的场效应, 对居民健康的身体、文明的生活方式以及娱乐的心灵具有潜移默化的影响作用, 具有滴水穿石的力量。乡村独特的物质文化、行为文化、制度文化、精神文化中都蕴含着健康文化的因素, 也都服务于人的身心健康。

在新农村建设过程中, 我们欣喜地看到农村村民纷纷以城镇生活方式为样板追求衣食住行各种生活方式, 同时也把城市的健康卫生习惯 (包括科学的和非科学的) 引进到了新农村。乡村邻里网络形态多样, 是在参与的实践过程中逐渐形成和培育出来的。例如, 文体娱乐性的各种秧歌、广场舞蹈队、合唱队等, 各种社会治安巡逻队、便民服务队、邻里互助队、卫生清洁等。这些组织可以分为文体娱乐性参与、志愿性参与、权益性参与和自治性参与等。由此形成的网络关系具有自发性、便民性。一方面有效地盘活了社会公共人力资源, 另一方面提升了局部社会的治理水平, 有效地促进治理水平和文明程度的提高。虽然这些组织在成立之初存在主旨不明确、管理松散、组织程度差的缺点, 但随着磨合成员自身需要与组织发展需要之间一致性越来越高, 各种组织之间的约定性也逐渐形成, 逐渐形成了有利于社会的组织和秩序。

五、余论

将健康融入所有政策，意味着让全社会共同关注健康；人民共建共享，意味着人民群众既是健康中国的建设主体，也是健康中国的受益主体。其内容包括改善健康环境、优化健康服务、培育健康人群、发展健康产业、构建健康社会。健康文化建设是一个系统工程。在这里首先要分析系统要素，即根据系统整体目标的科学分解，分析要素存在的必要性和合理性。其次要分析系统的功能，即弄清系统及其要素具有什么功能，系统的功能与各子系统的功能相互间有那些影响与制约关系。要分析系统的联系，即研究系统同其他系统的横向、纵向联系，系统在更大系统中的作用和地位等。此外，还要分析系统的现状与未来，即分析系统现阶段的主要问题是什么，它对系统产生了哪些影响，解决该问题会遇到哪些相关因素的影响。

无论城乡，在健康文化建设中政府（国家机构）的主导作用都极为突出。从历史惯性看，我们有上行下效、民以吏为师、率上以教民的传统。政府掌握着大量资源，资源、人力、信息多是自上而下流动。在健康文化建设中，政府是提供健康公共服务的主体，但不是唯一主体。政府通过购买公共服务、社会组织通过一定方式承担部分政府职能已被证明是一种高效、便捷的管理手段。现代政府行政追求一种更加民主、开放和服务取向的公共德惠理念。同时，应当处理好政府与非政府组织之间的关系，充分发挥非政府组织在健康文化建设中的主体作用。这种中间组织在国家与社会、政府与个人之间交流和传递信息方面起着桥梁和纽带作用。在市场经济条件下，存在一种政府、市场与社会相互依存的新型公共思维，三者分工不同，起作用的方式不同。市场的原则是追求利益最大化，社会则体现以人为本，追求培育博爱互动、扶贫济困的精神，政府则通过管理、服务和调整各种利益关系，通过国民收入再分配为社会服务。在现实中，众多的企事业组织、基层自治组织、社会组织、志愿者组织以及以企业为主体的行业协会组织在从事公益性活动、提供公共物品与公共服务方面，是对政府公共行政职能的重要补充。非政府组织的良性发展，有利于解决社会急需解决的问题，满足社会公众的各种日常生活和专业需求。

　　因此，我们还需要把国家管控的单一的科普组织机构扩展到全方位的健康促进体系，包括国家卫生行政管理机构、技术与事业部门、各种社会组织、学会、研究会、NGO、群众志愿组织以及相关的国际组织，自上而下和自下而上相结合，健康各部门各人员协调互动，针对地方特色全方位、长期坚持一种行动，更重要的是建设一种全民参与健康的文化，以医疗文化促进健康文化，使健康理念、健康行为、健康活动和健康工程进入文化领域，将全社会健康文化建设变为涉医部门的自觉行为。

　　此外，应当重视并加强健康文化理论研究。现有健康文化建设理论研究较少，相关部门应充分认识到健康文化在防病治病中的重要性，从健康中国建设的全局出发，组织并扶持专业研究队伍及人员系统开展健康文化的理论研究，借鉴国外健康文化研究及建设经验，结合中国实际，深入探讨本土化健康文化的内涵及外延，重点研究其在健康中国建设中的作用、发展规律及制约因素，积极探索健康文化建设的发展路径和措施，促进健康文化建设。[①]

---

①　杨劼，卢祖洵．健康的文化视角与健康文化的基本内涵 [J]．医学与社会，2005（1）：19-20+23.

第6章

"E健康"：数字时代的健康文化

2014年4月，一名来自西安的大学生被医师诊断为"滑膜肉瘤"中晚期。该疾病的五年生存率是20%～50%，一年多他和父母跑遍了北京、上海、天津、广州各大肿瘤医院，虽然医师们都说没有希望但他们仍不放弃，希望奇迹发生。经过无数次的手术、化疗、放疗，2015年6月疾病并没有取得预期的好转。其后向某互联网平台进行求助，根据网站的介绍，接受某"新疗法"治疗，但最终未达到预期。该患者于2016年4月死亡，诊疗经历和患者网上留言引起网民广泛关注，焦点之一就是互联网在医疗保健中所起到的导向作用。

数字健康系统是信息化时代的一个新名词，它包括但不限于"国家层面的医疗数据监管、在线医疗公司对传统医疗影响、在线访问的信息安全策略、移动医疗证据报告和评估等方面"。[①] 信息处理技术的革命使智能手机集合了计算、通信、传输等功能，为人们的日常生活提供了极大的便利。各种社交软件已经大大超越纯粹娱乐与社交的功能，各行各业的管理者普遍利用企业微信、钉钉等社交软件进行日常交流、办公及管理工作。共享单车、打车软件、移动支付、公考助手等生活助手类手机软件便利了日常工作和学习。手机的渗透性彻底改变了人们的生活方式，一部手机便可以处理从菜市场到夜场、夜店的一日生活。

在医疗和健康领域，最早是电子病历在许多环境中迅速使用，包括医生办公室、药房、管理护理网络、医疗结算以及其他行政职能的环境。在信息化高度发展的今天，云平台、物联网等新技术已广泛应用于各领域。

---

① 刘冰．编者的话［J］．英国医学杂志（中文版），2016，19（11）．

随着人们网络消费行为的日趋成熟，网络消费已成为一种国际化趋势。与此同时，传统医疗也正在向智慧医疗模式转变，信息新技术在医疗行业发展中所扮演的角色已从"辅助者"向"引导者"转变。[①] 信息技术、分子生物学和遗传学交叉融合成为医学和健康实践的亮点，信息技术还被试图用于控制日益增加的医疗费用。

以下是移动健康服务的愿景：当病人发生突发事件时，随身穿戴的健康传感器发现采集的生理信息异常，经过简单的分析，发现情况紧急，需要抢救，携带的监护系统在发出报警的同时，通过网络将求救的相关信息发送到健康云的健康紧急服务中心（私有健康云）。服务中心将从个人健康云中设限有关的健康信息，根据信息进行数据分析，并智能决策，启动紧急服务决策。

一、"数字健康"

虽然医疗不等于健康，健康不仅仅是医疗，但医疗无疑在健康文化中占据核心地位。在健康文化视域下，医院的角色在发生着悄然变化，大医院不再是处于医疗与健康服务体系核心位置的孤立机构及首诊地，也不再仅仅提供"一站式服务"，而是日益成为医疗与健康服务网络的一部分。公立大医院与基层卫生机构、各种专业卫生机构等健康提供方密切协作，把不复杂的健康服务下沉到基层。公立医院角色的转变，需要改革责任机制，更需要信息化的支持。或者说，在当前条件下，实现卫生健康的公平享有，离开信息化建设是办不到的。这也能说明为什么数字健康首先是在医疗机构实现的。

对于普通公众来说，随着物联网、云计算、移动互联网、手机、平板电脑、PC 以及遍布各处的各式各样传感器的涌现。移动技术具有弥合各系统之间距离的能力，可提升健康设备获取和数据利用的可及性。尤其有利于某些健康服务难以覆盖的人群。使用移动和无线技术提供健康服务，也就是利用信息和通信技术快速采集和分析信息，以提高健康系统的效

---

① 龙虎，袁渊，毛云鹏，等．"健康四川"——网络健康服务的实践［J］．中国卫生信息管理杂志，2015，12（6）：618-621.

率，让使用者保持更好的健康状态，可以称为"移动健康"。

（一）数字医院

"卫生信息化是我国卫生事业发展的必然要求，是深化医改的迫切需要，是实现人人享有基本医疗卫生服务目标的重要手段。"[①] 数字医院建设是数字医学与数字健康发展重要的内容和载体。这个过程肇始于医院信息系统的大规模开发应用和网络建设。21 世纪以来，几乎世界上所有的大医院都在使用先进的信息技术系统来监测每一位患者的位置、健康状况、健康需求等。医院管理者、医护人员、医技人员等也通过信息系统传递与患者有关的信息，而互联网的发展则将远程医学、医患交流等发挥到了极致。

20 世纪 70 年代以前，计算机技术在医院及管理中的运用主要集中在医学文献检索，科研中的数值运算、数据处理和统计分析，卫生教育等几个方面。在医院中则主要用于医院统计、病案贮存、医疗监护、实验室检查、医院中各项事务性工作和各部门之间的联系。这一阶段，已经开始出现用计算机辅助诊断和治疗工作。[②] 70 年代末，美国 VA（Veterans Affairs）系统医疗中心的医务人员们开始开发医院的整体化信息系统 VistA 软件，创造高效的医院管理系统。他们开发出当时"最好的"医院信息管理系统，并共享源代码。这些系统的功能包括：记录处方、打印药剂签、分析心理测试、维护肿瘤登记资料等，使"最终一份电子病历中就可以囊括患者在医院的所有科室里接受的所有治疗"。[③] 1997 年，英国西伦敦汉默史密斯医院建设图像档案通信系统（PACS），将 X 光、超声波、CT、MRI 等医学影像资料数字化，成为当时英国单项耗资最大的医学工程，旨在建设现代化、数字化医院。[④]

21 世纪初，我国医院信息化建设迅速铺开，并逐步进入先进国家行列。2002 年 4 月，卫生部制定《医院信息系统基本功能规范》，促进医院

---

① 卫生部召开全国卫生信息化工作会议陈竺讲话 [OB/OL]，http://www.gov.cn/gzdt/2011-08/29/content_1935823.htm，2019-07.

② 胡孟璇.电子计算机在医学上的应用 [J].新医学，1979，10（10）：508-510.

③ [美]菲利普·朗曼.最好的医疗模式：公立医院改革的美国版解决方案 [M].李玲，徐进，等译.北京：北京大学出版社，2011：40-41.

④ 纽依源.世界上首家数字化医院 [J].广东科技，1997（3）：12.

管理数字化软件开发的蓬勃发展，医院数字化进入快速发展时期。2009 年中共中央、国务院《关于深化医药卫生体制改革的意见》（新医改）将医院的信息化建设提到一个新高度，并将数字化医院建设作为医院发展的重要目标。这些都有力地推进了我国医院的现代化和信息化水平。2013 年，国家卫生计生委和中医药管理局联合印发《关于加快推进人口健康信息化建设的指导意见》，意见提出，按照"制度先行、统筹设计、强化应用、互联共享、业务协同"的原则，在保证原有卫生信息化和人口计生信息化工作连续性的基础上，全面统筹建设以全员人口信息、电子健康档案和电子病历三大数据库为基础，公共卫生、计划生育、医疗服务、医疗保障、药品管理、综合管理六大业务应用为重点，国家、省、市和县四级人口健康信息平台为枢纽，居民健康卡为载体，信息标准和安全体系为保障，互联共享和业务协同为关键的人口健康信息化工程。

综观数字医院的发展，最早的数字医院建设的主体是医务人员（如美国 VA 的 VistA 系统）。当前数字医院工作的主体则主要是医院的管理人员和信息服务人员，总体上属于信息系统学的学科范畴。医院管理系统是数字医院的第一个阶段，现在在国际上也得到了最广泛的应用。医院管理信息系统在医院的行政管理、医疗管理等方面发挥着重要作用，其中包括电子病历、影像资料存储、电子健康档案等。而数字医院的第二个阶段则是面向临床的信息系统。而随着互联网技术的迅速普及，基于互联网技术的远程医疗、医疗卫生信息服务、患者网络社区等互联网形态下的数字化医疗管理系统蓬勃发展，使数字医院建设进入新的阶段。许多互联网公司高调或低调宣布进入医疗领域则使数字医院成为未来医院发展的一个重要选项。2017 年 3 月 19 日，宁夏银川市举行互联网医疗产业签约仪式，我国专业医学互联网丁香园旗下首家互联网医院及大数据中心将落户银川。①虽然其最终的效果尚待观察和评判，但作为一种互联网时代的探索，标志着互联网医学的探索进入新的实质性阶段。可以预见的是，随着互联网与医院管理的深度融合，未来医院的物理空间将迅速扩张到虚拟空间，使医院对疾病的干预转变为对健康的干预。

---

① 李天天：丁香园为什么来银川做互联网医院？ ［EB/OL］http：//yyh.dxy.cn/article/517574（OL）2017/03/19，2017-04-02.

从医学与健康的大局来看，信息化是深化医疗卫生与健康体系改革的重要手段。通过信息化的作用一是可以提升医疗服务水平，通过减少医疗环节和资源共享降低医疗卫生费用和支出，同时发达的信息技术可以使公众看病就医更加便捷；二是可以大大提升公共卫生服务水平，发挥互联网快速便捷的特点和优势促进基本公共卫生服务均等化；三是提升卫生管理和科学决策水平，推进卫生事业科学发展；四是促进健康公平，通过信息化扩大经济发展水平相对滞后的地区和公众可以得到均等化的医疗健康服务。

（二）数字健康的几个方面

大数据和移动信息技术的发展带来了颠覆式创新，改变了人们生产和生活中的诸多方面，医疗体系的变化也日新月异。伴随着医院管理的信息化，数字化医院由服务患者向服务公众拓展，由提供医疗向提供健康深入，由疾病治疗向健康文化传播方面延伸。在服务患者与公众方面有以下几个方面的内容。

1. 便民就医

通过数字医学可以有效地改善医疗保健治疗。数字医院可以使医疗机构（包括公立大医院、基层卫生机构、专业机构以及社会办医）通过推进各种优质医疗服务资源的共享，完善医疗管理和服务信息系统。通过普及应用居民健康卡、电子健康档案和电子病历，向广大公众推广远程医疗和健康管理、医疗咨询、预约诊疗服务。这标志着医疗模式正由传统医疗模式向智慧医疗模式转变，以期满足公众个性化和实时化医疗需求。这样的系统优势一是直接面向公众，大大方便了群众就医。通过政府主导与市场推动相结合的方式，面向公众提供集疾病预防、医疗、康复为一体的服务体系。二是可以统筹各种医疗资源，全社会共享医疗信息。通过信息化手段整合各种医疗资源，提供就医导航，普通公众可以通过网络预约号源、床位，医疗服务价格、就医流程等信息通过互联网专门网站公开透明地呈现给公众，医院提供全指南服务。这种医疗全覆盖的信息共享模式，可以大大方便公众就医。

医院通过网站回答与健康有关的问题，并提供与特定疾病相关的讨论小组的链接。公众可以使用电子邮件、专用系统或网络咨询系统，完成就诊的咨询以解决简单的问题。通过网络系统而不是电话或办公室访问完成如预约、续约、转介等服务。医院还可以提供数字诊断系统、医疗保健决策支持软件和计算机辅助自助工具，帮助公众解决与健康相关的问题，节约时间与金钱成本。网络门诊可以实现通过互联网安排预约，当患者与医生预约成功时会收到电子邮件提醒，也可以使用电子邮件或其他社交软件、APP 与医生直接沟通，通过电子邮件或其他方式接收诊断化验结果。对于使用家用监测设备的患者，他们能够将血压读数通过电子形式发送到医生办公室，等等。健康专家称，数字技术可以节省资金，"提高交易效率，减少用药失误，并吸引医生开出更便宜的药物"。

由政府卫生健康部门主导的信息化建设平台，通过与医院信息系统对接，整合局域或全国性优质医疗资源，建立以中心城市为核心、以区域医疗中心为节点、分层次接入地方医疗卫生机构的数字化网络。为公众提供了就医导航、预约挂号、排号提醒、在线支付、检验检查结果、健康档案、城乡医疗保险信息查询等便民就医方面的服务。普通公众可以通过手机 APP 和微信，享受订阅健康知识、查询相关信息等服务。这种服务网络既保证了公众的方便，更保证了数据和服务的权威性和有效性。

卫生管理部门接入医院管理系统，还可以生成对医疗机构绩效的评价报告，甚至可以评估医院的特定疾病的死亡率、房间清洁度、呼叫按钮反应以及病人如何判断提供的医疗服务的质量。公众还可以通过访问医疗卫生行政部门的专门网站，通过官方发布的各种医疗质量方面的绩效数据对各家医疗机构的运行情况、专业水平等进行比较。

据统计，全国已有 6376 家二级以上公立医院接入区域全民健康信息平台，1273 家三级医院初步实现院内医疗服务信息互通共享，3300 多家公立医院出台了信息化便民惠民服务措施。① 随着普通公众应用信息化工具的能力不断增强，将大大方便公众就医和获得健康相关信息。

2. 网络医疗

网络医疗是包含电子健康档案在内的以患者为中心的数字化医疗体系。其服务应该在现有医疗服务基础上重构医疗模式，提供更加便捷的就

---

① 潘多拉. 发展"互联网+医疗健康"亟须加强人才保障［J］. 中国卫生人才，2019（5）：8-9.

医途径、精准的个性化诊断、标准化的信息服务。数据显示，美国 2001 年至 2011 年 10 年期电子病历普及率逐年上升。① 网上医院是网络医疗载体，它实际上就是以互联网为载体，开展在线医疗健康咨询和信息服务的专业健康网站。网络医疗的发展按服务类型来划分，可分为网上健康咨询、网上远程会诊、网上在线问诊三个层次。第一层次是网上健康咨询，提供医疗健康咨询和医疗信息服务，解答寻医问药之类的问题，普及有关保健和疾病的防治知识。第二层次是网上远程会诊，提供远程会诊、远程诊断，集远程临床会诊、影像会诊、疑难病例讨论、心电会诊与监护、术前指导和紧急救治等多种功能。第三层次则是网上在线问诊。②

卫生信息技术将改善医疗保健是 21 世纪的共识。例如，使用电子病历将减少多余或不必要的检查和程序的数量，从而提高病人的护理质量；无论是对医院来说还是对患者个人来说，电子病历可以显著降低医疗成本；此外，标准化的电子病历可以显著减少医疗差错的发生。纸质病历及文件中的患者体检和检验结果数据以及借助可穿戴设备传输的即刻体感数据可以追踪、传输、分析，患者可通过移动终端实现个性化访问。日常一些分散的、孤立的行为数据，经过标准化采集、综合分析，可以整理、挖掘出有价值人群的健康状态和慢性非传染性疾病管理的重要信息。电子健康档案累积的临床数据库信息可以开展具有相同特征的患者人群分析，这些信息将会进一步支持相关指南数据的丰富。③ 事实上，随着互联网技术的成熟，网上医院的业务功能已逐步拓展至预约挂号、视频诊疗、药品配送、网上付费等多种方式。

对于卫生健康行政部门和业务部门来说，利用网络医疗服务，可以实现区域内医生、医疗资源统筹，充分利用医院网站互联互通，为公众提供网络咨询、网络诊疗等联结"患者—网络—医生"的便捷化诊疗服务。在这个系统中，各医疗机构的医务人员可以通过实名认证，在网络上通过时时视频、音频、文字等媒介与患者及咨询者进行交流，在线为病人提供网上轻问诊。这样就可以大大减少患者等待的时间，节约宝贵的医疗资源。

---

① 刘冰. 编者的话 [J]. 英国医学杂志（中文版），2016, 19 (11).

② 王萍，钱菁璐. 浅析网上医院成为健康服务新渠道 [J]. 中国卫生产业，2014, 11 (13)：174-175.

③ 刘冰. 编者的话 [J]. 英国医学杂志（中文版），2016, 19 (11).

患者则可以通过专门的网络平台上传影像资料、检验报告、影像检查、病例报告等，辅助医生诊疗病情。在一定权限范围内，医生可经患者授权在数据库中查阅到患者的既往病史，帮助诊疗。在这样的系统中，还可以实现医生和患者进行相互评价，从而进一步提高服务质量。

在网络医疗中，可以方便分级诊疗、双向转诊。通过医疗机构预留号源、预留床位等信息公开，使医院工作更加透明，降低"信息不对称"，构建患者从健康到疾病再到康复诊疗、康复管理信息链，将疾病的预防和治疗纳入一体化服务。① 网络医疗最终的实现目标是建立实体与虚拟相结合的网上医院，实现就医流程便捷化、信息交流实时化、院前院后一体化，为患者提供一个便捷、高效的就医通道。借助互联网，创新医疗服务模式，充分利用医疗资源，延伸实体医院的服务，为患者提供一个便捷、高效的就医通道，具有巨大的社会效益和经济效益。

互联网的出现逐渐改变了医疗与健康工作的方式。早在20世纪50年代，美国就首先把双向电视系统用于医疗行业，创立了远程放射医学。随着现代通信技术的快速发展，通过卫星和综合业务数据网，远程咨询、远程会诊咨询、医学图像远距离传输、远程会议等快速发展起来。之后，随着公众互联网的普遍应用，各种商业化互联网医疗与健康迅速发展起来。远程医疗是网络医疗的重要形式，其核心硬件技术是：计算机技术和智能终端（如智能手机大量普及）、移动通信技术、数字化医疗与健康设备（包括小型可穿戴设备）、医疗机构和医疗管理机构信息化管理技术；软件系统包括公共服务软件可视化、界面越来越友好；移动通信使公众几乎全部掌握了网络技术。从技术层面上讲，结合医疗卫生的需求，移动普适计算、绿色信息化、电子健康档案标准（OpenEHR）、健康物联网、健康云、移动健康服务、三网融合、四屏联动、大数据与NoSQL（Not Only SQL）和个性化医疗将成为医疗卫生信息化的十大视点。② 随着计算机及网络通信技术的不断发展，有线网络带宽的扩容，远程医疗的内容得以进一步丰富，其内涵和现实意义显著增加。在远程会诊应用方面，由原来会诊前提前传输图片和文字，到现在可以即时传递病人信息，并实现"面对面"高

① 龙虎，袁渊，毛云鹏，等."健康四川"——网络健康服务的实践［J］.中国卫生信息管理杂志，2015，12（6）：618-621.

② 姚志洪.医疗卫生信息化十大视点［J］.中国卫生信息管理杂志，2012，9（3）：11-17.

清视频对话。从传输媒介来看，价格低、带宽容量大的 4G（甚至 5G）和 WI-FI 技术等模式的普及，为移动健康增添了腾飞的翅膀。

3. 健康管理

根据 1986 年 WHO《渥太华宪章》的解释："健康是每天生活的资源，并非生活的目标。健康是一种积极的概念，强调社会和个人的资源以及个人躯体的能力。""良好的健康是社会、经济和个人发展的主要资源，生活质量的一个重要方面。"① 既然健康是一种"资源"，那么它就具有应用、开发的价值，无论是对个人来说还是对社会、国家来说，都是这样。而作为一种资源，必然是需要经营和管理的，于是，在 21 世纪初，一个新名词"健康管理"进入人们的视野。所谓"健康管理"是指"对个体或群体的健康进行全面监测、分析、评估，提供健康咨询和指导以及对健康危险因素进行干预的全过程"。健康管理的宗旨是调动个体和群体及整个社会的积极性，有效利用有限的资源来达到最大的健康效果。② 随着人们越来越重视健康，而通过互联网来寻找健康信息和帮助已成为一种"时尚"。那些在网上寻找医学信息的人，最常搜索的是关于特定疾病的信息。互联网提供的健康信息丰富多彩，包括特定疾病、某些医疗、饮食或营养、运动、药物、特别医生或医院、健康保险、替代治疗、心理健康、环境健康、实验性治疗、免疫接种、牙科保健、医疗保险/医疗补助、性健康、戒烟、吸毒/酗酒问题，等等，可以说互联网已经成为健康人群管理自己健康的第一信息来源。

移动健康的基础之一是对我们健康生活将产生巨大影响的"大数据"。"大数据"并没有一个标准的定义，可以说它是以海量数据为基础的一种"生活和工作方式"。"大数据"首先是数据规模大，数据种类繁多，而且半结构化和非结构化数据多并逐渐成为主体，而与其他数据结构现有模式不同，大数据是在数据出现之后才形成模式。大数据是将数据作为一种资源来辅助解决其他诸多领域问题的工具，其处理工具多而复杂，因此需要我们从根本上转变思维。③ 大数据同过去海量数据的区别不仅在于数据量

---

① 黄建始. 什么是健康管理？［J］. 中国健康教育，2007（4）：298-300.

② 黄建始. 什么是健康管理？［J］. 中国健康教育，2007（4）：298-300.

③ 孟小峰，慈祥. 大数据管理：概念、技术与挑战［J］. 计算机研究与发展，2013，50（1）：146-169.

大，更在于数据类型繁多、价值密度低、处理速度要求快和时效性要求高。① 它为医药研发、疾病管理、公共卫生和健康管理等提供了广阔的应用前景。医疗和健康大数据可以在大规模数据的基础上挖掘分析获得新的认知、创造新的价值，并以此改变市场、组织机构，以及政府与公众的关系，数据源呈现指数级增长，信息数量及复杂程度快速扩大，从海量数据中提取信息的能力正快速成为战略性发展方向和要求。大数据的广泛使用，特别是与人们健康息息相关领域的大规模应用，大技术层面上使我们在大数据集成、大数据分析、隐私保护、能耗、软硬件协同、易用性以及数据的价值分析等方面都面临新的挑战。对于数字健康来说，如何更好地利用海量的数据信息保护公众的健康而不侵害其健康权益，如何保护公共健康和预期健康而不侵害个体健康和现实健康利益都是我们需要面对的课题和挑战。

"数字健康"运用于健康管理的内容和形式包括健康检查和监测、健康危险因素评价、健康危险因素的干预、健康保险、健康管理的推广等方面，具有极大的方便性。其媒介是公众通信网络；内容是医疗与健康服务；运行模式是提供从客户端到桌面的服务，实现成熟的公益性或商业化运行。通过政府或社会机构建立以大数据和物联网技术为支撑的健康管理平台，实现信息交换和共享以及健康服务资源的集中呈现，形成闭环健康生态。旨在关注生命全程，把疾病的预防、诊断、治疗和康复纳入一体化管理服务，形成以"人民健康为中心"的全链条服务体系。服务内容包括各种权威资讯、健康知识、行业前沿等卫生领域综合性信息。网络健康平台通过收集信息、开展健康风险评估、用户干预计划制定、健康与康复干预与指导及干预效果评估等全周期的循环过程。基于居民健康档案和专家知识库，与各种健康检查设备和穿戴检查设备相结合，开发个人健康管理系统，为公众提供精细化、个性化健康评估、健康监测、生活指导、行为干预等服务，从被动的有病求医，上升为全人群、全过程、全方位的健康管理服务，推动健康资源的深层次利用。

---

① 周光华，辛英，张雅洁，等. 医疗卫生领域大数据应用探讨 [J]. 中国卫生信息管理杂志，2013，10（4）：296-300+304.

（三）数字健康的益处

无处不在的健康计算设备、通信网络和云计算，将整个世界连接在一起，通过对健康信息的感知、采集、传输、存储、分析、决策、应用等，打造了一个健康信息服务社会。大量使用电子处方、电子付费、电子检查报告，电子健康档案、电子病历和健康卡，医疗卫生信息数据共享，医院间检查和检验结果互认，远程医学、远程监护和移动医疗，大大改善了人们的生活质量。

数字技术为一些个人获得健康知识和保健服务提供了极大的便利，并扩大了现有保健提供者的网络。为患者提供了各种各样的新方式与医疗提供者沟通，并获得有关医疗保健问题的信息。数字健康为公众带来的益处是显而易见的，除上述总结外，还有例如：数字通信使患有罕见疾病的人能够发现其他的病人患有同样的疾病，并从他们的经历中吸取教训。数字健康系统允许公众和患者利用其他地区甚至其他国家的专家，从而可以增加自我护理、保健的资源，从多种信息渠道中寻找特殊医疗问题的解决办法。

计算机化的记录日益受到青睐，因为它们提供了快速获取病人信息的机会，允许不同地点的许多人同时查看。在各种软件程序的帮助下，促进了对测试结果和其他病人数据的复杂分析。这些功能中的每一项都可以提高护理质量。一些人认为，计算机化也可以降低成本和帮助研究。信息技术用于医疗与健康领域得到了信息行业、卫生健康行业和政府的积极推广。[1]

数字健康系统影响着公众的医疗保健决策，改变了传统的医疗保健方式，可以真正实现"货比三家"，从而寻求自己认为最佳的医疗和健康选择，达到省时、省钱、提高效率、减少错误的效果。特别是病人可以直接向他们的医生发送健康需求安全信息，以及请求预约、更新处方和转诊，使医患双方的沟通更加方便。

同时，通过网上交流，可以提高医疗保健的效率和效益，降低成本。通过互联网网站、宽带接入、电子邮件通信、在线采购和电子记录保存等，又形成了一个庞大的数据库，经过人工智能分析，为医学与健康的发展积累巨大的财富。

---

[1] Medicine and Health Annual [M]. Chicago：Encyclopedia Britannica，1997：256.

二、数字健康工程

数字医学工程与生物医学工程的发展密切相关，而数字医学设备的发展则构成数字医学工程的核心，支撑数字健康工程，形成数字健康的基础。

（一）数字医学工程

生物医学工程于 20 世纪中叶兴起于新技术领域，随着信息技术的加盟使其发展如虎添翼，而这又构成了数字医学的源头。在百年诺贝尔生理或医学获奖项目中有四次与数字设备有关，包括 1924 年的心电图机、1979 年的电脑辅助 X 线断层摄影（CT）、1980 年的应用膜片钳技术和 2003 年的核磁共振成像技术。其中，核磁共振成像技术曾 5 次 10 人获诺奖，而 70 年代出现的 X 线 CT 则被认为是医学数字化的始祖。[①] 这四次获奖都与医学设备革命有关，也都是医工结合的产物，先进的医学仪器设备的发明则成为医学革命的代表。

1972 年英国 EMI 公司将 X 线技术与计算技术结合，利用扫描检测原理，发明了一种计算机处理 X 线轴向断层扫描系统，简称 CT。[②] X 射线的发现是首个诺贝尔物理学奖获奖项目，后来被广泛用于医学。CT 机通过计算机对 X 射线产生的图像进行处理、显示和存储，生成重建后的图像。使经 X 光扫描的身体各部分横断面在显示器上依次展现，一目了然，有助于疾病的快速诊断。它的另一优点是"非侵入性"，减少了许多过去费时、伤害身体的危险的检查。[③] CT 出现后，几年内风靡全球医务界，成为影像革命性技术，也因为将传统医疗器械与数字技术完美结合而成为数字医学在生物医学工程领域内的开端。CT 技术的主要发展路径是可扫描部位的范围不断扩大、扫描速度不断加快、从单一的横断面扫描技术向多层连续扫描的螺旋 CT 机发展，从第一代发展到第五代。

心电图机是 1903 年荷兰莱顿大学生理学家 W. Einthoven 发明的，与他

---

① 傅征. 数字医学的提出与发展 [J]. 中国数字医学，2007，2 (11)：9-13.
② 国外 X 线轴向断层扫描系统（CT）的发展动向 [J]. 医疗器械，1978 (3)：52-54.
③ 吴竞辉. 一种崭新的 X 光技术——CT [J]. 科技导报，1980 (1)：51-53.

合作完成的是物理学家、工程师 Begrasnius，这也是生理学家、医生和工程技术人员合作的产物。① 20 世纪 80 年代初，美国 Marquette 公司首先推出数字化心电图机，使心电图进入数字化时代。② 现在心电技术发展惊人，而其中根本性的变革发生在其小型化、时时化、远程化，是现代数字技术推动的成果。膜片钳仪器是材料学和显微镜技术及测量微量生物电流技术工艺的完美结合。MRI 作为医学影像领域四大方法之一，更是工程科技成就运用于医学的成功范例。

在数字医学工程的发展过程中，临床设备的数字化在检验、麻醉、监护部门表现尤其显著。在超声诊断设备（已经发展到三维、动态、介入等水平）、数字减影血管造影（DSA）、发射型计算机断层成像（ECT）、正电子计算机断层成像（PET）、单光子发射计算机体层摄影（SPECT）、数字化放疗装备和热疗装备等，3D 打印技术迅速应用于临床，"手术机器人"使手术的精度更高，安全性更强，有可能取代人工而成为最优秀的外科医生。例如，英国国家健康与临床优选研究所推荐 3D 成像技术诊断心脏疾病。医生可以使用无创技术，通过医学软件来实现大血管可视成像，从而为胸痛和可疑心绞痛的患者做出心脏疾病的诊断。相较于单独冠状动脉造影检查，该技术可更加准确地判别血管是否是缺血性狭窄，故该技术可能会减少部分患者血运重建的需求。③

随着科技及计算机发展步伐的进一步加快，今后数字医学设备的发展方向是更加小型化、高科技化、多功能化、以人为本化。现在诸多家用和医用便携工作医疗电子设备广泛进入市场，前者如便携式电子血压计、便携式血糖仪、数字体温计等，后者如心脏除颤器、动态脑电图、多参数便携监护仪、便携式超声诊断仪等。而"互联网+"则有可能成为数字医学工程新的创新触发器和增长点。

---

① 王保华. 心电技术面向未来——纪念心电图机发明 100 周年 [J]. 中国医疗器械杂志，2003，27（6）：390-392.

② 卢喜烈，朱力华. 纪念心电图临床应用 100 周年 [J]. 中华心律失常学杂志，2002，6（3）：140-142.

③ Zasia Kmietowicz. NICE 推荐 3D 成像技术诊断心脏疾病 [J]. 符天旭，译. 英国医学杂志（中文版），2016，19（11）. 6.

（二）人工智能与健康

人工智能是产生于 20 世纪 50 年代的研究机器智能和智能机器的一门综合性高技术学科。说它是综合性学科，是因为它涉及心理学、认知科学、思维科学、信息科学、系统科学和生物科学等多门学科。通俗地讲，人工智能就是"研究如何使计算机去做过去只有人才能做的智能工作"。经过数十年的发展，人工智能已经在问题求解、专家系统、机器学习、神经网络、模式识别、人工生命等领域取得举世瞩目的研究和应用成果，已经成为科学技术的前沿。

1. 人工智能决策支持

"互联网+"是把互联网的创新成果与经济社会各领域深度融合，推动技术进步、效率提升和组织变革，形成更广泛的以互联网为基础设施和创新要素的经济社会发展新形态。相较于其他行业，医疗行业具有高度的特殊性、复杂性和"不容错性"，人工智能在辅助诊断、提高算法和数据能力等方面将发挥越来越重要的作用。[①] 基于人工智能的临床诊疗决策支持系统因其强大的计算能力，可以更加准确和快速地代替人脑开展智能医学影像识别、病理分型、多学科会诊以及多种医疗健康场景下的智能语音技术应用；开展基于人工智能技术、医疗健康智能设备的移动医疗示范，实现个人健康实时监测与评估、疾病预警、慢病筛查、主动干预等。以国家或地区为中心的数据共享交换平台可以用于强化人口、公共卫生、医疗服务、医疗保障、药品供应、综合管理等数据采集，畅通部门、区域、行业之间的数据共享通道；加快建设基础资源信息数据库，完善全员人口电子健康档案、电子病历等数据库。不仅为个人和单位的医疗和健康决策提供支持，而且可以为健康政策的制定与改革提供决策依据。

2. 人工智能设备

人工智能的直接意义在于代替人类从事体力和脑力劳动，特别是一些重复性、复杂环境的体力与脑力相结合的劳动。最典型的是人工智能技术产品当属医用机器人，它是数字化生物医学工程最前端的成果。在医疗活

---

① 潘多拉. 发展"互联网+医疗健康"亟须加强人才保障 [J]. 中国卫生人才，2019 (5)：8-9.

动中，不同类型的机器人在医疗过程中承担着各种不同的角色，例如，护理机器人可以帮助医护人员确认病人的身份，并准确无误地分发药品，代替人工送饭、送病例和化验单，帮助护理人员移动或运送瘫痪、行动不便的病人，还可以检查病人体温、清理病房，通过视频传输帮助医生及时了解病人病情。康复机器人可以帮助残疾人恢复独立生活能力。医用教学机器人是理想的教具。美国医护人员目前使用一个名为"诺埃尔"的教学机器人，它可以模拟即将生产的孕妇，甚至还可以说话和尖叫。通过模拟真实接生，有助于提高妇产科医护人员的手术配合和临场反应。

外科手术机器人是医疗领域最引人注目的人工智能成果。目前技术上最成熟、最完备和最先进的外科手术机器人系统是由美国科学家开发和研制的"达芬奇机器人"，这种机器人可在微创基础上完成复杂的手术，其精细化程度远胜于其他手术机器人。并且在技术上还在不断追求结构尺寸适度化、小型化；在应用上将更广泛用于远程医疗、微创手术等领域，并能通过对数据的智能化分析，帮助医生避免操作上的失误。近年来，达芬奇手术机器人已被广泛应用于普通外科、脑神经外科、心脏修复、妇产科、泌尿外科、整形外科等多方面的手术，堪称"全科型"手术机器人。据统计，截至 2017 年 10 月 31 日，达芬奇机器人已在中国完成手术超过 6 万台。

（三）"数字化"人

"数字化人体的研究"是数字医学在基础研究中的典型事件，美国国立图书馆（NLM）最早提出数字化虚拟人体的研究。1986 年，NLM 预见到计算机技术对资料储存的革命性影响并着手组建医学影像图书馆。1989 年，该馆确定建立一个正常男性和正常女性完整解剖学数据的数字图书馆，并寻找理想的人体模型。经过数年建设，建成了首个由 CT、MRI 和解剖学图像数据库和可任意层面观察的可视人。这种可视人可以代替医学院校的尸体解剖，还可以用于外科医生的训练以及模仿手术操作等。[①] 这项计划被称为"可视人计划"（VHP），其最初成果是世界上第一个数字化虚拟人于 1995 年诞生。

纵观 30 年来的研究成果，在数字医学研究领域进行的研究包括数字人

---

① 李永国. 可视人计划 [J]. 中国现代手术学杂志，2001，5（1）：34.

研究计划、数字化可视人模型研究两大类型。其中，典型的数字人研究计划包括：人类基因组计划（HGP，1985 多国）、可视人计划（HVP，1989 美国）、虚拟人计划（VHP，1996 美国）、人类脑计划（HBP，1991 美国）、数字人计划（DHP，2001 美国）。数字化可视人模型包括基因模型、蛋白质模型、细胞模型、组织模型、器官模型、各系统建模和数字人模型等研究。[①]

在我国 2001 年举行的第 174 次香山科学会议上，我国科学家首次研讨了"中国数字化虚拟人体的科技问题"。[②] 之后，数字医学的基础研究得到迅速开展，至今已构建了多个高精密度的中国数字化人体数据集。在 2003 年的第 208 次香山科学会议上，研讨了"中国数字化虚拟人体研究的发展与应用"，确定中国数字人研究的主要重心由"数字可视人"向"数字物理人"和"数字生理人"转移。如今，数字化技术已经全面进入医学的各个学科领域，数字医学的基础研究和应用研究正方兴未艾。各地的数字医学研究机构纷纷成立，[③] 并取得了一系列重要成果，如"人体器官结构的分割数据集""多尺度、多模态人体器官几何形态建模与矢量化""中国力学虚拟人""基于数字人体的生理组学研究""虚拟针灸与手术模型系统""虚拟中医脏腑模型"、各人体器官的数字化模型研究、"3D"打印技术在临床研究中的应用等。

2007 年由钟世镇院士领导，第三军医大学和南方医科大学共同完成的"中国数字化人体数据集的建立"获得国家科技进步二等奖，成为我国数字医学史上一座重要的里程碑。2011 年，中华医学会数字医学分会在重庆医科大学正式成立，标志着数字医学学科建设建制的形成，也使这第三种形态成为未来数字医学的主流成为可能。2016 年，中国数字医学杂志英文版 *Digital Medicine* 创刊，该杂志聘请国内外专家团队为编辑，与国际数字医学研究接轨，有望进一步推动我国数字医学发展。

---

① 吕婷. 数字人体研究及其应用 [J]. 中国组织工程与临床康复，2010，14（48）：9041-9045.

② 第 174 次香山科学会议研讨"中国数字化虚拟人体的科技问题". http：//www. cas. cn/xw/zjsd/200906/t20090608_ 639616. shtml，2017-04-03.

③ 张绍祥. 数字化人体与数字医学的研究概况及发展趋势 [J]. 第三军医大学学报，2009，31（1）：1-2.

（四）数字医学

从起源来看，美国哈佛大学医学院的华·V. 斯赖克教授较早地在《赛博医学——计算机如何帮助医生和病人提高医疗质量》① 中提出 Cyber-medicine（赛博医学），最接近现在数字医学的概念。在我国，数字医学的正式提出与建制化可以回溯到 2006 年《中国数字医学》杂志创刊。作为一本论题相对宽泛的学术刊物，它把数字医学描述为利用计算机技术、多媒体技术和网络技术，把数值、文字、声音、图形、图像等信息数字化，并与治病救人、增进健康汇合的新的学科。② 所有与人类疾病与健康相关的事物通过数字化处置均可称为数字医学。在这里，医学是一个广义的概念，是数字医学的"体"，计算机、多媒体、网络技术则是"用"。这种数字化技术在医学领域中有很大的应用覆盖面，涉及医政管理、医改联网、医学教育、图像处理、分割综合、虚拟仿真、资源共享、临床诊治、术前设计、术中导航、远程传输、海量存储等。③ 根据这样的理解，凡是应用现代数字化信息技术阐明医学现象、探讨医学机理、揭示医学本质、解决医学问题、提高人类健康水平的理论研究和实践应用，都属于数字医学的范畴。

有学者从学科角度把数字医学定义为一门"信息社会发展进程中应运而生的新兴学科"，它是"医学与信息学、电子学、生物学、管理学、机械工程学、工程物理学等诸多学科相交叉的前沿科学"。④ 或者认为数字医学就是"将现代医学和数字化高新技术相结合，涵盖了医学、计算机科学、数学、信息学、电子学、机械工程学等多学科的一门新兴的交叉学科领域"。⑤ 这些都是从医学与其他学科交叉意义上描述数字医学的学科属性。或者认为它是一门学科领域，并不完全从属于医学。

然而，数字医学在某种程度上仍需要作为医学的一个分支来发展，这

---

① 傅征. 数字医学的提出与发展 [J]. 中国数字医学，2007，2 (11)：9-13.

② 傅征. 总编致辞 [J]. 中国数字医学，2006，1 (1)：1.

③ 钟世镇. 我国数字医学发展史概要 [J]. 中国数字医学，2011，6 (12)：12-14.

④ 李华才. 对数字医学基本概念和内涵的理解与认识 [J]. 中国数字医学，2009，4 (7)：22-25.

⑤ 张绍祥. 数字化人体与数字医学的研究概况及发展趋势 [J]. 第三军医大学学报，2009，31 (1)：1-2.

要求数字医学的出发点应当是人的疾病和健康，数字医学的主体应当是医学家。而数字医学设备、数字化医院等其主体是工程技术人员和管理工作者，信息技术研发者是数字化医院的倡导者，而技术人员和工程师则是数字设备的设计、制造者，都是从外部"侵袭"到医学领域，"外挂"到医疗体系之内。在这个意义上就产生了对数字医学狭义的理解，那就是"沿着基础医学、临床医学、预防医学等领域深入地渗透、结合"，这才是从医学学科的"内核"出发的。

作为信息化时代科学发展的产物，从数字医学提出到发展的 20 年还处于一个发展和成长的阶段，对于其范畴和概念目前我们唯一能确定的就是"不确定"。广义和狭义两个定义各有所长，不能相互否认。狭义的定义更符合医学的本质，规范了概念和内涵。从学科的规范性来看，狭义的理解更加合理。广义定义确立了概念数字医学的学科地位，获得了实践的有力支撑。从探究学科的历史发展看，广义更具有价值。作为伦理审视，在广义概念上更加宽泛和方便，狭义概念则需要借鉴广义的方法和经验。因此，我们是在一个较宽泛的意义上使用"数字医学"，凡是与数字化技术和信息技术有关的医学设备、管理、活动等，都可以纳入数字医学的范畴。

（五）精准医学

强大的数字处理能力还使另外一种医学形式有可能产生，它或许可以从根本上解决人类的健康问题，这就是精准医学。

提出精准医学是因为目前的医学是"不精准"的。目前，大多数医疗是为"平均病人"设计的，像是裁缝给所有人缝制的都是同一号码的衣服。这种"不精确"治疗所产生的后果是，同样的治疗方法对某些病人可能非常成功，但对其他病人则不是特别成功，或是没有效果甚至有害。这样，许多人的疾病就得不到有效的治疗和预防，不仅使疾病的治疗效果大打折扣，而且浪费了大量医学与健康资源。据统计，在美国常见疾病处方药的疗效率仅为 50%~60%，严重威胁人类健康的癌症疗效率仅为 20%，而由药物治疗产生的不良反应造成每年约 77 万例的损伤或死亡，一个医院就浪费价值 560 万美元的医疗资源。

精准医学概念的思想渊源可以追溯到中国古代传统医学的"同病异

治"思想。《黄帝内经》的《素问·五常政大论》中讲道："西北之气，散而寒之，东南之气，收而温之，所谓同病异治也。""同病异治"是中医学诊治疾病的重要原则，是说由于发病时间、地区、患者机体反应性、疾病发展阶段的不同，使同一种疾病所表现的征候不一，因而治法也不一样。2003年人类基因组计划（Human Genome Project，HGP）宣布完成。这是一项集全球之力，使用了最先进的各种计算机和数字技术完成的宏大工程，它为精准医学的创立奠定了基础。人类基因组图测序计划的完成带动了一系列分子水平研究技术的发展，进而推动了人们在分子水平上对疾病规律的认识，使医生可以尝试从分子水平阐释患者个体疾病的进展、转归以及治疗的规律，为提高人类的生存能力、改善人类健康状况提供了科学依据。

个体化遗传背景检测与诠释技术和个体化治疗需求的发展，催生了精准医学的概念，人类医疗实践开始迈入精准医学时代。开展精准医学研究的载体和手段主要有生物芯片、基因组测序技术、分子影像学、手术导航、微创技术、大数据分析工具等，集中了当今医学科技诸多前沿学科，无一不与先进的数字技术有关。

精准医学起步于基因测序技术的应用，但精准医学的发展却远远不限于基因测序，已经逐渐深入到DNA、RNA、蛋白质等各个分子层面，涉及基因测序、RNA与蛋白质分子分析、分子影像、微观机器人控制等多学科领域。精准医学的实质包括两个层面，即精准诊断与精准干预和治疗。在精准诊断方面，对疾病的了解需要深入到患者个体遗传背景相关的多层面分子和形态改变；在精准干预和治疗方面，需要针对患者疾病相关分子改变的功能，甚至是结构进行纠正，或是在传统治疗方法的基础上进一步精细化，深入一个层次。当然，精准医学的广义范畴还包括与精准医学相关的技术与药物研发等，如小分子靶向药物、抗体药物和抗体偶联药物的研发以及精准手术操作相关的技术研发等。

与精准医学概念关系更为密切的另一个概念是"个性化治疗"。顾名思义，个性化治疗是依据患者个体差异所做出的并能够对患者产生最佳疗效的治疗方案和手段。人类基因组计划的完成增强了人们对疾病"个性化"治疗的信心，认为可以利用个人基因、蛋白质和内部环境信息来预防、诊断或者治疗疾病。而精准医学是在"个性化治疗"的基础上前进了一大步。根据奥巴马的"精准医学"计划，它包括四个要素：一是精确（Right Treatment），即"合适的病人，合适的时间，合适的治疗""对他们的基因测序，使医生知道此种新的抗病药物对哪些人会有效，而对哪些人会有不好的副作用"。二是准时（At the Right Time），这也体现了预测医学和预防医学的含义，即"五前"：婚前、孕前、植入前、产前以及症状前这样的合适时间段，要保证这一体系能预防疾病，保证健康，而不只是仅仅依赖发病后的治疗。三是共享（Give All of Us Access），使"我们自己和我们的家人都更加健康（Keep Ourselves and Our Families Healthier）"。四是个体化（Personalized Information），由于每个病人都是"独一无二"的，应当竭尽所能地去因人用药。在这个意义上精准医学也是"个体化医学"。

三、数字健康的伦理审视

伦理问题总是与技术的发展同步出现。《庄子·天地》中说："吾闻之吾师，有机械者必有机事，有机事者必有机心。机心存于胸中则纯白不备。"作为数字技术的代表性成果，当 CT 技术逐步成熟并被应用于临床检查工作，就有人提出如何正确地、有效地应用这项技术。用 CT 看到的东西太多、太细，以致有时反而不知如何下判断；若花了人力、物力做了细致的检查，到头来却发现没有什么必要性，是不是一种浪费？从公平的角度，如何在全国配置这种昂贵设备？当然，类似这样的问题现在已经不再是问题。但这并不意味着数字医学可以免除伦理审视。由于数字健康涉及多个学科领域，使其伦理问题表现得更为复杂。有相当一部分人对使用数字医药来满足自己的医疗保健需求感到不安。网上医院建设与服务标准及其所涉及的法律法规亟待建立与完善。通过互联网建立的网上医院，如何在法律的保障下运行得更加科学、更加人性化，值得我们进一步思考与探索。①

---

① 王萍，钱菁璐．浅析网上医院成为健康服务新渠道 [J]．中国卫生产业，2014，11 (13)：174-175．

（一）数字技术带来的健康问题①

1. 身体健康

电子设备和微媒体大量使用，特别是在青少年中。一般认为现阶段微媒体主要包括 QQ、微博、微信、播客、Instagram、Facebook、Twitter、LINE 等各类社交产品。用户可以借助微媒体通过手机、平板、电脑等客户端获取、浏览、传播各类文字、音乐、图片、视频等。② 从受欢迎程度来看，几乎每个青少年都在使用微信等微媒体工具。而使用目的则主要是获取交流信息、看视频、听音乐等。现在，各种微媒体已经成为生活中不可或缺的一部分，甚至电子设备已经"嵌入"身体中。在"早期"电脑时代，电脑对健康的影响就引起了人们的重视。在电脑操作室内，电磁辐射、负氧离子减少、噪声污染以及电子设备污染等会引发"电脑综合征"，主要表现为头晕、头痛、呕吐、眼胀、失眠、食欲不振等。甚至有人认为长期使用电脑可能会对孕妇及胎儿造成损害。③ 电子设备对人身体的伤害是共知的，而且是不可逆转的。

第一，使用微媒体平均时长 3~5 小时每天，严重影响正常的休息和睡眠。

第二，使用电子设备会严重损害人的视力。一是在使用移动电子设备时，偶尔会有光线的明暗反差，同时在走路、坐车等颠簸环境中会对视力产生危害；二是手机、电脑、平板电脑等电子设备的屏幕尺寸及文字大小会影响视力；可能最重要的是因为长期持续注视电子屏幕引起视疲劳，在观看电子设备屏幕时需要头部前倾，眼球内不断充血可造成眼内压升高，造成眼外肌的紧张和压迫，最后形成眼睛视力的损害。

第三，使用移动电子设备对听力的影响。特别是在公共场所，我们会看到很多青少年使用耳机看视频、听音乐等。长时间使用耳机会对人耳造成不健康的影响，甚至会引起耳聋的发生。尤其是现在的耳机密封性越来越好，往往会伤及耳膜，对听力造成不可逆转的损伤。

---

① 河北北方学院 2018 级教育管理硕士姬静怡、龚致富贡献本节主要内容。

② 崔雪莲. 微媒体对青少年价值观的影响及对策［J］. 学校党建与思想教育，2014（9）：76-78.

③ 操作电脑对健康的影响［J］. 水利电力劳动保护，1999（3）：47.

第四，电子设备可能造成的辐射损害。对于电子设备的辐射是否会影响健康尚处于争议阶段。2011年6月1日，世界卫生组织发布的报告称："手机电磁辐射可增大得脑癌的风险"。电子设备辐射会不会造成对人体的影响？我们认为，现阶段至少不能排除这种可能性。

在长时间使用移动电子设备后，眼睛疲劳、眼干等症状是普遍的，手指麻木、腰背酸痛、听力异常、头痛等现象也经常发生。视力下降、听力下降、精力下降、注意力不集中甚至记忆力下降、食欲不振、疲乏、幻听、失眠、手指麻木等已成为青少年的常态，这与长期使用移动电子设备都有直接的关系。最重要的是，所有这些对身体的伤害都是不可逆的，不仅影响个体的健康，还直接影响整个群体甚至民族的健康水平，这是一个不得不引起强烈关注的健康问题。①

2. 心理健康

数字设备及大量应用造成的心理健康问题：高强度的便利性和长时间的渗透性使人们不仅从行为习惯上已经离不开智能手机的陪伴，在心理上更是产生强烈的依赖感。手机在带给我们积极改善作用的同时，也给我们的工作和生活带来了很多不利因素。很多人长期使用智能手机，把关注力都集中在智能手机所传播的信息内容上，反而对于自身周围的事物漠不关心，表现出对他人的冷漠和对社会缺乏爱心，形成孤独型人格。更有甚者如果长时间不使用智能手机，则表现出急躁不安等焦虑的心理状况。

3. 数字设备的二次侵害

首先，虽然现代数字化医疗设备的共同特点是无侵入、无损伤，但无处不在的射线、微波、电磁等是否对人体绝对安全呢？这些外在因素的叠加又是否会对人的健康有不利影响？是否可能造成对人的二次侵害？

其次是数字设备的可靠性与稳定性问题。随着数字设备小型化、便携化，便携式血压计、血糖计等各种手持医疗设备迅速进入市场，为广大消费者监测日常健康状况提供了极大的方便。但与此同时，这些设备的安全性、稳定性和可靠性就成为一个突出的问题。虽然国家实行严格的质量标准和准入制度，但一些设备的质量问题也不容忽视，特别是设备的稳定性

---

① 李伊，李一鸣，王小康，等. 使用微媒体对大学生身体健康影响的调查与分析［J］. 新媒体研究，2017，3（7）：46-47.

问题。一旦发生质量问题，或由于使用时间过长使其性能下降，或者受周围环境影响，或者发生不可预知的破坏等，都有可能影响其提供的数据和参数的准确性与精确性。于此造成的损害应当如何预防和弥补？

（二）信息伤害

"在大数时代，数据不再仅仅是'捕捞'的对象，而应当转变成一种基础资源，用数据这种资源来协同解决其他诸多领域的问题。"① 对于健康管理来讲，健康数据资源已经成为一种常规的方式，人们在追求健康时也不再是口传心授甚至不再是面对面的方式，大数据为人们的健康提供了无限的机会，也带来新的问题。

1. "信息爆炸"问题

"信息爆炸"并不是网络化信息时代才产生的名词，它并不仅仅起始于网络和移动革命。信息资源的开发范围扩大，物质信息采集从宏观（天体、宇宙）向微观（粒子、基因）纵深发展，经济、社会信息随着经济活动的加剧得到空前开发，信息资源总量呈爆炸式增长。20 世纪 60 年代信息总量约 72 亿字符，80 年代信息总量约 500 万亿字符，1995 年的知识总量是 1985 年的 2400 倍。人类科学知识在 19 世纪是每 50 年增加一倍，20 世纪中期约每 10 年增加一倍，后来是每 3 年增加一倍。据估计，全世界每年发表的科技论文约四五百万篇，出版科技期刊约为 5 万种，报纸 6 万种。世界上每天的出版量已达到 1000 本之多。

随着知识的增加，人们用来处理生活和知识的信息不断增加，而信息化时代无疑大大加剧了人们对信息过多以至于让人无法监控和消化的抱怨。由电话、电脑、电视等组成的各种类型的新信息系统也向社会源源不断地提供着意义更加广泛的多媒体信息。数据是海量的，这会使人患上"选择恐惧症"。例如，在互联网页上搜索"高血压的治疗与饮食"，就会找到相关结果约 9000 万个。其中，"高血压治疗与饮食的三甲医院专家视频解读共 1819 个""高血压的公立医院专家语音解读共 1362 个"，面对如此海量的数据，如何选择去听去看？如果出现矛盾，如何辨别真假、优

① 孟小峰，慈祥. 大数据管理：概念、技术与挑战 [J]. 计算机研究与发展，2013，50（1）：146-169.

劣？都是一般公众需要面对的问题。在本章开始的那个案例中，所引起的讨论集中在健康网站和搜索引擎如何提供正确的信息上。

信息、通信技术（Information Communication Technology，ICT）带来的改变不仅是巨大数量的信息，更是连接人和信息并将信息供应给人的多样化信息传播渠道。这些以前所未有的速度迅速"爆炸"的信息渗透进了网络化个体的生活和工作当中，使人感到很难应对且充满压力。在网络上搜寻信息并不是一件令人愉快的事情，每天处理和删除大量的"垃圾邮件"也是非常乏味、耗时的工作。而通过网络搜索各种信息和资料也是不容易成功的，因为成千上万的无用甚至有害的信息干扰着整个搜索过程，如何从千万条信息中挑选出有用的信息是一项十分花费时间和精力的工作。

值得注意的是，信息过量不仅是客观世界的一种物质条件，更是个人的思想状态和行为方式。它不是任何单一技术或设备产生的结果，也不是机械设计中自然涌现的，而是随着人与工具关系的发展而派生出来的。

2. 信息传播缺陷或障碍

在信息交流、处理、使用过程中，人们常常有意或无意地歪曲信息、制造或传播垃圾信息，使信息传播中出现人为的或技术上的噪声。从而加剧了信息泛滥。一般而言，信息传播的缺陷大致有以下几个方面：①传递工具方面的缺陷：人与人之间的信息沟通大多是借助语言、文字，而语言、文字在表达方面很可能存在语义不清、措辞不当等方面的信息交流障碍。还存在信息传递工具在加工、传播信息过程中因技术不稳定造成的信息混乱无序；②组织结构上的缺陷：如果组织层次过多，机构过于庞大，信息经过层层传递必然要遇到障碍，甚至造成曲解、衰竭、变异和紊乱；③信息传播过程中人们心理状态的缺陷：在信息交流过程中，因个人见解、立场、态度的差异，人们在传递信息时会出现各种不同"噪声"。

3. 信息质量

拥有强有力的网站质量标准对公众使用电子卫生资源至关重要。在数字医学的世界里，对于在线信息的消费者来说，重要的是要知道他们正在阅读什么，并且要非常小心地评估材料，以保护他们自己的健康。但是，保健信息在评估电子来源的准确性方面存在问题。数字医疗信息来源的这些方面使人们很难知道哪些站点包含客观的、权威的内容和积极的建议。

对于广为使用的维基百科、百度搜索等，这些网站允许任何有或没有医学知识的人成为一个"贡献者"，并写一些他们认为对医疗有帮助的文章。私人网站比公共网站更有可能采取利基战略，重点关注重大疾病，并让网站赞助商销售他们生产的产品。

尽管近几年来，可获取信息的数量急剧增加，但有些信息是不完整或不准确的，或者是由制药公司赞助的。有研究显示，迅速转换启用新的电子病历系统并未带来明显的短期危害，但也有专家认为，复杂的社会技术系统中要关注某一系统改变带来的错综复杂的变化及一线医务工作者对于信息系统切换和新信息技术应用的感受的直接影响。① 这些必须非常谨慎地对待。

对网络医学信息存储可靠性和准确性的质疑是始终存在的。有的表现为信息不完整、不准确、不可及，甚至是虚假有害。有些门户网站很少检查网上发现的医疗资源的来源或日期。当今社会的网络健康咨询平台有些混乱，鱼龙混杂，互联网作为虚拟空间，信息造假的成本很低，信息严重不对称。由于网络的虚拟性，患者无法对网上医生的资质予以确认，不少在线"专家"在网上接受咨询，通常简短问个三两句话后就直接建议去指定医院做进一步检查，目的性明确。一些利欲熏心的销售商，针对国人迷信国外先进技术和信誉的心理，利用或者伪造外国元素，对人们进行误导，可谓费尽心机。一些私人网站更有可能以产品广告为特色，推销网站赞助商生产的产品。公众被广告、视频剪辑、赞助链接和有针对性的推荐轰炸，通常很难区分公正的建议和赞助的链接。对于在线信息的消费者来说，了解他们正在阅读的内容并非常小心地评估材料以保护自己的健康是至关重要的。②

当网购逐渐成为现代人的一种生活习惯时，医药类产品销售也逐渐在网络上流行起来。但目前网络上存在数量众多无证从事健康类产品销售的网站，还存在夸大宣传、以次充好、假冒伪劣等问题。有些网站伪造政府部门的文件、信函，"指定或推荐"某产品为治疗某病的特效药，使用"最新技术""最先进"等绝对化词语，用"保险公司担保""无效退款"

---

① 刘冰.编者的话［J］.英国医学杂志（中文版），2016，19（11）.

② Darrell M. West, Edward Alan Miller. Digital Medicine［M］. Washington：The Brookings Institution，2010：22.

等承诺误导消费者。

3. 数据安全问题

海量的医疗数据包括医院的和个人的，是以数字形式储存的，受着数字设备质量的控制。物理风险、人为因素、技术水平、管理不当等运行风险时刻伴随着全过程。一旦存储设备或传输设备出现损坏或故障，就会造成不可弥补的损失。与此同时，公民权利、公民自由和消费者保护团体对计算机化对医学实践的影响和病人获得保密的能力提出了质疑。现在的事实是：在医疗网络或大型管理医疗设施的支持下提供的医疗服务比例不断上升；公司和政府实体更多地要求获得就诊者信息，以便管理医疗服务的提供和控制费用；涉及人健康状况数据的商业计划激增；各种统计研究项目增加，需要查阅大量人口的统计记录，有时是一个地区的总人口；模糊了促进个人健康的行动和促进公共卫生的方案之间的区别。可以说，在信息技术的支撑下，现代健康文化既有一般文化的特点，又带有深深的互联网烙印。

（三）健康隐私

硬件和通信行业的最新进展促进了配备各种传感器的低成本移动设备的发展。其结果是，由新兴移动平台授权的各类新功能允许数以百万计的应用程序利用大量的数据。伴随着这一趋势，移动健康应用程序收集用户健康信息来帮助他们更好地理解自身健康状况以及提升整体健康状态。然而，个人健康信息无论从自然上还是从法律上都被认为是敏感的，因此对它的充分保护是非常重要的。从目前来看，通过选定应用程序的生命周期进行长期研究，呈现一般性数据保护法规的合规审查程序，结果显示，大多数被分析的应用程序并没有遵循众所周知的实践规则和指导方针，甚至没有遵守现行数据保护法规强制要求的法律限制，因此危及数百万用户的隐私。[①] 数字信息时代"个人的隐私权受到了前所未有的威胁"，[②] 信息技术使隐私暴露更加容易，使隐私保护更加困难。

---

① 刘斐莹. 移动健康应用程序的安全性和隐私分析：令人担忧的现状［J］. 家电科技，2018（7）：8.

② 李振良. 网络时代我国隐私权立法的思考［J］. 行政与法（吉林省行政学院学报），2004（8）：68-70.

1. 隐私权

隐私在某种程度上源于原始的"羞耻"之心。在我国早期习惯上更多是指人（特别是妇女）与性有关的权利。"男女授受不亲""悬丝诊脉"等都反映出古代妇女的相关权利。一个世纪以前，美国司法学者萨缪尔·D. 沃伦和路易斯·D. 布兰代斯在一篇著名的论文中首次提出隐私权的概念和基本理论，认为："人的精神世界、感情及心智得到了承认。""生存权开始意味着享受生活的权利——不受打扰的权利。"① 在现代，一般认为"隐私权是自然人享有的私生活安宁与私人信息依法受到保护，不被他人非法侵扰、知悉、搜集、利用和公开等的一种人格权"。②

隐私权所保护的隐私包括私人信息、私人活动和私人空间。③ 与健康相关的临床研究和健康工作中往往需要采集私人信息，也有可能会触及私人活动和私人空间。私人信息是有关个人的信息和资讯，临床试验中可能涉及的私人信息包括与个人身份相关的信息和与个人健康相关的信息。与个人身份相关的信息如姓名、性别、年龄及出生日期、职业、收入、学历经历、婚姻状况、身份证、护照号码、书写的签名等。与个人健康相关的信息如个人的医疗记录、疾病诊断与治疗用药、血型、家庭疾病与遗传疾病史、基因信息、身高体重、身体缺陷以及住院号、社会保障卡、医疗卡、就诊卡等。私人活动是一切个人的、与公共利益无关的活动，可能涉及的私人活动包括生活饮食习惯、特殊嗜好、家庭成员的社会网络关系等；私人空间即私人领域，是指个人的隐秘范围，可能涉及的私人空间包括身体的隐私部位、行李、家庭住址、住所居所、私信日志、电话号码以及各网络通信方式。

2. 隐私侵权行为

在与健康和医疗有关的行为中，医生以诊疗为目的收集患者个人信息并不一定构成侵犯患者隐私权的行为。但是，医生如果超出了一定的限度在医疗过程中暴露患者的隐私部位或收集、使用患者的个人信息则有可能构成侵犯患者隐私权的行为。在诊疗活动中，患者往往不希望医生获取与

---

① ［美］路易斯·D. 布兰代斯. 隐私权［M］. 北京：北京大学出版社，2014：3.

② 王利明. 人格权法研究［M］. 第二版. 北京：中国人民大学出版社，2012：503.

③ 杨立新. 人格权法［M］. 北京：法律出版社，2011：599.

疾病无关的个人隐私，或医院与其他医疗无关者分享患者的个人信息，或超出患者允许的使用范围。

个人数据可能会经由以下三个途径泄露：人为途径、操作途径及技术途径。例如，俗话说的"嚼舌头"，就是把患者的个人信息四处散播，造成患者及亲属心理的伤害。或者在健康活动中由于传统习惯或制度漏洞，无意间造成患者隐私的泄露。医疗机构为了方便患者取用临床检验报告单、影像资料等，集中打印各类检查报告，让患者在指定位置自行寻找或打印报告单等都有可能造成患者隐私的泄露。

隐私问题可能是数字健康时代需要面对的更为迫切和重要的问题。随着人们生活水平的迅速提高，对于个人隐私的诉求也越来越高。传统的医疗体系中，通过物理隔离手段就可以很好地解决和控制患者隐私的泄露，但在网络时代使之变得复杂。医疗、科研数据在储存和传输过程中都有可能造成患者隐私的泄露。举一个最简单的例子，现在各医疗机构为了规范门诊秩序，为患者提供更好的服务，普遍使用了电子叫号系统，但一般情况下是将患者的全名、挂号科室的名称显示在大小不等的显示屏上。这种方式很容易造成患者隐私的泄露，如患者不愿意自己得病的信息被同事或熟人知晓，甚至保险公司会通过这个系统收集公众的信息用于商业目的。

在涉及人的生物医学研究中，当受试者参加研究时，会被要求透露私人信息给研究者，从被研究者摘取组织样本到被要求回答有关个人史和心理活动的问题。有时泄露私人信息会引起心理或身体上的不舒服，如采取血样、透露个人习惯、重述过去经验或讨论身体残疾时就会这样。有些人可能不愿意他人阅读他的病历记录，即使研究者并不知道患者的身份。有些受试者希望连他们参加研究也要保密，尤其当有可能带来社会歧视或侮辱时。这在艾滋病/性病、家族性精神病、遗传病、滥用药物的研究中颇为常见。[①] 当我们在线搜索健康信息时，访问的相关网站通常包含有触发链接（称为 HTTP 请求）到第三方，如在线广告商的代码。正是这些链接（帮助广告商）有效分享了个人浏览历史。一些睡眠呼吸暂停症、抑郁症或成瘾治疗的页面浏览记录会再卖给一些利益相关的组织机构。而这些信

---

① 翟晓梅，邱仁宗. 生命伦理学导论 [M]. 北京：清华大学出版社，2005：430.

息往往只记录在类似电子健康病历这样的隐私材料中。

目前还没有法律监管健康信息应该如何被收集、保存多长时间，以及如何正确使用。例如，网站浏览等数字足迹不经意间就可泄露大量个人健康信息；除格外严密的临床医疗档案，大量的个人健康数据是无防备地经由浏览历史被市场化；此类信息有促进个人及公众医疗健康事业发展的潜在作用；我们需要限制信息的商业化，同时与病患沟通讨论使之贡献于公共卫生机构。[①]

3. 隐私问题的防范

对个人隐私权的法律保护是十分必要的。对于数据收集行为，政府机关应当根据职责和工作需要根据法律法规进行，私人机构则应当根据法律授权并取得有关部门的许可。对于数据收集的过程，收集数据的单位和个人应当向当事人充分说明收集的权限、依据、目的等，即应当取得被收集人的充分知情同意。对于数据的使用及安全，应当在任何情况下不得公开。对于这时的个人数据，应当及时删除已经过时的计算机系统记录。提倡对恶意破坏数据安全行为加大惩罚力度。帮助公众在数据共享方面做出知情选择。研究发现，公众对于健康数据的用途知道得越多，越可能支持具有明确公共利益的数据应用，而对于保险公司及销售机构使用各类健康数据的行为是相当警觉的。

在进行与健康有关的研究或行为开始时就需要确认收集个人信息的必要性，是否符合研究目的；研究收集的个人信息的私密程度，计划如何使用；是否会侵犯隐私权或对研究对象造成伤害；是否有计划在研究的某个阶段销毁个人身份信息。确保对个人数据的隐私保护，需要掌握三个环节：其一，要求以安全的办法存储样本、数据和其他相关信息。其二，要控制对这些存储的样本和数据的可及，即要规定谁能接近、获得这些样本和数据。例如，必须防止保险公司、雇主和其他无关第三方接触样本和数据，以免对捐赠者造成社会风险（例如歧视）。其三，对于已经去身份标识的样本或数据，如要恢复身份标识，必须规定严格的条件，一旦发生泄露，要采取紧急处置办法，如及时上报、报告本人（如果不是匿名或匿名

---

① Timothy Libert，David Crande. 页面浏览暴露了你的哪些健康信息［J］. 景晨萌，沈锡宾，译. 英国医学杂志（中文版），2016，19（11）. 625-627.

化的），并及时采取修补措施。

必须使受试者了解，参加试验及在试验中的个人资料均属保密。必要时，药品监督管理部门、伦理委员会或申办者，按规定可以查阅参加试验的受试者资料。原则上，如果研究必须收集并保留研究对象的个人身份信息，必须事先告知受试者，获得明确的书面许可，即签署书面的知情同意，特别是当研究引起疼痛或涉及敏感问题时。但是，在回顾性研究中，存在无法获得研究对象知情同意的情况，当伦理委员会批准免除知情同意时，必须确认受试者的隐私和个人身份信息得到保护：对收集和使用这些信息，受试者不曾明确表示过拒绝；个人身份信息的使用对完成研究或统计的必要性；有措施以避免不必要的个人信息泄露。

访谈研究如果涉及他人的信息会引起额外的隐私问题，如调查涉及家庭成员或亲戚的习惯或活动，有些是敏感话题或不被认可的行动，虽然没有提及名字，但通过与受试者的关系可以鉴定出来，甚至因而受到错误的对待，这时透露这些信息需要得到本人的同意和知情。同时还需关注收集个人信息的方式：应在相对私密的环境下收集个人信息，以避免信息泄露。

与"性"相关的敏感问题由临床主治医师或性别相符的研究者收集信息，可采用书面的问卷形式获取而非人与人之间的问答形式和在线问答形式。敏感性研究包括：与性生活、性取向或性工作相关；与酒精、药物或成瘾产品相关；信息披露后可能导致社会偏见或歧视；与个人心理健康或精神健康相关；公开的信息包含损害个人财务状况、就业能力或名誉等。一些敏感性研究需要更复杂、严密的保密措施，可以考虑采取的保密措施在符合研究目的的前提下，不收集研究对象的个人身份信息，必要时免除知情同意签字，严格查阅研究资料的权限要求。

研究者答应受试者保密，不仅包括在研究过程中刻意收集的信息，还包括在收集资料过程中研究者碰到的任何信息，不管这些信息是否被记录下来。例如，研究者可能会从患者病历中摘取一段信息，但这些信息仅在研究方案内使用，不在研究方案外讨论。涉及人的研究中的保密不仅要防止不留神泄露，还要防止有意透露给对此有特殊兴趣的人。防止泄露在研究中收集的信息的办法是用匿名，给每一个受试者一个编码，记录的任何信息都不标识受试者的身份，从而确保保密性。

总之，在开放、分享、连接为特点的网络环境下，群体化与个体化大数据将会愈加发展。作为管理部门的政策制定者、医疗行为实施的医者及移动医疗服务商依然要坚持尊重、有利、不伤害的原则，特别是要关注信息网络传输过程中的个人生物医学信息和隐私。[①]

（四）公平与公正

有人认为，网络系统创造了一个开放的空间，在这个空间中，人人平等得以实现。但是，越是效率高的机制越是有可能产生新的不平等。例如，一些观察人士担心，这些基于网络的电子磋商会使卫生保健变得个性化。数字健康系统可能使"弱者"失去得到良好健康服务的机会。种族、性别、年龄、教育、收入和居住环境都有可能影响数字健康资源的有效使用。那些低收入、受教育程度低、生活在农村地区的人获得优质医疗的机会比那些收入和教育水平较高、住在大都市的人要少。一个社区中贫穷的、年长的、受教育程度低的农村男性很少使用数字通信。举个很简单的例子，自从开放网上挂号、预约系统后，那些很少使用网络的老年人、乡村人以及文化程度低的人从挂号大厅获得号源的机会就大大降低了。涉及数字健康可能遇到的与公平、公正有关的问题还有：[②]

1. 研究计划的"成本—效果"评价

在数字健康系统的构建和研究工作中，政府如何更好地分配和利用公共资源，既是一个经济学问题，也是一个伦理学问题。如果没有一个取得共识的数字健康成本—效果评价标准来判定这一公共投资产生怎样的社会效用，那么决策者就难以确定公共资源配置的优先次序。

2. 研究计划中的"风险—受益"比

数字健康的行动往往需要有百万人参加研究，将形成极大规模的数据库。这些数据库的建立，样本、数据和相关信息的收集，风险程度较低，但科学和社会价值巨大。这些包括如此庞大的个人基因、临床、环境、生活方式的信息，有助于我们了解疾病的原因和机制，研发精准化的预防、

---

① 刘冰. 编者的话 [J]. 英国医学杂志（中文版），2016，19（11）.

② 邱仁宗，翟晓梅. 精准医学：对伦理和管理的挑战 [J]. 中国医学伦理学，2017，30（04）：404–411.

诊断和治疗新方法。因此，相应的研究参与者在研究过程中会遇到什么风险？有什么受益？风险与可能的受益之比是否可接受？这些都需要进行认真评价。

3. 确保数字健康的成果"公平可及"

信息技术发展的最大问题之一，是其研究成果的公平可及问题。从国家经费中取出大量资源用于开发数字系统和网络，其成果不能仅由一小部分富人享有，普通群众不应当因缺乏购买力而被拒之门外。

4. 确保数字健康研究与行动参与者有效的知情同意

在数字健康的情境下，在征询参与者知情同意过程中可能发生如下问题：其一，有关人的健康因素是复杂的，可能与环境、生活方式以及相互作用的知识有关，使他们知情并理解这方面的信息存在困难。其二，参与者具有不同的价值观，如有些人不愿意知道健康的相关数据和参数，特别是基因组结构如何、对哪些疾病有易感性等（他们有不知晓的权利）。其三，参加数字健康研究计划时可能必须提供有关家庭成员的信息，而家庭成员尚不知情或干脆反对时将如何面对？

对于 E 健康，专家推荐"知情同意和选择排除"模型的 8 个基本点：①你受法律保护，你的个人机密信息仅限于法律认可的用途。在没有征得你的同意的情况下，你的信息将不会被用于以营销或保险为目的的用途。②信息是高质量照护的关键。③信息也是达到其他有益目的的关键。④你有权选择取消共享。⑤所有使用健康及社会照护信息的机构都必须遵循这个"选择排除"原则。⑥明确的知情同意原则保持不变。⑦已匿名化资料不需要遵循"选择排除"原则。⑧协议条款中也涵盖对某些特殊情况的处理。"选择排除"将不适用于强制性法律质询或涉及公众利益（如应对埃博拉病毒）的情形。①

5. 信息垄断与互联网技术引发的知识共享与参与之间的矛盾，以及由此引发的公众参与与健康教育等问题

数据信息是由医疗机构或医疗管理机构保存和储存的，一般患者和公

---

① Perrin N. M. R. 使用英国国家健康体系数据提升国民健康水平——数据监管者要求与公众展开更为广泛的对话 [J]. 刘雨，译. 英国医学杂志（中文版），2016，19（11）. 615-617.

众有多大权限、在什么情况下、在什么时间可以调阅或使用个人的或与个人健康相关的数据资料？用于健康教育的数据资料是否会与个人的健康利益和隐私权产生矛盾和抵触？这些都是需要面对的问题。

（五）人的主体与尊严

目前的数字化医学研究主体层次是数字化人体技术，包括以人体器官再造为目的的数字化技术和组织工程，如 3D 技术、人体复制、模拟手术等；高级层次是数字化神经系统和高级意识的数字化，包括人工智能技术等运用于疾病的诊断和治疗，疾病主观感受的数字化和客观化、人体神经系统模拟与控制等。数字医学研究从本质上看属于"涉及人的生物医学研究"，根据卫生规章的规定，均需经过严格的伦理审查。而这类研究几乎涉及生命伦理的所有问题，如知情同意、控制风险、免费补偿、保护隐私、依法赔偿以及特殊保护等（国家卫计委《涉及人的生物医学研究伦理审查办法 2016》）。

尊严是我们熟知但又未能确切定义的概念，在使用中"俨然是一个人尽皆知、不证自明的概念"。"从康德哲学来看，人的自由意志、道德意志是人享有尊严的基石。他经典的人性化公式强调，人是目的，而不仅仅是手段。正因为人有尊严，人无论是对自己还是别人，都必须同时把自己和别人视为目的。"[①] 人工智能的研究和大量运用将会越来越接近人类的一个伦理底线——人的"尊严"问题。在人类基因组计划中，随着人类基因秘密被破解，人已不再具有秘密，科学家扮演"上帝"便受到广泛的批评，很多社会学家都引入了"尊严论证"。在机器智能化的过程中，也存在一个人的机器化过程，这里可能不仅涉及人的尊严问题，可能会触及"生命尊严"这个"科学禁区"。数字智能人是在生理人基础上融入脑科学的研究成果，涉及了虚拟人的"思维"问题。以数字虚拟人为例，在人类基因组计划中，随着人类基因秘密被破解，人已不再具有秘密，科学家扮演"上帝"便受到广泛的批评。数字虚拟人是数字医学研究的切入点和最成熟的领域，一般认为中国数字虚拟人研究的进路包括数字可视人、数字物

---

① 张新庆，等. 生命尊严系列讨论之一：何谓人的尊严［J］. 中国医学伦理学，2017，30（2）：151-157.

理人、数字生理人和数字智能人。① 从这个路径来看，是由普通的大解剖到微观形态结构、由静态到动态、从生理功能到思维功能的一个递进的过程，同时也反映人类对自身认识不断深化的过程。而每一次递进都越来越接近人的尊严问题。

在已经完成的数字化可视人阶段，一个基本的要求就是要寻找一个能代表一个种群的"标准"男人和女人，这个男人和女人是通过对种群的身体参数进行大量的计算统计和模拟确定下来的。这本身就涉及了一个人的尊严（或许还有平等性）的问题。这种数字人的概念与实践，预设了一个前提，"标准人"是目的，而"非标准人"则是被"排斥"的。到目前为止，无情的事实是我们大家都是"非标准人"，这无疑伤了所有人的"自尊"。我们还没有一个关于人的"完美"概念，一个标准的人对应的是一群不标准的人，这容易使人对这种标准提出质疑，如果使用和解释不当，会使其中暗含着人群间、种群间的比较和歧视，会有悖于平等原则。

有学者认为："一个实体如果具有冯·诺伊曼式的自我复制或繁殖能力，那么这个实体就是有生命的。"② 存在与思维是哲学的基本问题，生命则是物质与精神的结合体，人的物质组织结构与思维能力相结合构成了人的生命基础。数字虚拟人将物质虚拟为一种数字形式存在，加上脑科学的研究成果即"思维能力"，由于"自我复制或繁殖"本身就是虚拟技术，这就使虚拟人俨然构成了一个完整的生命形式。"科学家扮演上帝"或许真的能够以数字医学的形式实现了。

与人工智能有关的"医用机器人"同样与人的尊严是有冲突的。

一是机器人的身份问题。智能机器人在手术操作过程中，所有程序都是独立完成的，而不是在人的操作下完成的。这样，机器人的身份定位是首先需要面对的问题。机器是不是人？机器是不是代替了人？如果在机器人参与的手术中发生了差错，应当由谁来承担责任？是主导手术的医生承担，机器人承担，还是由机器人生产者或者程序提供者承担？医用机器人作为医疗人工智能的组成部分，需要在研发、生产、使用过程中，接受有

---

① 吕婷. 数字人体研究及其应用 [J]. 中国组织工程与临床康复，2010，14（48）：9041-9045.

② 毛新志. 数字虚拟人的哲学反思 [J]. 重庆工学院学报，2009，23（5）：97-99.

关部门的严格监管，"划分彼此的责、权、利，按照谁设计谁负责、谁使用谁负责的原则，追究相关的责任人"。要有专门的法律对医用机器人产品制定技术和安全标准，一旦发生事故要能明确的责任归属。

二是人机问题。随着人工智能的发展，护理机器人已不再是一个由设定程序操作的物化"机器"，机器人可以通过观察分析感知患者的情绪变化，这样就会使患者对机器人产生某种依赖，甚至可以产生"感情"，如何防范可能产生的智能机器人对人造成的生理或心理伤害。随着人工智能技术的发展，医护人员重复和单调性劳动在相当程度上会被机器人所取代，失去主体地位，机器人在某些时刻甚至可以自主作出道德抉择。人与机器地位的颠倒，可能造成机器对人的控制，进而引发对人类的安全威胁。

三是依赖性或"成瘾"，这种依赖和成瘾既有可能是对医务人员而言，也可能是对患者或公众而言的。众所周知，由于仪器设备的大量使用而造成的过度医疗已经成为一个突出的社会问题，医院之间的竞争变成仪器设备的竞争，医技部门成为医疗机构最繁忙的部门。这一方面造成了个人和社会负担的加重，另一方面造成了医疗机构工作人员对设备的严重依赖。仪器应用以前的许多可以诊断和治疗的疾病现在变得不可诊、不可治了，客观上造成了医务人员医疗水平和能力的下降。而现实是已经不可能促使人们自主地放弃这种技术依赖。

同时，由于患者对诊治效果的期待随着设备水平的提高而上升，于是造成与患者期待的错位，使本来不和谐的医患关系更加紧张。患者不再信任医生的普通诊疗而迷信仪器的检查结果，产生对新型医疗技术的依赖和迷信，或者认为医生做了不必要的检查，也客观上加重了对医生的不信任。数字可穿戴便捷式医疗设备进入家庭，使日常监测成为可能，但日常生理参数的微小变化也可能会引起人们的心理变化，尤其是加重了中老年人的心理恐慌。

此外，我国目前电子便携式医疗设备的市场基本上被国外企业所垄断，对人日常生理信息的收集过程也可能会产生隐私与数据安全的问题。因此我们应当有以下基本要求：第一，人工智能本身不应当具有独立性，而要受到人类智能的时时管控；第二，机器人的使用必须要确保人类的安全，而且绝不允许任何组织和个人利用机器人去危害他人。

四、余论

"由于生物医学工程将不断地提供大量新技术，在评价其精华时，将牵涉大量伦理的、道德的、宗教的、社会的、政治的和经济的问题。"① 我们所处的是一个由技术为支撑的复杂社会系统，无论是作为普通人还是医务人员，我们对技术也越来越依赖。伦理学表达的是一种对未来不确定性的忧虑，表达着人的心灵对技术发展适应的速度和节奏。数字医学的发展会使医学甚至传统医学与最新的生命科学相关技术深度融合，形成真正"新"的医学。这种新医学促进传统的疾病治疗模式向疾病预防与控制模式、由疾病医学向健康医学转型。与此同时，数字医学凸显了技术时代人的一种技术化生存状态，数字医学是由利益相关者（包括经济利益相关者）共同构建的产物，在为我们带来一片光明的同时，寻找这个光明的边界也是防止我们自身迷失的一项重要工作。

数字技术对人类社会的巨大影响不仅表现于信息的获取、处理与传递，更表现为构建在信息技术之上的新型产业形态、社会经济、社会思维、人际交往方式、生活方式和新型文化，它甚至催生了虚拟生活这一从未在人类社会出现并超越所有前人大胆想象的生活形态。互联网是信息技术的集大成者，它本身就是一场革命。从新型产业形态上讲，互联网的出现催生了网络媒体、电子商务、网络娱乐、网络教育、远程医疗、社交网络、互联网农业、物联网以及互联网金融等大量新兴行业。可以说几乎所有的传统行业都能在互联网上找到其对应行业。这也使"互联网+"成为可能和现实。尤为重要的是，相对于传统行业，这些行业的"新"不仅表现为交易渠道的变化，更体现为交易方式、交易结构乃至权力契约的综合革新。它在为人类健康发展提供新的途径和方便的同时，也带来了深深的隐忧。我们的健康文化不可能脱离数字技术而独立存在，同时又应当时时注意防范数字技术带来的可能危害。

---

① 刘普和. 生物医学工程的几个重要侧面 [J]. 生物医学工程杂志，1980（3）6-11.

参 考 文 献

［1］［英］安吉拉·斯克里文．健康促进——实践指导［M］．付伟，主译．杭州：浙江大学出版社，2014.

［2］［美］R.M.尼斯，G.C.威廉斯．我们为什么生病：达尔文医学的新观念［M］．易凡，禹宽平，译．长沙：湖南科学技术出版社，2001.

［3］［美］阿图·葛文德．最好的告别：关于衰老与死亡，你必须知道的常识［M］．彭小华，译．杭州：浙江人民出版社，2015.

［4］白剑峰．中国式医患关系［M］．北京：红旗出版社，2011.

［5］［希腊］柏拉图．蒂迈欧篇［M］．谢文郁，译．上海：上海人民出版社，2005.

［6］［法］各克德·贝尔纳．实验医学研究导论［M］．夏康农，管光东，译．北京：商务印书馆，1991.

［7］［美］菲利普·朗曼．最好的医疗模式：公立医院改革的美国版解决方案［M］．李玲，徐进，等译．北京：北京大学出版社，2011.

［8］龚长宇．义利选择与社会运行［M］．北京：中国人民大学出版社，2007.

［9］广州市爱国卫生运动委员会办公室编印：广州市爱国卫生运动志（内部资料）．1991.

［10］韩俊，罗丹．中国农村卫生调查［M］．上海：上海远东出版社，2009.

［11］郝模，主编．医药卫生改革相关政策问题研究［M］．北京：科学出版社，2009.

［12］侯连远，李恩昌．健康道德［M］．北京：科技文献出版社，1991.

［13］黄帝内经素问［M］.北京：人民卫生出版社，1963.

［14］黄永昌.中国卫生国情［M］.上海：上海医科大学出版社，1994.

［15］［德］H.赖欣巴哈.科学哲学的兴起［M］.北京：商务印书馆，1966.

［16］李斌.当代回族健康生活文化［M］.银川：宁夏人民出版社，2003.

［17］李德成.创造与重构——集体化时期农村合作医疗制度和赤脚医生现象研究［M］.北京：中国书籍出版社，2013.

［18］李玲.健康强国——李玲话医改［M］.北京：北京大学出版社，2010.

［19］［美］丽塔·卡伦.叙事医学：尊重疾病的故事［M］.郭莉萍，译.北京：北京大学医学出版社，2015.

［20］［美］刘易斯·芒福德.城市文化［M］.北京：中国建筑工业出版社，2009.

［21］卢伟娜，李华，许红寨.农业生态环境与美丽乡村建设［M］.北京：中国农业科学技术出版社，2015.

［22］陆江，李浴峰.中国健康教育史略［M］.北京：人民军医出版社，2009.

［23］［美］路易斯·D.布兰代斯.隐私权［M］.北京：北京大学出版社，2014.

［24］［英］罗杰·戈斯登.欺骗时间：科学、性与衰老［M］.刘学礼，陈俊学，毕东海，译.上海：上海科技教育出版社，1999.

［25］吕变庭.科学技术史论丛：第二卷［M］.北京：科学出版社，2016.

［26］［法］马赛尔·德吕勒.健康与社会［M］.王鲲，译.南京：译林出版社，2009.

［27］孟昭华.中国灾荒史记［M］.北京：中国社会出版社，1999.

［28］苗力田.亚里士多德全集：第一卷［M］.北京：中国人民大学出版社，1990.

［29］［美］帕特丽夏·盖斯特-马丁，艾琳·伯林·雷，芭芭拉·F.

沙夫．健康传播：个人、文化与政治的综合视角［M］．龚文庠，李利群，译．北京：北京大学出版社，2006.

［30］全国爱国卫生运动委员会．伟大创举辉煌成就爱国卫生运动50周年（1952—2002）画册．2002.

［31］史蒂文·夏平．科学革命：批判性的综合［M］．徐国强，袁江洋，孙小淳，译．上海：上海科技教育出版社，2004.

［32］［美］斯蒂芬·申弗．医疗大趋势——明日医学［M］．杨进刚，译．北京：科学出版社，2009.

［33］宋志明，向世陵，姜日天．中国古代哲学研究［M］．北京：中国人民大学出版社，1998.

［34］孙学礼．精神病学［M］．北京：高等教育出版社，2008.

［35］孙中堂．中医内科史略［M］．北京：中医古籍出版社，1994.

［36］［美］W. A. 索德曼．病理生理学［M］．江西医学院科研翻译小组，译．上海：上海科学技术出版社，1960.

［37］田本淳．健康教育与健康促进实用方法［M］．北京：北京大学医学出版社，2015.

［38］［美］图姆斯．病患的意义：医生和病人不同观点的现象学探讨［M］．青岛：青岛出版社，1999.

［39］王利明．人格权法研究［M］．2版．北京：中国人民大学出版社，2012.

［40］王全意．北京市居民传染病健康素养现状与评价［M］．北京：清华大学出版社，2012.

［41］王颖．我国血吸虫病预防控制规范化管理研究［M］．上海：世纪图书出版公司，2009.

［42］［美］威廉·F. 拜纳姆．19世纪医学科学史［M］．曹珍芬，译．上海：复旦大学出版社，2000.

［43］夏建中．中国城市社区治理结构研究［M］．北京：中国人民大学出版社，2012.

［44］杨立新．人格权法［M］．北京：法律出版社，2011.

［45］杨念群．再造"病人"：中西医冲突下的空间政治（1832—1985）［M］．2版．北京：中国人民大学出版社，2013.

［46］叶真．沧桑巨变——浙江爱卫生 60 年［M］．杭州：浙江大学出版社，2013.

［47］余风高．瘟疫的文化史［M］．北京：新星出版社，2005.

［48］翟晓梅，邱仁宗．生命伦理学导论［M］．北京：清华大学出版社，2005.

［49］［美］詹姆斯·亨德森．健康经济学［M］．向运华，钟建威，季华璐，等译．北京：人民邮电出版社，2008.

［50］张大庆．科学技术与 20 世纪的医学［M］．太原：山西教育出版社，2008.

［51］张建华．新农村爱国卫生［M］．银川：宁夏人民出版社，2007.

［52］张开宁．从赤脚医生到乡村医生［M］．昆明：云南人民出版社，2002.

［53］中共中央马克思恩格斯列宁斯大林著作编译局，编译．马克思恩格斯选集：第一卷［M］．北京：人民出版社，1995.

［54］朱建平．中国医学史研究［M］．北京：中医古籍出版社，2003.

［55］朱文锋．中医心理学原旨［M］．长沙：湖南科技出版社，1987.

［56］朱佑武，校注．宋本伤寒论校注［M］．长沙：湖南科学技术出版社，1982.

［57］《健康文化理论研究》课题组．健康文化论［J］．河北大学学报（哲学社会科学版），2015，40（1）：63-68.

［58］刘斐莹．移动健康应用程序的安全性和隐私分析：令人担忧的现状［J］．家电科技，2018（7）：8.

［59］白克忠，刘宗衡．北京市联合诊所 14 名中医师参加了北京市组织的河北省灾区慰问医疗队工作［J］．中医杂志，1957（1）：2.

［60］白啸山．北京市联合诊所二年来总结及今后的工作方向［J］．中医杂志，1953（1）：28-30.

［61］北京市广安门联合诊所的两周年［J］．中医杂志，1953（9）：26-28.

［62］北京宣武医院神经内科护理组．坚持开门办院方向巩固和发展家庭病床［J］．护理杂志，1977（2）：72-73.

［63］北京永定门联合诊所筹备经过及五六月份工作报告书［J］．中

医杂志，1951（2）：36-44.

[64] 北京中医学会联合医院诊所委员会章则草案 [J]. 北京中医，1951，1（03）：38.

[65] 蔡青青，蔡芳川.21世纪大健康的理念及其时代特征 [J]. 体育科学研究，2003（3）：53-55.

[66] 蔡青青.21世纪大健康的理念与体育运动 [J]. 福建体育科技，2002，21（6）：22-25

[67] 曹燕，姜卫. 浅析发展观与健康内涵的演变 [J]. 医学与社会，2010，23（4）：13-15.

[68] 陈津生. 关于寒疫和SARS的中医治疗 [J]. 中医杂志，2003（9）：716-717.

[69] 陈劲，尹西明，赵闯，等. 反贫困创新：源起、概念与框架 [J]. 吉林大学社会科学学报，2018，58（5）：33-44+204.

[70] 陈立旭."赤脚医生"是怎样产生的 [J]. 党史纵览，2019（2）：54.

[71] 陈连忠，陈振民. 泉州市青草医生联合组成"神农""时珍"青草诊所 [J]. 福建中医药，1959（8）：46.

[72] 陈珊珊. 健康文化促和谐社区建设——深圳市龙岗区坂田街道社区文化建设实践与启示 [J]. 大众文艺，2016（6）：6-7.

[73] 陈文杞. 弘扬健康文化，推行健康管理 [A]. 浙江省医学会. 浙江省医学会健康管理学分会第二届学术年会论文集 [C]. 浙江省医学会，浙江省科学技术协会，2009.

[74] 陈元伦. 从健康道德到健康工程与健康伦理学 [J]. 中国社会医学，1990（2）：46-49，54.

[75] 陈元伦. 一个亟待确立的新概念——健康道德 [J]. 中国社会医学，1987（5）：14-16.

[76] 陈昭斌. 论"定县模式"中陈志潜教授的主要思想 [J]. 现代预防医学，2004，31（5）：651-653.

[77] 陈志康. 安妥对我国黑鼠等的杀灭效力 [J]. 浙江医学院学报，1958，1（3）：199-205.

[78] 程雅君. 道医与术医 [J]. 哲学研究，2008（5）：73-78.

［79］赤脚医生茁壮成长［J］. 广西卫生, 1974 (5)：69.

［80］崔雪莲. 微媒体对青少年价值观的影响及对策［J］. 学校党建与思想教育, 2014 (9)：76-78.

［81］戴伟, 张霄艳, 孙晓伟. 大健康理念下的"医养结合"模式［J］. 中国社会保障, 2015 (10)：82-83.

［82］戴作元, 陈旭轩. 树立大卫生观, 深化防病工作［J］. 人民军医, 1990 (4)：74.

［83］［日］岛内宪夫. 世界卫生组织关于"健康促进"的渥太华宪章［J］. 中国健康教育, 1990, 6 (5)：35-37.

［84］道弼. 南昌市联合诊所委员会成立［J］. 江西中医药, 1954 (6)：29.

［85］邓国胜. 阅读4：中国非政府组织发展的新环境［J］. 领导文萃, 2002 (10)：25-31.

［86］邓铁涛, 邱仕君, 邹旭. 论中医诊治非典型肺炎［J］. 世界科学技术, 2003 (3)：17-22+76-77.

［87］邓咏诗, 郝中琦, 王晓东. 广州市社区医疗健康咨询服务分析［J］. 临床合理用药杂志, 2016, 9 (17)：153-154.

［88］东北农村图书馆. 图博报导.［J］. 文物参考资料, 1950 (9)：64.

［89］董序五. 我参加联合诊所的感想［J］. 北京中医, 1951, 1 (3)：30-32.

［90］杜娟. 刍议保健食品监管的问题及对策［J］. 中国卫生产业, 2015 (26)：68-70.

［91］杜治政. 健康、疾病与文化环境［J］. 医学与哲学, 1987, 8 (9)：1-5.

［92］段志光. 大健康人文：医学人文与健康人文的未来［J］. 医学与哲学 (A), 2017, 38 (6)：6-9.

［93］段忠玉, 张超. 傣医药文化传承与保护研究［J］. 医学与社会, 2019 (3)：34-36.

［94］［美］恩格尔·哈特, 张殿增, 刘聪. 中国卫生保健政策：对北美和西欧失误的反思［J］. 中国医学伦理学, 2006, 19 (1)：10-15.

［95］发展合作医疗培训赤脚医生［J］.广东医药资料，1974（10）：4-5.

［96］范瑞平.第二届国际医学未来学研讨会（东西方观点比较）综述［J］.中国医学伦理学，1991（2）：1-9.

［97］方鹏骞，苏敏.论我国健康扶贫的关键问题与体系构建［J］.中国卫生政策研究，2017，10（6）：60-63.

［98］冯净，房敏.健康扶贫政策下医联体运行研究［J］.中国国情国力，2018（12）：51-53.

［99］冯莉钧，汤少梁，马蓉.基于供给侧改革的健康扶贫优化路径研究［J］.卫生经济研究，2017（4）：19-22.

［100］冯书娥，王婷.青海民族村落健康文化建设的思考［J］.青海师范大学学报（哲学社会科学版），2019，41（1）：61-64.

［101］冯正中.从SARS流行论公众对医学与误诊学的理解［J］.中国误诊学杂志，2003（11）：1601-1602.

［102］抚顺市立中医院.一人"辛苦"，千家方便——开设家庭病床，服务到病人家里［J］.辽宁医学，1966，2（2）：61-62.

［103］傅征.数字医学的提出与发展［J］.中国数字医学，2007，2（11）：9-13.

［104］傅征.总编致辞［J］.中国数字医学，2006，1（1）：1.

［105］高日阳.孙思邈"治未病"思想探析［J］.中医研究，2011，24（3）：6-8.

［106］戈午.SARS的中医药防治［J］.中国中医急症，2003，12（6）：494-495.

［107］葛金文，闻晓东，袁长津，等.严重急性呼吸综合症（SARS）的中医病名及病因病机研究［J］.湖南中医学院学报，2003（5）：59-61.

［108］龚志贤.正确对待联合诊所［J］.中医杂志，1957，（6）：319.

［109］顾杏元.卫生服务研究进展［J］.国外医学（社会医学分册），1984（1）：12-15.

［110］郭岩，谢铮.用一代人时间弥合差距——健康社会决定因素理论及其国际经验［J］.北京大学学报（医学版），2009，41（2）125-128.

［111］国外X线轴向断层扫描系统（CT）的发展动向［J］.医疗器

械，1978（3）：52-54.

[112] 海青山，金亚菊．大健康概念的内涵和基本特征［J］．中医杂志，2017，58（13）：1085-1088.

[113] 韩组康．爱国卫生运动中通常适用的杀虫剂与消毒剂［J］．化学世界，1952（10）：21-22，24.

[114] 何得桂，董宇昕．深度贫困地区健康扶贫政策执行偏差及其矫正［J］．党政研究，2018（6）：99-110.

[115] 何泽民，何勇强．中医学"治未病"理论内涵及其指导意义［J］．中医杂志，2015，56（22）：1900-1903.

[116] 侯莉芳，徐青松．当患者隐私权遇上医生职务行为［J］．中国卫生，2019（4）：86-87.

[117] 侯连远，王永维，翁燕玲，等．大卫生观与健康道德探微［J］．中国医学伦理学，1990（5）：20-22.

[118] 侯连远，王永维，翁燕玲，等．大卫生观与健康道德探微［J］．中国医学伦理学，1990（5）：20-22.

[119] 胡晨霞，王洪琦．SARS相关冠状病毒的研究进展［J］．中华医学研究杂志，2003，3（12）：1081-1082.

[120] 胡孔法．大健康时代中医药信息工程应用型创新人才培养模式的研究与构建［J］．时珍国医国药，2017，28（3）：718-719.

[121] 胡孟璇．电子计算机在医学上的应用［J］．新医学，1979，10（10）：508-510.

[122] 胡新民．毛泽东：一切为了人民健康［J］．党史博采（上），2018（10）：9-14

[123] 黄党发．唤起"大卫生观"与健康责任的强烈意识［J］．中国医学伦理学，1990（5）：16-19.

[124] 黄惠勇．谈大健康产业创新发展模式［J］．湖南中医杂志，2017，33（3）：1-4.

[125] 黄建始．什么是公共卫生？［J］．中国健康教育，2005（1）：19-21.

[126] 黄建始．什么是健康管理？［J］．中国健康教育，2007（4）：298-300.

[127] 黄凯，俞双燕，孙汉，等．我国中医药健康旅游发展研究综述 [J]．世界中医药，2018，13（2）：508-512.

[128] 黄增谷，杨超环．利用天敌歼灭臭虫的初步观察 [J]．生物学通报，1960（4）：259-260.

[129] 惠勇．谈大健康产业创新发展模式 [J]．湖南中医杂志，2017，33（3）：1-4.

[130] 吉良晨．治未病——中国传统健康文化的核心理念 [J]．环球中医药，2008（2）：7-8.

[131] 加强赤脚医生队伍建设进一步发展农村医疗卫生事业 [J]．新中医，1974（2）：9-12.

[132] 贾亮采．我参加联合诊所之动机和感想 [J]．北京中医，1951，1（3）：37-38.

[133] 检查南昌市各中医联合诊所工作的报告 [J]．江西中医药，1954（2）：3-6.

[134] 健康城市的十条标准 [J]．中国卫生法制，1996（3）：11.

[135] 健康教育的目的和任务及其与健康促进的关系 [J]．化工劳动卫生通讯，1994（4）：7-8.

[136] 健康教育专业教学工作座谈会纪要 [J]．中国健康教育，1989（5）：1.

[137] 江西省调查联合诊所初步总结 [J]．江西中医药，1954（1）：10-13.

[138] 姜曼．保健品深度服务的营销之道 [J]．中国药店，2015（19）：56-57.

[139] 焦洪昌．论作为基本权利的健康权 [J]．中国政法大学学报，2010（1）：12-19+158.

[140] 揭发贵豀县第三区三了乡私营中医联合诊所暴利行为 [J]．江西中医药，1954（12）：18.

[141] 介绍萍乡县赤山区中医联合诊所工作情况 [J]．江西中医药，1954（12）：8-10.

[142] 雷顺群．大健康的核心思想和中心内容 [J]．中医杂志，2017，58（2）：91-95.

［143］李灿东，纪立金，鲁玉辉，等．论中医健康认知理论的逻辑起点［J］．中华中医药杂志，2011，26（1）：109-111．

［144］李恩昌，王多劳．论科学健康观［J］．中国医学伦理学，2005，18（2）：30-34．

［145］李恩昌，张登科．政治的医学功能［J］．医学与社会，2004，17（5）：4-6．

［146］李恩昌．健康道德责任论［J］．中国医学伦理学，2008（03）：8-11．

［147］李恩昌．一个应该确立的概念——健商［J］．中国医学伦理学，2001（2）：17-19．

［148］李华才．对数字医学基本概念和内涵的理解与认识［J］．中国数字医学，2009，4（7）：22-25．

［149］李金玉，刘英．服务于大健康产业的人才需求分析［J］．中国经贸导刊（理论版），2017（20）：65-66．

［150］李开兴．"大卫生观"是医学进步的显著标志［J］．中国社会医学，1990（4）：3-9．

［151］李滔，王秀峰．健康中国的内涵与实现路径［J］．卫生经济研究，2016（1）：4-10．

［152］李维桢．动员起来，积极参加爱国卫生运动［J］．药学通报，1953，1（3）：86．

［153］李晓晨，陈婉燕．近代西方传教士在河北地区的医疗卫生活动［J］．河北学刊，2012；32（5）：70-74．

［154］李新华．《中国公民健康素养——基本知识与技能》的界定和宣传推广简介［J］．中国健康教育，2008，24（5）：385-388．

［155］李伊，李一鸣，王小康，等．使用微媒体对大学生身体健康影响的调查与分析［J］．新媒体研究，2017，3（7）：46-47．

［156］李永国．可视人计划［J］．中国现代手术学杂志，2001，5（1）：34．

［157］李振良．"SARS"视界中的中国传统医药现代化［J］．医学与哲学，2003（5）：15-16．

［158］李振良．网络时代我国隐私权立法的思考［J］．行政与法（吉

林省行政学院学报），2004（8）：68-70.

［159］李致重．中医复兴与健康文化产业［J］．文化软实力，2017，2（2）：70-75.

［160］联合医院诊所委员会章则［J］．中医杂志，1951（2）：49-50.

［161］梁兆松．赤脚医生来信要充分利用中草药［J］．赤脚医生杂志，1973（2）：17.

［162］刘冰．编者的话［J］．英国医学杂志（中文版），2016，19（11）.

［163］刘伯根．中国传统文化中的健康学思想［J］．家庭医学，1994（1）：50-53

［164］刘德培．人民共建共享"大健康"［J］．中国卫生，2016（10）：26-27.

［165］刘辉，老方．将"现代白酒"进行到底［J］．中国酒，2004（1）：10-11.

［166］刘继同，严俊，王明旭，等．中国医学人文、医学职业精神的主要研究议题与制度化决定因素［J］．中国卫生政策研究，2009，2（10）：56-61.

［167］刘剑荣．体育产业化与健康文化化［J］．西南交通大学学报（社会科学版），2004，5（1）：28-31.

［168］刘俊香，吴静，陈鸿君，等．国内基本医疗服务界定研究述评［J］．卫生软科学，2012（7）：624-626，629.

［169］刘俊香，阴津华．正义论视域下的我国基本医疗服务改革［J］．哲学分析，2013（2）：108-115.

［170］刘敏雯，钟世杰，刘涛．103例SARS患者发病的中医时间和运气学说特点［J］．中国中西医结合急救杂志．2003，10（4）：208-210.

［171］刘远明．健康价值与健康责任［J］．贵州社会科学，2002，7（4）.

［172］刘湘庭．在摸索成长中的米家乡中医联合诊所［J］．江西中医药，1954（5）：58-60.

［173］刘炫麟．公民健康权利与义务立法研究——兼评《基本医疗卫生与健康促进法（草案）》第2章［J］．法学杂志，2018，39（5）：

86-94.

[174] 刘亚孔，方鹏骞，张霄艳．健康贫困视角下医疗救助政策目标转型分析 [J]．中国卫生经济，2017，36（10）：29-32.

[175] 刘志昌．草根组织的生长与社区治理结构的转型 [J]．社会主义研究，2007（4）：94-96.

[176] 龙虎，袁渊，毛云鹏，等．"健康四川"——网络健康服务的实践 [J]．中国卫生信息管理杂志，2015，12（6）：618-621.

[177] 卢喜烈，朱力华．纪念心电图临床应用 100 周年 [J]．中华心律失常学杂志，2002，6（3）：140-142.

[178] 鹿璐．毛泽东题词"发展体育运动，增强人民体质"的背后 [N]．中国档案报，2014-06-27（4）.

[179] 栾志仁．中医光明的前途——联合诊所 [J]．北京中医，1951，1（3）：32-34.

[180] 吕次录．树立"大卫生"观拓展卫生经济研究领域 [J]．中国卫生经济，1990（6）：4-7.

[181] 吕婷．数字人体研究及其应用 [J]．中国组织工程与临床康复，2010，14（48）：9041-9045.

[182] 吕维善，叶占奎，曾尔亢，等．老年健康教育的研究 [J]．老年学杂志，1989，9（8）：133-137.

[183] 马爱群．试论树立大卫生观 [J]．中国医院管理，1987（9）：24-26.

[184] 马龙伯．联合诊所的远景 [J]．北京中医，1951，1（3）：29-30.

[185] 毛新志．数字虚拟人的哲学反思 [J]．重庆工学院学报，2009，23（5）：97-99.

[186] 孟繁洁．金元四大家论燥 [J]．四川中医，2003，21（11）：6-8.

[187] 孟建伟．从知识教育到文化教育——论教育观的转变 [J]．教育研究，2007（1）：14-19.

[188] 孟建伟．论科学文化 [J]．中国科学基金，2009（2）：89-92.

[189] 孟建伟．论文化及其价值 [J]．新视野，2012（2）：4-8.

［190］孟小峰，慈祥．大数据管理：概念、技术与挑战［J］．计算机研究与发展，2013，50（1）：146-169.

［191］纽依源．世界上首家数字化医院［J］．广东科技，1997（3）：12.

［192］潘多拉．发展"互联网+医疗健康"亟须加强人才保障［J］．中国卫生人才，2019（5）：8-9.

［193］培训赤脚医生是公社卫生院的一件大事［J］．新中医，1972（5）：8.

［194］屈志勤，苏海琼．人本主义与生命伦理学［J］．医学与哲学，2000（12）：39-42.

［195］全国爱国卫生运动展览会中的药学资料摘要介绍［J］．药学通报，1953，1（3）：123-125.

［196］人民日报社论．贯彻对待中医的正确政策［N］．人民日报，1954-10-20（1）.

［197］人民日报社论．进一步开展爱国卫生运动［N］．人民日报，1952-7-10（1）.

［198］人民日报社论．卫生工作必须与群众运动相结合［N］．人民日报，1953-01-04（1）.

［199］任锡岭．大卫生是发展农村卫生事业的必由之路［J］．中国社区医师，1990（5）：44-46.

［200］荣智兴，戴智勇，张岩春，等．营养保健食品行业概况［J］．食品工业科技，2015（21）：30-32.

［201］深受贫下中农欢迎的庄稼医生——记赤脚医生刘汉的先进事迹［J］．吉林医药，1975（1）：42-45.

［202］沈铭贤．健康概念的社会文化分析［J］．医学与哲学，1990，11（9）：15-17.

［203］盛增秀，王英，江凌圳．运用中医温病瘟疫学说抗击非典型肺炎［J］．浙江中医杂志，2003（6）：3-4.

［204］石大璞，李恩昌，王宗浩．试论社会经济发展中的健康道德［J］．中国社会医学，1988（5）：8-12.

［205］石慧，唐玲，唐月红，等．健康中国战略背景下医院健康文化

建设及思考［J］. 医院管理论坛，2018，35（12）：18-19.

［206］世界卫生组织提出人体健康十条标准［J］. 中华护理杂志，1988（12）：736.

［207］四川省爱国卫生运动委员会. 成都市药物灭鼠方法介绍［J］. 中级医刊，1959（2）：8-9.

［208］宋贤邦. 赤脚医生颂（诗配画）［J］. 广西师范大学学报（哲学社会科学版），1973（8）：39.

［209］苏云放. 非典的伏气温疫——膜原说探讨［J］. 浙江中医学院学报，2003（4）：6-8.

［210］孙昭水，李希乐. 用大卫生观念指导初级卫生保健［J］. 山东医药，1990（S2）：11-13

［211］堂吉伟德. 让健康文化更贴近农村［N］. 中国新闻出版报，2013-03-28（3）.

［212］田本淳. 健康教育概论（一）［J］. 中国健康教育，2003（2）：17-19.

［213］万慧进. 对医学目的的伦理审视［J］. 中国医学伦理学，1995（6）：12-13+16.

［214］万勇，王杰，何天翔，等. 中国的隐私保护［J］. 汕头大学学报（人文社会科学版），2017：135-147.

［215］王保华. 心电技术面向未来——纪念心电图机发明100周年［J］. 中国医疗器械杂志，2003，27（6）：390-392.

［216］王东营，高万祥. 建立以健康道德为核心的健康伦理学刍议［J］. 中国医学伦理学，1990（4）：19-22，33.

［217］王高玲，叶天瑜. 基于制度供给视角的健康扶贫政策探析［J］. 中国卫生经济，2018，37（1）：17-20.

［218］王建军，缪旭东，黄宇，等. 南通市社区健康文化现状调查［J］. 医学与社会，2013，26（8）：48-50.

［219］王景明，王景和. 对发展中医药旅游的思考与探索［J］. 经济问题探索，2000，12（8）：85-86.

［220］王敬浩，虞定海. 中西身体文化对健康的不同诉求［J］. 上海体育学院学报，2007，31（5）：72-76.

［221］王良铭，王希凯．健康对人的价值实现的意义［J］．医学与哲学（人文社会医学版），2007，28（2）：34-35，43.

［222］王培安．全面实施健康扶贫工程［J］．行政管理改革，2016（4）：36-41.

［223］王萍，钱菁璐．浅析网上医院成为健康服务新渠道［J］．中国卫生产业，2014，11（13）：174-175.

［224］王起福．我们克服了联合诊所的困难！［J］．中医杂志，1953，（12）：25.

［225］王尚．健康中国战略背景下的健康文化建设［N］．中国人口报，2019-03-01（3）.

［226］王秀华．发展大健康产业培育新的经济增长点［J］．法制与经济，2015（10）：120-122.

［227］王育珊，木胡牙提，刘波，等．医院健康文化建设的探索与实践［J］．现代医院，2016，16（11）：1706-1707+1711.

［228］为革命努力提高赤脚医生技术水平［J］．新医学，1973（4）：179-180.

［229］卫生系灭蚊研究组．两种有机磷杀虫剂灭蝇的初步试验和应用方法的探讨［J］．北京医学院学报，1959（3）：88-93.

［230］魏来．连续—碎片—整合：我国农村三级医疗卫生网络服务提供模式的历史演变及启示［J］．中国卫生政策研究，2014，7（12）：24-30.

［231］魏龙骧．怎样组织中西医联合诊所的初步介绍［J］．北京中医，1951，1（3）：24-29.

［232］魏晓敏．上海市健康促进区建设结果分析及建议［J］．健康教育与健康促进，2018，13（3）：196-199+209.

［233］文历阳．21世纪医学发展趋势［J］．医学与社会，2000（1）：1-2.

［234］我国农村百万赤脚医生茁壮成长［J］．医学研究通讯，1974（8）：1-3.

［235］吴鸿，高水波．浅析中医"治未病"理论及其现实意义［J］．中国中医基础医学杂志，2011，17（11）：1196-1197.

［236］吴竞辉．一种崭新的 X 光技术——CT［J］．科技导报，1980（1）：51-53.

［237］吴拱贤．我参加永定门联合诊所之前后［J］．北京中医，1951，1（3）：35-36.

［238］夏仁寿．南昌市联合诊所委员会成立周年暨首届评模给奖大会［J］．江西中医药，1955（7）：46.

［239］夏杏珍．农村合作医疗制度的历史考察［J］．当代中国史研究，2003（5）：110-118+128.

［240］向好．美国小学健康教育的实施主体与课程内容［J］．浙江外国语学院学报，2011（6）：85-88.

［241］熊月铭．西南少数民族老年健康文化试论［J］．教育文化论坛，2014（3）：102-106.

［242］徐雪莉．中医文化构建中国式健康文化［N］．中国中医药报，2011-12-28（2）.

［243］徐雪莉．中医文化构建中国式健康文化——访北京中医药大学管理学院院长张其成［N］．中国中医药报，2011-12-28（2）.

［244］徐宇珊．中国草根组织发展的几大趋势［J］．学会，2008（1）：5-9.

［245］徐运北．卫生工作中的一条经验和一个教训［J］．江西中医药，1956（10）：3-4.

［246］薛秦香，雷梦微，孙彦，等．社区家庭医生签约服务面临问题及相关政策研究［J］．中国医学伦理学，2017，30（1）：105-108.

［247］延安县除十害讲卫生经验总结［J］．中级医刊，1959（2）：43-45，47.

［248］闫希军，吴迺峰，闫凯境，等．大健康与大健康观［J］．医学与哲学（A），2017，38（3）：9-12.

［249］杨劼，卢祖洵．健康的文化视角与健康文化的基本内涵［J］．医学与社会，2005（1）：19-20+23.

［250］杨劼，卢祖洵．健康的文化视角与健康文化的基本内涵［J］．医学与社会，2005（1）：19-20+23.

［251］杨眉．青春期健康个性教育——一种促进大健康的模式［J］.

北京财贸学院学报，1995（4）：41-43.

［252］杨梅，覃文勇．植物文化内涵在园林景观中的应用［J］．安徽农业科学，2016，44（24）：181-183.

［253］杨卓寅，雷若虚．进贤县召开中医联合诊所工作会议［J］．江西中医药，1954（4）：5-6.

［254］姚峥，刘力松，张育，等．大型综合医院开展多种便民门诊实践探讨［J］．医学与社会，2010，23（8）：47-49.

［255］姚志洪．医疗卫生信息化十大视点［J］．中国卫生信息管理杂志，2012，9（3）：11-17.

［256］叶东生．联合诊所是一种较好的农村卫生组织［J］．农村卫生事业管理研究，1983（1）：50-54.

［257］葉霭林．进贤县组织中医联合诊所的经验介绍［J］．江西中医药，1954（6）：6-13.

［258］永定门联合诊所三年来有很大发展［J］．中医杂志，1954，（6）：33.

［259］于景琮，李瑞英．健康伦理与道德特点［J］．中国公共卫生管理杂志，1991（7）增刊：313-314.

［260］徐江县检查第二区联合诊所［J］．江西中医药，1954（5）：48.

［261］张大庆，程之范，彭瑞骢．20世纪医学：回顾与思考［J］．医学与哲学2001，22（6）：241-243.

［262］张焕安．湖南常德联合诊所工作的改进［J］．江西中医药，1954（4）：54.

［263］张勘．必须树立全方位贯彻预防为主的大卫生观——上海1988年春甲肝暴发流行一周年小祭［J］．中国公共卫生管理，1989（2）：1-2.

［264］张勘．传染病防治与"大卫生观"——写在《传染病防治法》实施之际［J］．中国卫生事业管理，1990（1）：17-18.

［265］张立平．大健康概念的内涵与特征探讨［J］．人民军医，2017，60（1）：1-2.

［266］张绍祥．数字化人体与数字医学的研究概况及发展趋势［J］．第三军医大学学报，2009，31（1）：1-2.

［267］张淑德．（虫非）蠓与人和家畜的关系［J］．生物学通报，1958（9）：25-26.

［268］张西凡，曲江斌，唐颖．我国农村卫生服务体系的发展历程、现实问题及对策思考［J］．卫生软科学，2005（3）：147-149.

［269］张晓云．社区定点健康咨询模式在慢性病防控护理中的应用研究［J］．黑龙江医学，2014，57（8）：987-988.

［270］张新庆，等．生命尊严系列讨论之一：何谓人的尊严［J］．中国医学伦理学，2017，30（2）：151-157.

［271］张琰，张海涛，葛建一．大健康时代背景下县级公立医院的定位与发展［J］．江苏卫生事业管理，2017，28（3）：4-7.

［272］张雁灵．一切为了人民健康是新中国医学人文思想的核心［J］．中国医学人文，2018，4（9）：12-14.

［273］张雁灵．一切为了人民健康是新中国医学人文思想的核心［J］．中国医学人文，2018，4（9）：12-14.

［274］张自宽．学习毛泽东同志的大卫生观［J］．中国初级卫生保健，1994（1）：6-9.

［275］赵之恒．基督教会、洛克菲勒财团与北京协和医学院［J］．内蒙古师大学报（哲学社会科学版），1999（6）：64-69.

［276］郑宝赉，王子玉．李德发的捕鸟经验总结［J］．动物学杂志，1959（8）：380-383.

［277］中央卫生部党组关于西医学中医离职班情况成绩和经验给中央的报告［J］．中医杂志，1958（12）：793-794.

［278］钟坚．赤脚医生学哲学的故事［J］．新医学，1972（4）：54.

［279］钟世镇．我国数字医学发展史概要［J］．中国数字医学，2011，6（12）：12-14.

［280］周学平．周仲瑛教授论非典型肺炎的中医药辨治［J］．南京中医药大学学报，2003，19（5）：257-260.

［281］朱啟峰．合肥东市区中医联合诊所用针灸治疗疾病受到群众欢迎［J］．中医杂志，1954（12）：30-31.

［282］朱裕兵．应用社区定点健康咨询模式做好慢性病管理控制［J］．解放军预防医学杂志，2012，30（6）：457-458.

［283］朱宗涵．强化大卫生观念，规划新时期预防保健工作［J］．中华医院管理杂志，1998（6）：3-7.

［284］竺静，王崇宇．大健康背景下护理人才培养模式探析［J］．中国现代医生，2016，54（31）：146-149.

［285］专家提出"健商"新概念［J］．华夏星火，2000（7）：39.

［286］庄丽坤．居民休闲运动健身与健康文化生活方式研究——基于哈尔滨市的调查［J］．边疆经济与文化，2018（1）：10-11.

［287］邹广文，金迪．论健康文化观的哲学内蕴［J］．高校理论战线，2012（9）：17-20.

［288］Russell B. A History of Western Philosophy［M］. NY：Simon and Schuster，1945.

［289］Taylor S.，Field D. Sociology of Health and Health Care［M］. Oxford：Blackwell Publishing Ltd，2003.

［290］U. S. Department of Health and Human Services. Healthy People 2010：understanding and improving health［M］. Washington（DC），2000.

［291］"非典"危机蕴含新发展机遇［EB/OL］. https：//www. mfa. gov. cn/ce/cohk/chn/zt/2003zt/sarshk/t55337. htm，2003 年 05 月 09 日 09：11 中国新闻网），2003-06-03.

［292］"中国网事·感动河北"活动组委会．"瑜伽书记"卢文震［EB/OL］. http：//www. he. xinhuanet. com/zhuanti/2018-08/31/c_ 1123349757. htm，2019-05-22.

［293］WHO. Constitution of WHO：principles［EB/OL］.http：//www. who. int/about/mission/en/，2017-07-18.

［294］北京推出"非典"临床工作指南［OB/OL］. http：//news. sohu. com/10/77/news208887710. shtml，2019-06-03.

［295］第 174 次香山科学会议研讨"中国数字化虚拟人体的科技问题"［EB/OL］. http：//www. cas. cn/xw/zjsd/200906/t20090608_ 639616. shtml，2017-04-03.

［296］董智永．河北一村民杀害非典联防队员一审被判处死刑［OB/OL］. http：//www. china. com. cn/zhuanti2005/txt/2003-06/04/content_ 5340694. htm，2019-06-03.

［297］发现青蒿素获奖对中医药的意义［EB/OL］. http：//news. xsjk. net/jkxyxw/yxqy/201510/414133. html，2016-03-20.

［298］港报：非典危机将促中国加快行政体制改革步伐［EB/OL］. http：//news. sohu. com/04/57/news209165704. shtml，2019-06-02.

［299］国家卫生健康委员会官网：http：//www. nhc. gov. cn/wjw/jgzn/201809/3f4e1cf5cd104ca8a8275730ab072be5. shtml，2019-06-14.

［300］国家卫生健康委员会官网：http：//www. nhc. gov. cn/wjw/jgzn/201809/3f4e1cf5cd104ca8a8275730ab072be5. shtml，2019-06-14.

［301］李天天：丁香园为什么来银川做互联网医院？［EB/OL］. http：//yyh. dxy. cn/article/517574（OL）2017/03/19，2017-04-02.

［302］罗奇.“非典”——新中国发展史上又一个分水岭［EB/OL］. http：//www. china. com. cn/authority/txt/2003-05/08/content_5326532. htm，2019-6-4.

［303］麦琪.1949—1978年卫生医疗的传统“中国模式”［EB/OL］. http：//www. china. com. cn/news/zhuanti/09dlms/2009-09/30/content_18636976. htm，2019-05-28.

［304］美国主动出击抗击非典仍保持非典零死亡记录［EB/OL］. http：//news. anhuinews. com/system/2003/04/24/000317250. shtml，2019-6-3.

［305］澎湃新闻网.关于屠呦呦和青蒿素的四点疑问［OB/OL］. http：//news. ifeng. com/a/20151006/44787000_0. shtml，2019-06-01.

［306］全国健康城市评价指标体系（2018版）解读［OB/OL］. http：//www. gov. cn/fuwu/2018-04/10/content_5281213. htm，2019-06-18.

［307］世界卫生组织.通过健康环境预防疾病——对疾病的环境负担的估计［EB/OL］. http：//www. who. int/mediacentre/news/releases/2006/pr32/zh/index. html，2019-06-01.

［308］田薇.非典缘何在美国难嚣张［N］.世界新闻报.转引自：http：//www. huaxia. com/200373/00035807. html，2019-06-03.

［309］外交部关于对我往访团组和人员采取限制措施的国家的公告［OB/OL］. https：//www. mfa. gov. cn/ce/cohk/chn/zt/2003zt/sarshk/t55263. htm，2019-06-03.

［310］卫生部办公厅关于印发新修订的传染性非典型肺炎临床诊断标

准和推荐治疗方案及出院参考标准的通知．http：//law. pharmnet. com. cn/ht/detail_ 470. html，2019-6-3.

［311］卫生部卫生统计信息中心：《1997 年中国卫生统计提要：全国卫生防疫、防治机构、人员数》．http：//www. moh. gov. cn/publicfiles/business/htmlfiles/zwgkzt/ptjty/digest1997/T1-17html

［312］卫生部召开全国卫生信息化工作会议陈竺讲话［OB/OL］.http://www. gov. cn/gzdt/2011-08/29/content_ 1935823. htm，2019-07-15.

［313］英国、印度生物学家称：非典来自太空．http：//news. sina. com. cn/w/2003-09-23/09461797781. shtml，2019-06-03.

［314］中国疾病预防控制中心网站：http：//www. chinacdc. cn/jgxx/zxjj/（2019-06-18）

重要术语索引表

后　记

医疗被视为健康生产函数中的一项投入，是众多会被用于改善个人或人口健康状况的要素之一。其他的要素，或许在促进身体健康方面更为重要，其中包括生活水平的提高、医学研究的进步、生活方式的改变、环境污染的减少以及更好的营养。

人是健康的主体，既是健康拥有的主体，也是健康成果享有的主体，健康必须以人为本，这也是健康哲学作为"人的哲学"的题中之义。人作为健康的载体首先是被关注和研究的对象，这是健康哲学最基本的前提和基础。什么是健康？健康文化形态是什么？健康的结构如何？健康的人应当具有何种素养和素质？其包括身体、心理、伦理、社会适应、科学文化、艺术审美素养与素质等。健康主体具有何种心理和社会需要？其包括物质和精神激发或激励的需要，特别是获得生命、幸福、承认、荣誉和自我实现的需要等。这些都是健康文化的基础性问题。在过去的一个多世纪里，伴随着自然科学的飞速发展，医学迅速发展并取得辉煌成就，使人们有理由乐观地相信一个逐步消灭传染性疾病、控制慢性疾病和更加健康、长寿的时代已经向人类走来。进入 21 世纪后，我们又面临着更多新的挑战，人类疾病谱发生了巨大变化，以肿瘤、心血管疾病、遗传和代谢性疾病为代表的多因素致病的危险性急剧增加，疾病的生物与环境要素交互作用，对单因素致病的传统研究方法已经无法满足疾病的诊断、治疗、预后判断、危险因素评估和预防措施的需要。慢性疾病已经成为我们的头号健康杀手，在每年 1000 余万例死亡中占到八成。探究慢性病负担加重的原因，除了老龄化之外，更重要的是吸烟、饮食结构不合理、久坐不动的生活方式、酗酒等高风险行为以及空气污染等环境因素。交通安全的挑战也日益突出。这些都突出地反映出健康的生活方式、健康文化的地位日益重要。

21世纪，医学的发展趋势之一是将从以治病为主逐步向以维护和增强健康、提高生命质量为主转变。有理由认为，21世纪是一个健康观念更新更快、健康手段更加发达和多元的世纪。健康成为国家富强、人民安康的重要指标。由中共中央、国务院于2016年10月25日印发并实施的《"健康中国2030"规划纲要》指出：要"把健康摆在优先发展的战略地位，立足国情，将促进健康的理念融入公共政策制定实施的全过程，加快形成有利于健康的生活方式、生态环境和经济社会发展模式，实现健康与经济社会良性协调发展"。"落实预防为主，推行健康生活方式，减少疾病发生，强化早诊断、早治疗、早康复，实现全民健康。"

与之相适应，医学模式由疾病主导型转向健康主导型，促使卫生服务模式随之转变；生物医学技术突飞猛进，自然科学技术、科学新理论与新方法不断出现，促使医学科学沿着综合和分化两个方向发展。现代医学与日趋细致高效精密的手段和技术紧密结合，推动医学学科的分化越来越细，新的分支学科不断产生。与此同时，现代医学的社会化综合化趋势也日益明显，医学科学在综合各学科的知识过程中不断产生新的综合学科。传统医学模式重治轻防、防治分离的现象将得到纠正。现代医学科学研究的内容也随之发生重大变化，从单纯的对付疾病的斗争转向全方位的预防保健，即增进健康、预防疾病、医治病伤和恢复身心健康。医学工作的范围将从出生到死亡扩展为生前到死后，在人的胎生期就可以对某种疾病做出正确诊断并采取外科治疗。

人类基因组研究的成果、DNA序列已被完全解读，染色体对遗传性、先天性疾病产生影响的秘密已被揭开。40余种遗传性疾病的遗传密码已被揭示。遗传学迅速发展的成果之一是医学遗传工程学的建立，并被广泛应用于基因诊断，神经科学的进步将解开人类自身的诸多秘密。由于多学科交叉而产生的现代生物工程学占据了药物、疫苗、单克隆抗体和诊断试剂生产的主导地位。在生物技术中，除基因工程、转基因动物之外，细胞工程、特别干细胞的保存、增殖及应用技术在很大程度上也会引起医学的重大变革。组织工程、克隆技术、器官再造将彻底解决移植外科的移植物来源问题。蛋白质组学作为一种新兴的科学领域对揭示细胞蛋白因子的作用具有特殊的意义；等等。

　　总之，随着医学模式与卫生服务模式的转变和自然科学技术新理论及新方法的不断出现，我们一方面要充分利用基础科学的各种成果努力推进医学科学研究的基础创新和原始创新；另一方面，在现代医学社会化与综合化趋势不断发展的新形势下，要更加注重预防医学和卫生保健体制机制研究。

　　在这种背景下"健康伦理"的兴起成为必然。在健康视域下，传统的以医师伦理为主体、以医德为主要内容的医学伦理学已经不能完全适应时代的发展。一种以国家、社会和个人为主体的健康伦理学呼之欲出。它不仅强调医患关系中医师的责任，更强调国家对健康的投入与资源配置责任、社会的健康环境建设责任以及个人对他人和社会的健康责任。其与传统伦理不同的重要特点之一是伦理的"前置"。生物医学科学和技术的飞速发展，使传统的以生物技术为主要对象的"技术伦理学"增加了新的内容，基因技术、克隆技术、干细胞技术的发展使伦理学的地位更加突出，由"后知后觉"转化为"先知先行"，伦理审查成为医学科学研究的先决条件。对涉及人的生物医学研究的伦理审查成为"保护人的生命和健康，维护人的尊严，尊重和保护受试者的合法权益"的核心环节。此外，在伦理的国际合作方面，由于伦理学深受文化的影响，对于生命伦理学规则的制定，需要考虑不同文化背景的特殊需求。随着我国医学科技水平的不断提高和伦理保护水平的增强，积极参与甚至主导国际医学研究伦理准则的制定也将是我国基础、临床与伦理工作者的责任。

　　从医疗转向健康视角似乎很近，也是自然而然的。但实际上是一个痛苦的过程。其客观原因在于，研究医疗问题有一个明显的切入点和据点，这就是医患关系，还有一个明确的医学学科体系作为支撑。而研究健康现象则没有这一末端切入点，健康概念是泛称的，是一个乌托邦，而且没有一个以健康作为职业的群体和学科。研究健康问题还有一个巨大的"旋涡"那就是"疾病"。我们不能离开疾病谈健康，但一旦涉及疾病，则又使之偏离了健康的核心，我们不得不时刻提防被吸入疾病的"黑洞"。

　　本书的选题构思是自 2016 开始的，"全面建成小康社会"和"健康中国"政策为本书的写作提供了强大的动力。正当本书进入写作阶段时，我被组织选派到河北省康保县邓油坊镇西村开展精准扶贫工作，担任驻村工作队队长和驻村第一书记，并挂职镇党委副书记，主持东西部协作项目的工作。年均 90 天无霜期和零下 30 摄氏度的严寒，对于身体健康、心理健全以及社会交往都构成了严峻的挑战。如果说这些对写作没有产生极大的影响，显然不是事实，这使得思绪和写作断断续续。但是，长期的基层工作使我对农村、农村卫生工作以及中国健康模式有了深入了解。在当代社会，健康已成为影响人的生存和生存质量的核心要素之一。两年来的驻村工作使我深刻认识到，健康工作是关系到全民未来的重要工作，政府既不能包打天下，又不能放任不管。我国健康工作重心仍然是在农村，几十年来没有发生根本性改变。把健康提升到文化建设的高度和视野，可能是解决我们深层次矛盾的一个重要抓手。

在本书的写作过程中得到了许多专家与同事的帮助。温州医科大学健康伦理研究中心李恩昌老师从事健康道德研究 30 余年，为本书提供了最直接的动力。多年来，通过与国内众多学术大家的交流，使我的思想逐步升华，他们包括河北医科大学边林教授、刘云章教授、大连医科大学赵明杰教授、香港城市大学范瑞平教授、北京师范大学李建会教授、苏州大学李红英教授、北京大学医学部刘奇教授、北京协和医学院张新庆教授、天津医科大学苏振兴教授、承德医学院梁莉教授等。此外，包括书末所列文献在内的国内外众多学界同人的思想都给予我很大启发。在昆明调研期间拜会了张开宁教授，得到了极大的启发，昆明医科大学张文英教授为我提供了优越的条件并多方联系。在沧州市人民医院刘立新高工的帮助下访谈了沧州博爱爱心社的骨干成员。我们工作组的两位队员河北北方学院老干部中心的庞春酉、附属第二医院王立宏主动工作，为我的写作提供了宝贵的时间。本书是在河北省社科基金项目资助下完成的，同时也得到了河北省高校百名优秀创新人才支持计划（Ⅱ）的支持，在此一并致谢！

新型的健康文化建设还处于起点与探索阶段，表现在理论上的范式缺乏和实践中的混乱无序。对于健康文化的培育，包括理论研究和实践探索两个方面。我国目前在健康文化研究领域逐渐繁荣起来，学术研究氛围逐渐形成并呈现出由微观走向宏观、由分析走向综合、由感性走向理性的趋势。但距离一个成熟的科学体系还有很大的距离，表现出学术范式缺乏、哲学思考欠缺、学术气氛不足、理论与实践脱节等问题。在实际生活中，健康概念部分地服务于健身与养生的商业与产业目的，甚至成为商业炒作与牟利的工具性概念。"确保到 2020 年实现全面建成小康社会宏伟目标"的时间表，把"社会保障全民覆盖，人人享有基本医疗卫生服务"作为全面小康社会的重要指标。而要实现这一目标，先进的健康文化建设不可或缺。因此，加强对"健康文化"的哲学思考，明确其内涵与外延，确定健康的范式和纲领，乃是促进我国健康文化研究与建设的重要使命。

　　本书稿是在 2019 年 10 月份完成的。当它付梓出版时，我们的国家正在经历着新冠肺炎的严峻考验。在这样一个"本不需要英雄但产生了英雄"的时代，"悲剧"与"悲壮"伴随着"无助"与"焦虑"折磨着人们的心灵。我们处在一个未知的现在，思考着未知的未来。谨将此书献给那些为健康而挣扎和为健康而战斗的人们！

李振良

于"张库商道、油坊故里"康保县邓油坊镇西村

2020 年 2 月